구치부 결손의 교정적 수복

Orthodontic Replacement of Missing Posterior Teeth

6번 결손의 교정적 수복
사랑니의 교정적 대치

저 자 · 백 운 봉
감 수 · 문홍범, 국윤아

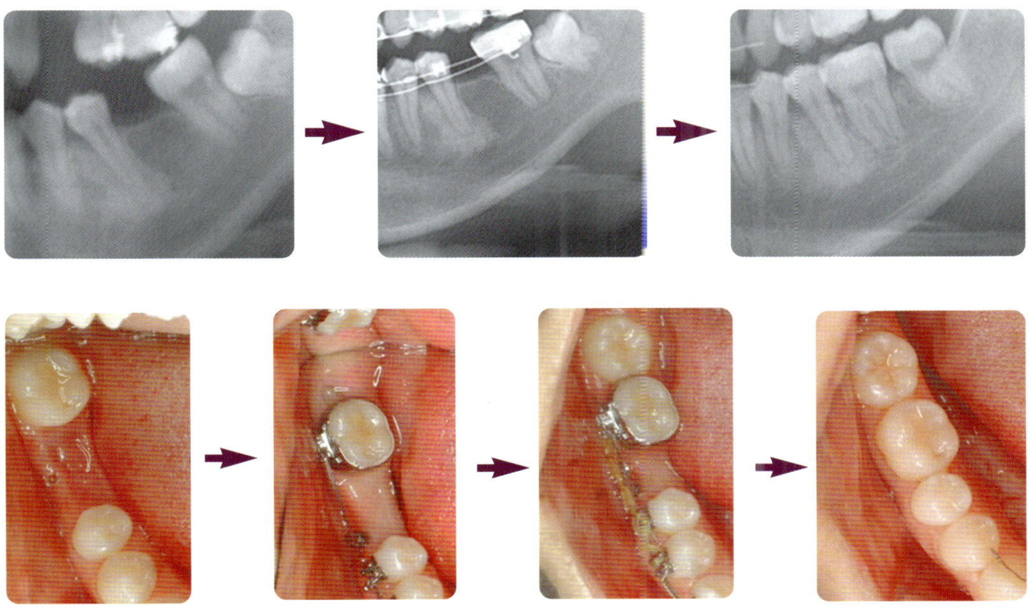

M 명문출판사

인 사 말

치아가 여러 가지 이유로 손상된 경우 임플란트 혹은 보철을 시행하게 된다. 그런데 이 환자가 원래 교정을 계획하고 있었다면? 물론 소구치가 손상되었다면 당연히 교정을 생각할 수 있겠으나 그 부위가 대구치라면?

만일 다른 부위에 교정적 문제가 없는 경우라도 치아 결손 공간을 메우려는 목적만으로 교정치료를 할 수도 있을까? 그것은 얼마만큼 가능할까?

아래 사진을 보면 6번 결손 공간으로 7번 치아가 앞으로 이동하고 매복되어있던 사랑니가 올라와 어금니의 기능을 하고 있다. 사랑니를 당겨와서 이렇게 잘 쓸 수만 있다면 무섭고 말썽도 많은 사랑니 발치를 안 해도 되고 임플란트도 안 해도 되니 너무 좋을 것 같은데…

과연 이 방법은 어떤 것일까? 얼마만큼 가능할까? 이렇게 이동시킨 경우 치주조직과 root는 괜찮을까? 만일 모든 것이 좋다면 미리 보철이나 임플란트를 하기 전에 교정적 문제를 검사하는 것이 좋지 않을까? 임플란트나 보철물이 있는 상태에서 교정을 한다면 임플란트는 움직이지 않을 것이며 Bridge도 치아의 움직임을 방해하므로 잘라내야 한다는 것은 주지의 사실일 것이다.

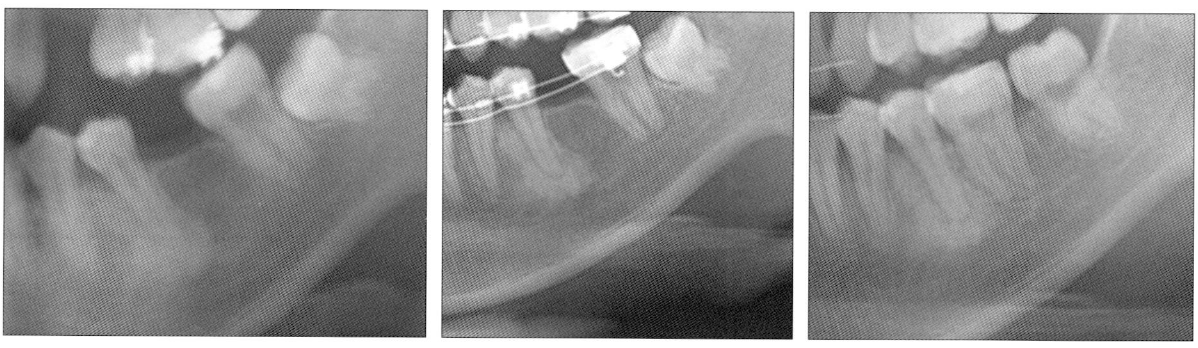

처음에는 별 생각 없이 시작하였는데 벌써 70여 증례를 끝냈고 치료 중인 것까지 합하면 100여 증례 이상이 모인 것 같다. 이제 이들을 정리해 보아야겠다는 생각이 든 것은 이것이 선전용이 아닌 올바른 정보로서의 면모를 갖추기 위해서는 임상적, 과학적인 근거가 필요하며 그러기 위해서는 어느 정도의 분량과 체계적인 내용 및 분석이 필요할 것이라는 생각이 들어서이다.

모든 치료에는 장단점이 있고 득과 실이 있어 이러한 치료를 너무 맹신하여 무조건 달려들어도 안되겠지만 반면 이러한 치료가 있다는 것을 모르는 경우도 많을 수 있다. 이제 이 치료 방법도 하나의 훌륭한 option이 될 수 있다는 것을 전달하는데 조금이나마 도움이 되었으면 하는 바램이다.

끝으로 이 책을 정리하는데 많은 도움을 주신 정지영 선생님, 익연란, 엄미미, 임형선 실장님을 비롯한 모든 병원 식구들, 항상 옆에서 도움을 주시는 김욱, 김경대, 정기훈 선생님 및 faculty 선생님 일동에게 감사드린다. 아울러 교정학에 있어 지도 편달을 아끼지 않으시는 전윤식 교수님, 안석준 교수님, 이철민 원장님과 교정이라는 학문의 길을 열어주신 Hideo Mitani 교수님, Junji Sugawara 교수님께 감사의 말씀을 드리는 바이다.

2010. 11.

백 운봉 DDS. MS. PhD.

Baik

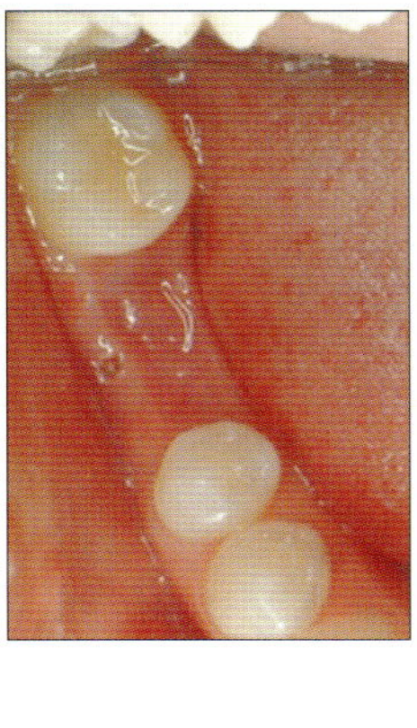
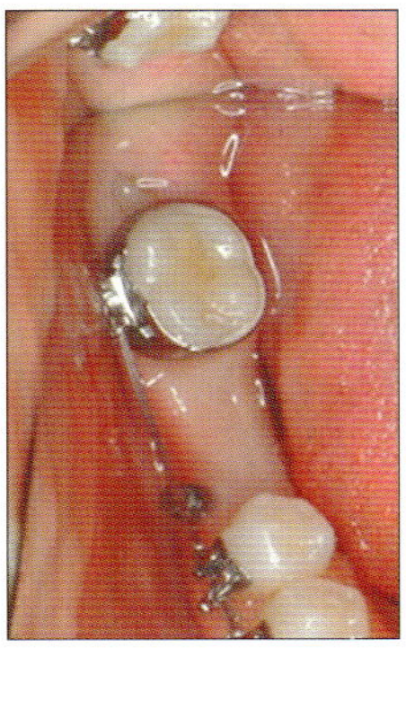
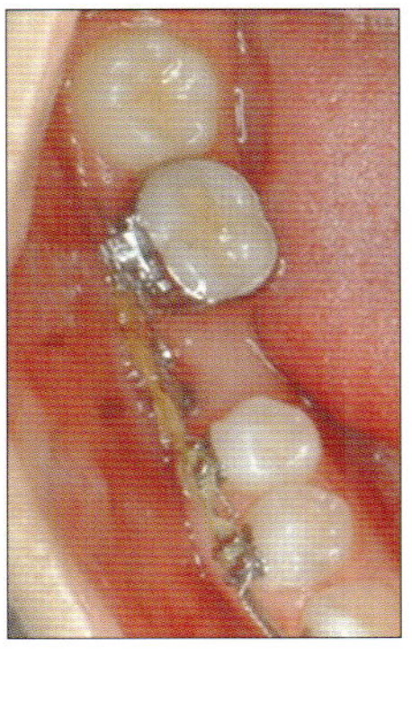
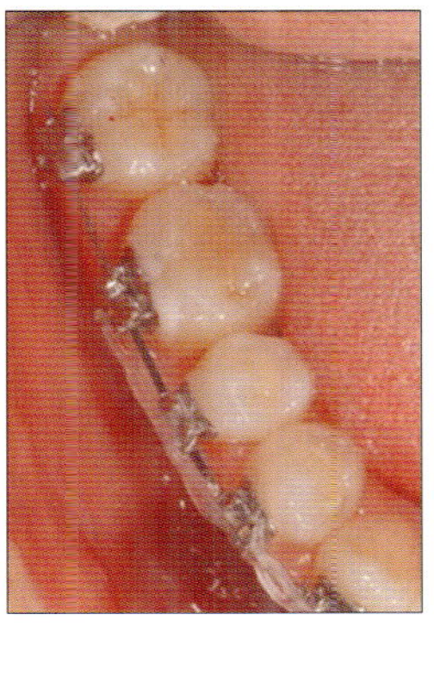
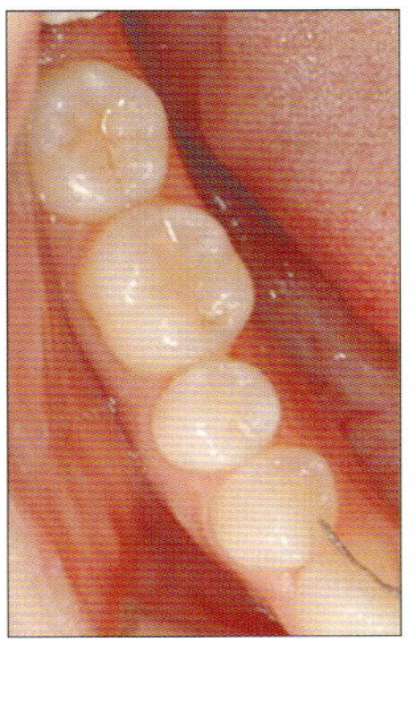

추 천 의 글

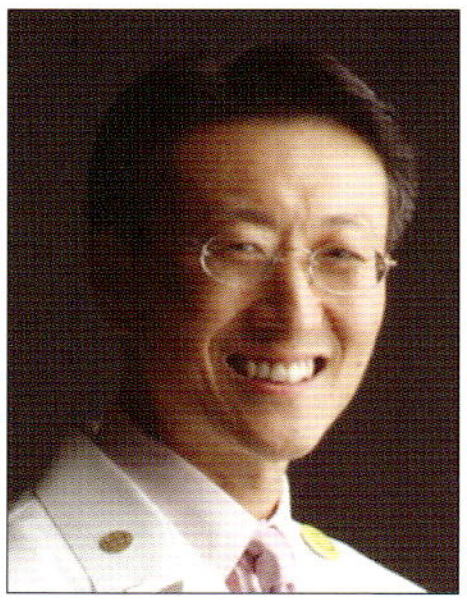

문 홍 범

몇년 전 유명한 보철과 교수님께서 18세 따님의 빠진 어금니 치료를 위해 교정 치료를 부탁하신 일이 있었습니다. 저는 제2대구치와 사랑니를 전방으로 이동하여 miniscrew를 이용한 교정 치료만으로 해결하였고, 부모와 환자는 인상적인 치료 방법이라며 행복해 하였습니다. 그렇다면 왜 보철의사가 가족의 빠진 이를 임플란트나 Bridge로 치료하지 않고 교정의사에게 의뢰했을까요?

모든 사람이 임플란트나 보철물 보다는 자연 치아를 좋아한다는 것은 당연한 일일 것입니다. 교정으로 결손 공간을 메울 수 있다면 자연치를 그대로 사용할 수 있을 뿐더러 수술도 필요 없고 예후도 훨씬 좋으며 다른 부위의 교정을 동시에 진행하므로 유리합니다.

여러 가지 치료 option 중 어느 것을 선택하느냐 하는 데 있어 의사는 임상경험 외에도 evidence와 scientific base에 입각한 'benefits and risks', 'capabilities and limitations', and 'advantages and disadvantages' 하는 점을 반드시 고려해야 할 것입니다.

저는 "Orthodontic Replacement of Missing Posterior Teeth"라는 이책이 제2, 제3대구치를 이용하여 제1대구치 결손 공간을 없애는 치료에 대한 훌륭한 clinical evidences를 제공하고 있는 것을 보고 매우 반가웠습니다. 성공적으로 치료된 70증례 이상을 분석한 이 책은 교정 의사를 포함한 치과 전문가 뿐 아니라 일반 환자들에게도 유익한 정보를 제공할 것이라고 생각합니다.

저는 백운봉선생의 교정학을 향한 끊임없는 헌신에 진심 어린 축하와 격려를 보냅니다. 그리고 이 책에 추천사를 쓰게 되어 기쁩니다. 저자의 노력으로 인해 교정학계를 비롯한 치과 전반에 뿐 만 아니라 환자분들의 삶의 질을 높이는데 기여하리라 확신합니다.

문홍범 DDS. MS. FICD.
미국교정치과보드전문의
UCLA visiting professor
스마일월드 교정치과 대표원장

추 천 의 글

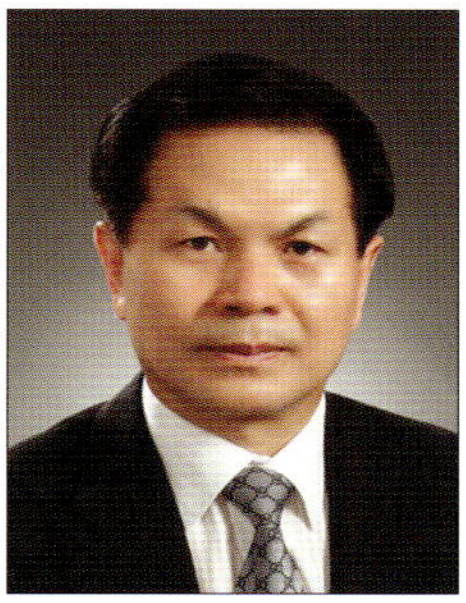

국 윤 아

최근 의료계의 눈부신 발전으로 과거에는 생각으로만 존재 했었던 치료들이 실제로 이루어지고 있는 것들을 보게 된다. 치과 교정학 분야도 마찬가지이다. 이 책에 실린 사랑니를 이용하여 어금니 대체하는 교정도 잘 되기만 한다면 그보다 좋을 것은 없다고 모두들 생각만 하고 있었는데 최근 이것이 성공하였다는 얘기들이 여기 저기서 조금씩 나오기 시작하고 있다.

그러나 어떤 새로운 치료 방식이 한 두 증례 성공했다고 해서 이를 모든 치료에 보편화시키는 것은 무리가 있다. 이들 치료가 일반화 되기 위하여는 소위 증거에 입각한 의료 (Evidence Based Medicine) 가 되어야 하고 그것을 위하여는 많은 증례가 필요하며 그것에 대한 면밀한 분석이 필요하다. 사랑니를 이용하여 어금니 대체하는 교정도 당연히 미래의 치료로서 자리를 잡겠지만 아직까지는 그에 대한 충분한 자료가 부족한 단계였다.

그러한 와중에 이처럼 많은 증례들이 성공적으로 치료가 끝나고 그것들의 자료가 모두 구비되어 있으며 이들을 면밀하게 정리, 분석하고 그에 덧붙여 상당 기간 시간이 흐른 후의 모습까지 구비된 종합적인 정리를 만나게 되었다는 것은 치과 교정학이라는 학문을 하는 학자의 입장에서 매우 반가운 일이었다. 이러한 것들은 의료를 한 수준 발전시키는데 있어서 반드시 필요한 단계라고 생각된다.

이 책은 치과 교정학을 습득하고 있는 치과의사에게 대한 교육적 의미 뿐 아니라 일반 환자에게도 치료의 option을 하나 더 늘리는 의미에서 그 가치는 높다고 보여 감히 추천의 글을 쓰게 되었다.

가톨릭의대 서울 성모병원 치과 교정과 주임교수
국 윤아 DDS. MS. PhD.

Yoon-Ah Kook
Head professor of Department of Dentistry
The Catholic University of Korea

Contents

Chapter 1

손상된 치아가 있을 때의 치아 교정

1. 교정에서 소구치를 발치하는 이유
2. 전치가 손상된 경우의 인접치 대치
3. 7번이 손상된 경우의 인접치 (사랑니) 대치
4. 6번이 손상된 경우의 인접치 (7번 및 사랑니) 대치
5. 구치부 결손의 종류

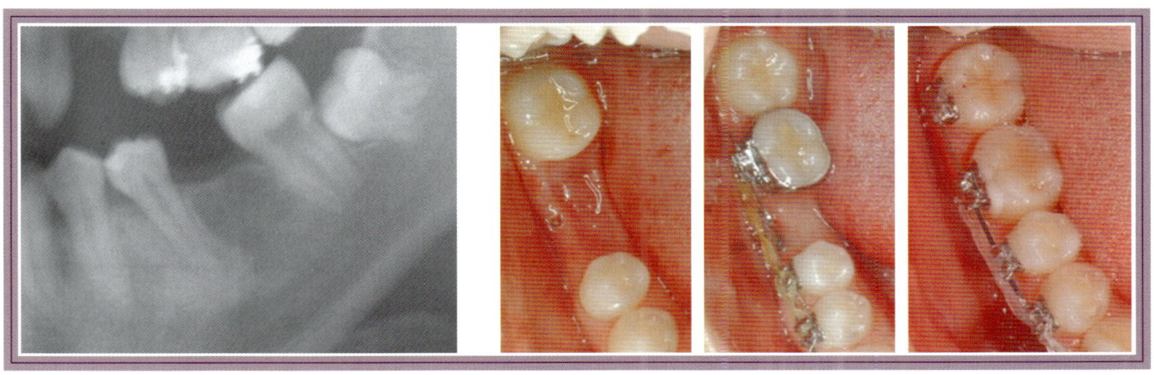

Chapter 1

손상된 치아가 있을 때의 치아 교정

1. 교정에서 소구치를 발치하는 이유

원래 교정에서는 crowding이나 protrusion이 있을 때 앞니가 들어갈 공간을 확보하기 위하여 소구치 발치가 많이 시행되고 있다. 굳이 소구치를 발치하는 이유는 다른 치아에 비해 그 역할이 비교적 적고 크기도 작을 뿐더러 비슷한 모양의 치아가 2개 존재하므로 하나를 발치하여도 그 영향이 적기 때문이다.

A

B

C

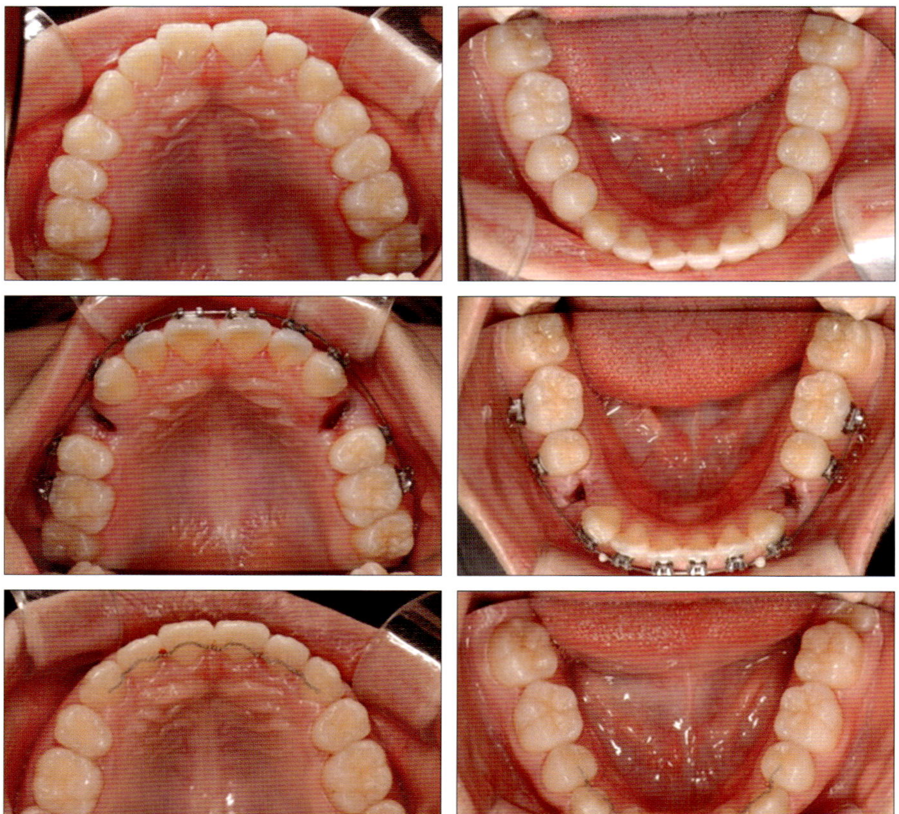

Fig. 1-1 소구치 발치 예 A; 치료 전 B; 치료 중 C; 치료 종료
4번 4개를 발치하였다. 소구치는 1개가 없어도 전체적인 arch form이나 기타 문제를 비교적 적게 발생시킨다. 5번을 발치하는 경우도 많다. 물론 치아가 상실되는 것은 바람직한 것은 아니나 그래도 다른 치아를 발치하는 것 보다는 가장 영향이 적다.

A

B

C

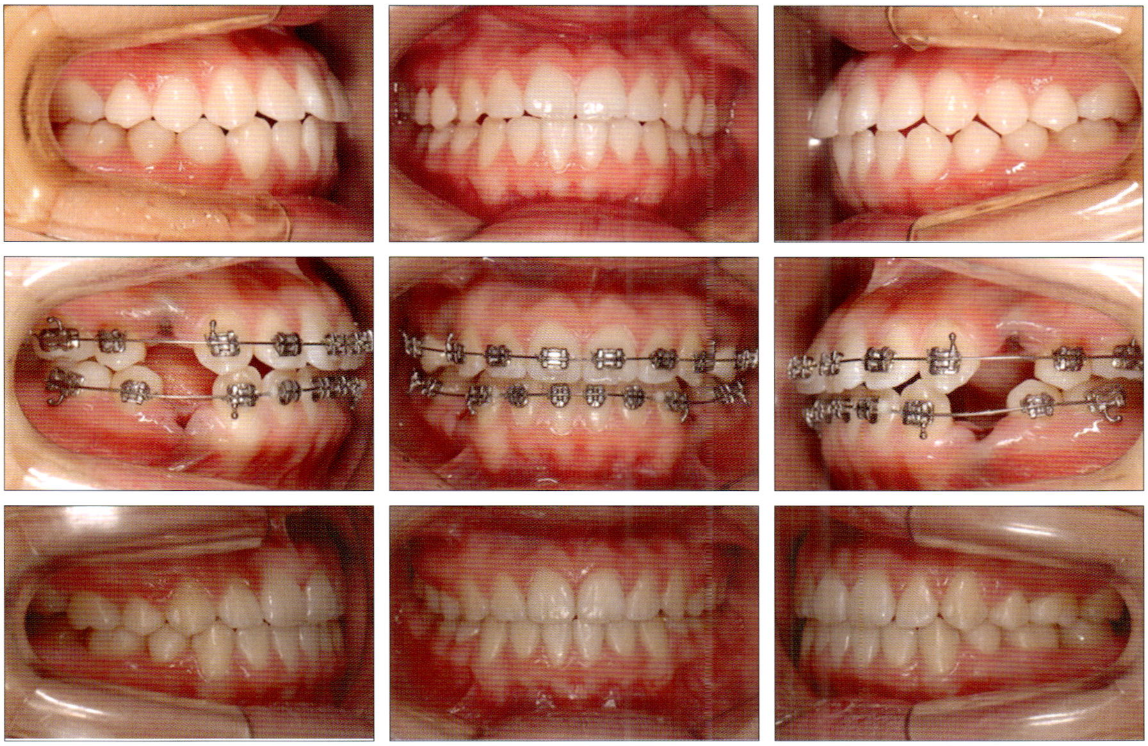

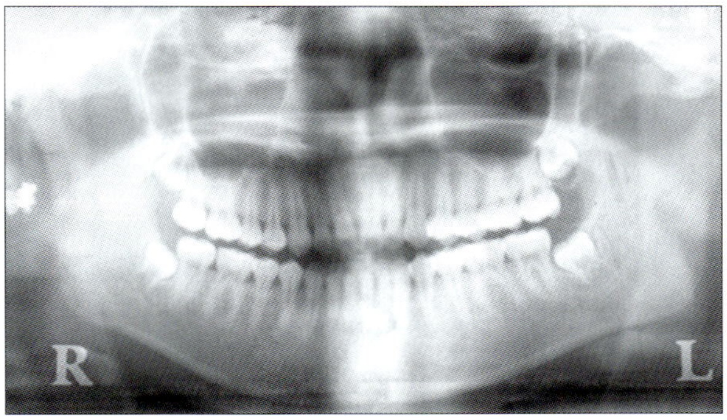

A

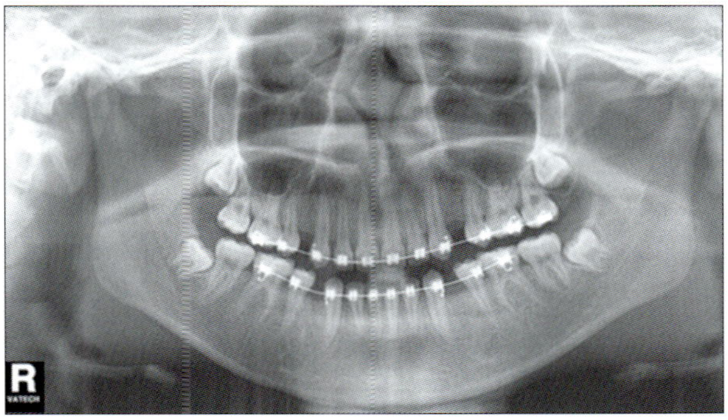

B

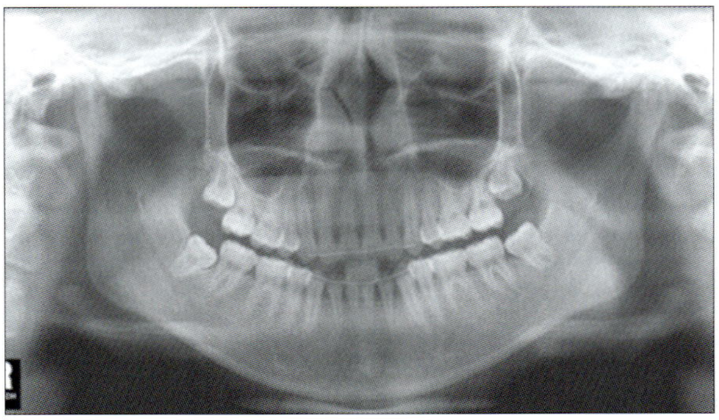

C

Fig. 1-2 앞의 증례 A; 치료 전 B; 치료 중 C; 치료 종료
소구치 발치 공간으로 Protrusion이 해소되었다. 3번은 Root가 길고 Canine guidance의 역할이 있기 때문에 설혹 high canine 이 있다 할지라도 3번을 발치하는 것은 좋지 않다.

2. 전치가 손상된 경우의 인접치 대치

앞니가 손상된 경우도 인접치에 crowding이 있다면 그에 맞추어 보철을 하는것 보다는 교정으로 잘 배열해 놓고 나중에 보철하는 것이 더 심미적일 것이다. 더욱이 최근에는 손상된 치아를 발치하고 그 자리로 인접치를 이동시켜오는 측절치 대치 (lateral incisor substitution) 혹은 견치 대치 (canine substitution) 등의 방법도 많이 소개되고 있다.

A
B
C

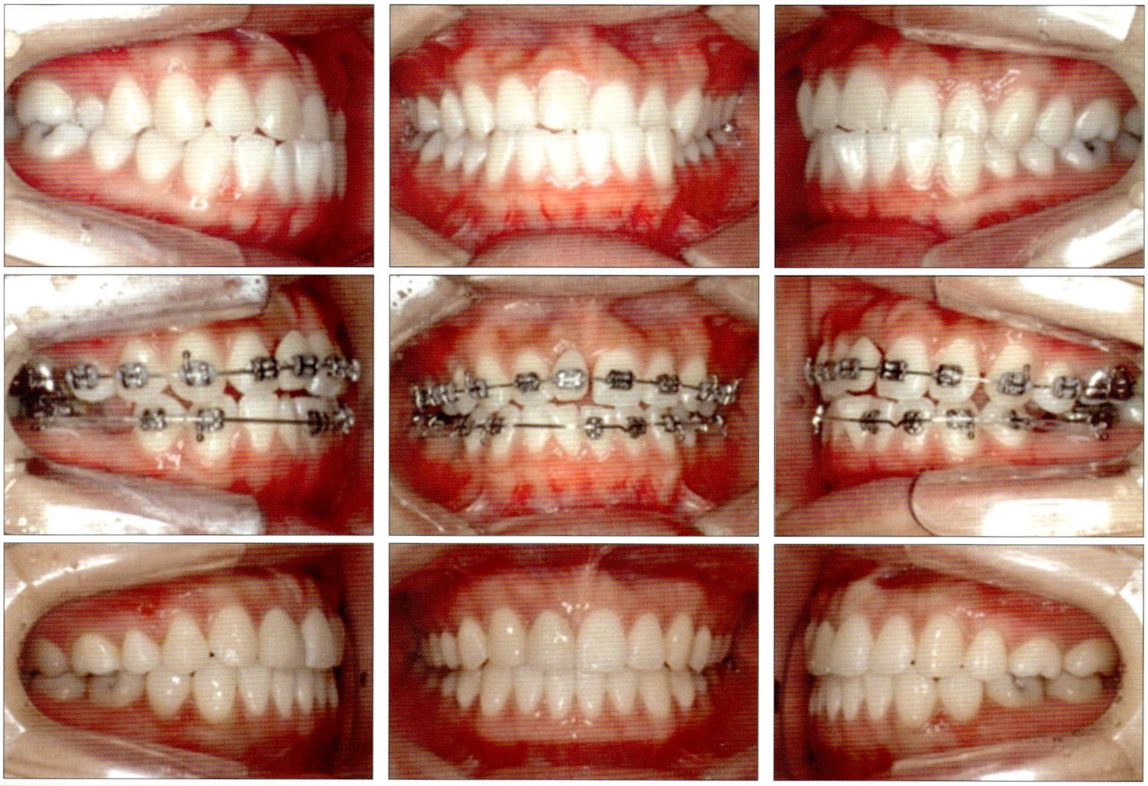

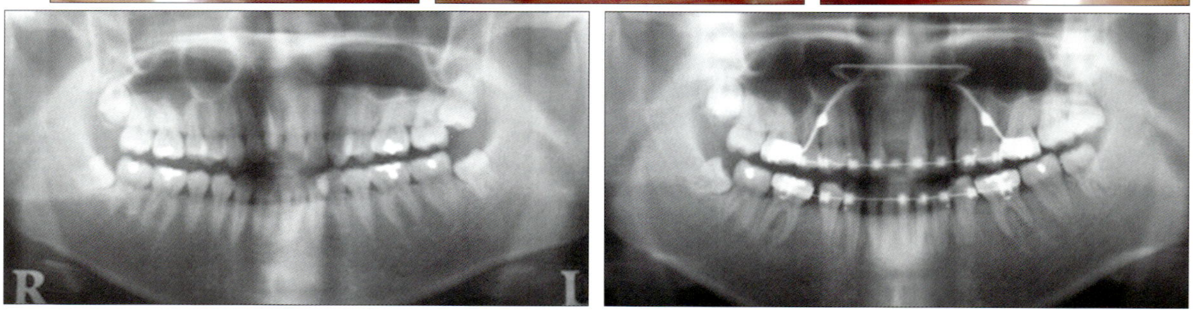

A B

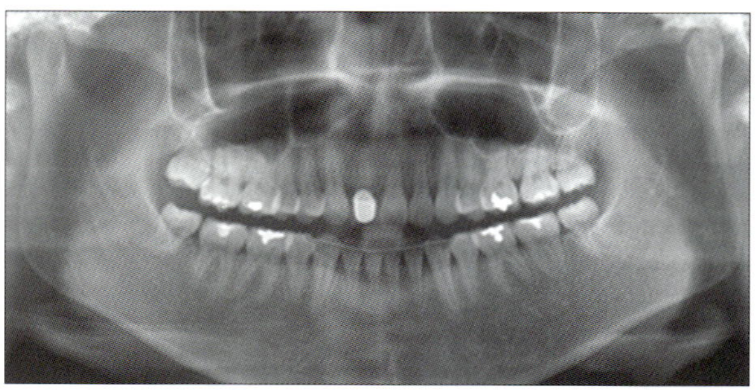

C

Fig. 1-3 측절치 대치 (lateral incisor substitution)의 1례
A; 치료 전 B; 치료 중 C; 치료 종료
Anterior crossbite 및 protrusion을 주소로 내원하였다. 소구치 발치로 치료를 시행하였으나 #11 치아가 과거 외상으로 root resorption이 심하여 상악 우측은 그 치아를 발치하였다. #12가 #11을 대치하였고 치료 종료시 보철을 시행하였다.

A

B

C

D

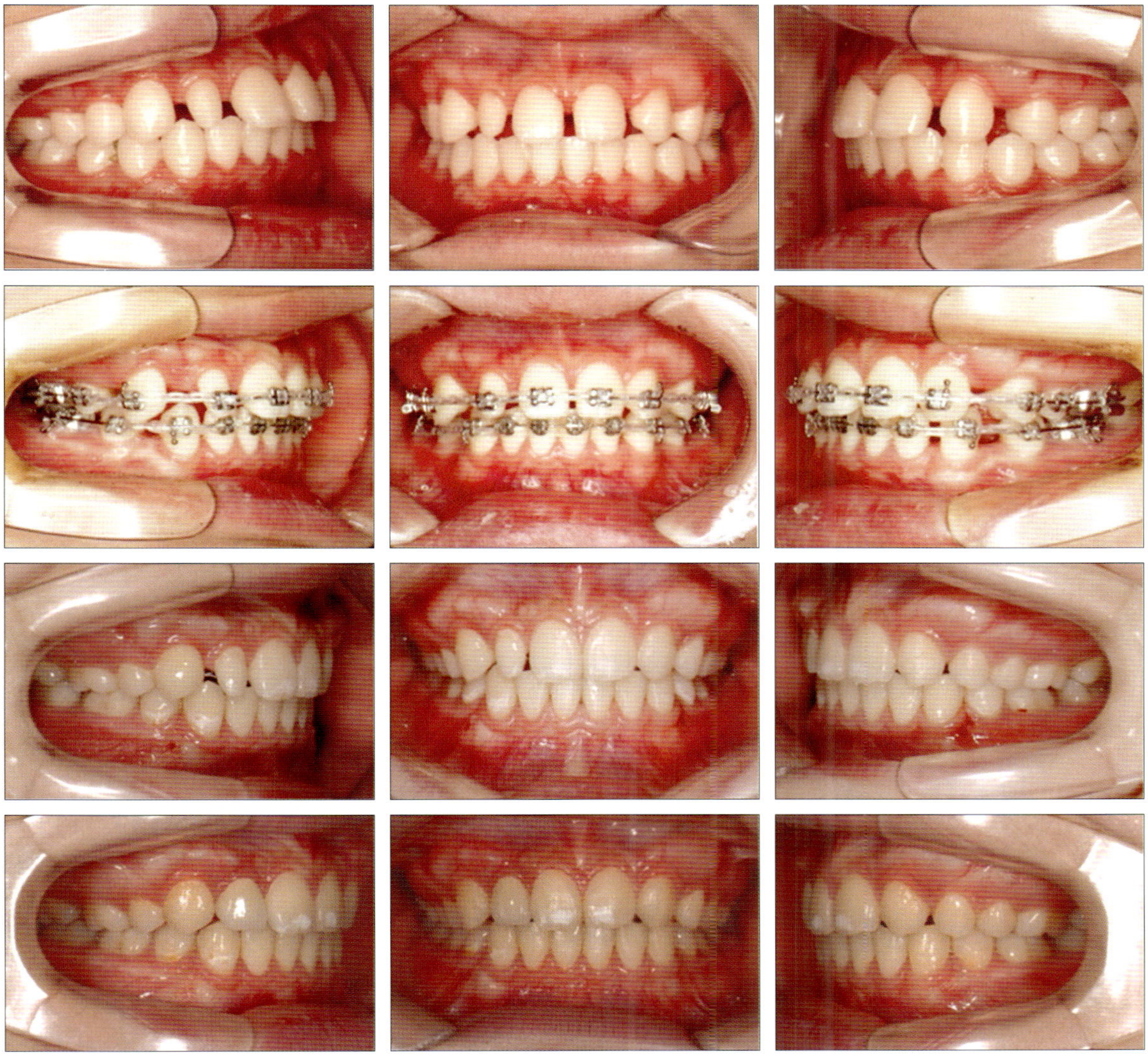

Fig. 1-4 견치 대치 (canine substitution) 의 1례
A; 치료 전, B; 치료 중 C; 치료 종료 D; 보철 후
Protrusion & spacing으로 내원한 환자분이다. #22가 결손되었고 #23이 #22를 대체하였다. 따라서 상악 좌측은 소구치를 발치하지 않았고 하악은 소구치를 발치하였다.
#12은 peg lateralis 인데 이 경우도 소구치를 발치하지 않고 이 치아를 대신 발치하는 option도 생각해 볼 수 있다. 이 증례에서는 소구치를 발치했다.

3. 7번이 손상된 경우의 인접치 (사랑니) 대치

그런데 만일 대구치가 손상되었다면 ?

대구치라고 하면 6번과 7번이 있을 것인데 교정계에서는 예로부터 비발치 교정이라 하여 7번을 발치하고 (7번이 건강하더라도 앞니의 protrusion 혹은 crowding을 해소할 목적으로) 그 공간으로 6번을 뒤로 밀면서 동시에 8번이 7번 자리로 내려오게 하는 치료가 많이 행해져 왔고 이것을 비발치 교정이라고 이름 붙여지기도 하였다.

이러한 치료는 주로 상악에서 많이 이루어지고 있으며 일부는 하악에서 행해지는 경우도 있다. 예후는 상악이 훨씬 좋은 것으로 알려져 있다. 그러나 일부 경우는 8번이 잘 맹출 해주지 않는 경우도 있고 또한 맹출하였다 할지라도 8번의 형태가 발치한 7번만큼 좋지 않은 경우도 있다. 발치하게 되는 7번은 대부분 형태가 완전함을 생각해 보면 손상되지 않은 7번을 발치하는 방법이 진정한 비발치 교정인가 하는 의견도 존재한다.

만일 7번이 손상된 경우라면 최대한 8번을 맹출시켜 사용하는 것이 좋을 것이다 (Fig. 12-5).

A

B

C

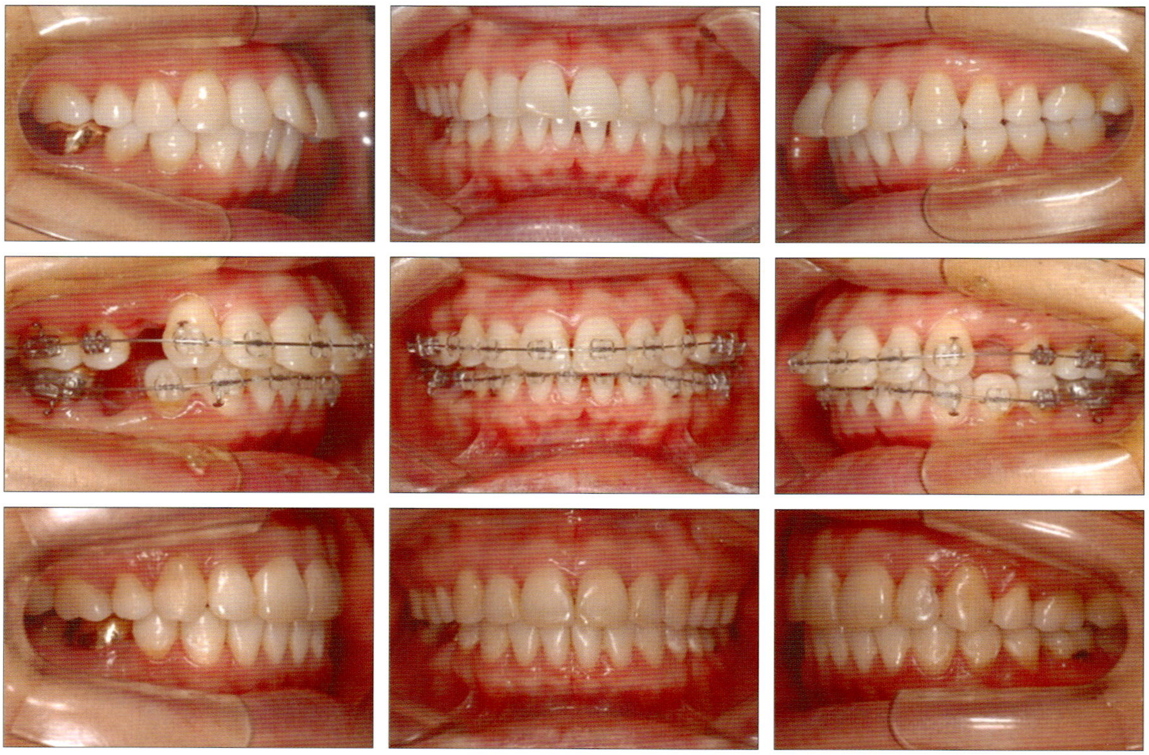

Fig. 1-5 A; 치료 전 B; 치료 중 C; 치료 후
#37번 치아가 결손된 경우의 발치 교정 증례. Protrusion 및 crowding으로 내원하신 49세 여자 환자 분으로 상악 양측 및 하악 우측은 소구치를 발치하였고 하악 좌측은 #47 결손 공간을 이용하였다.

A
B
C

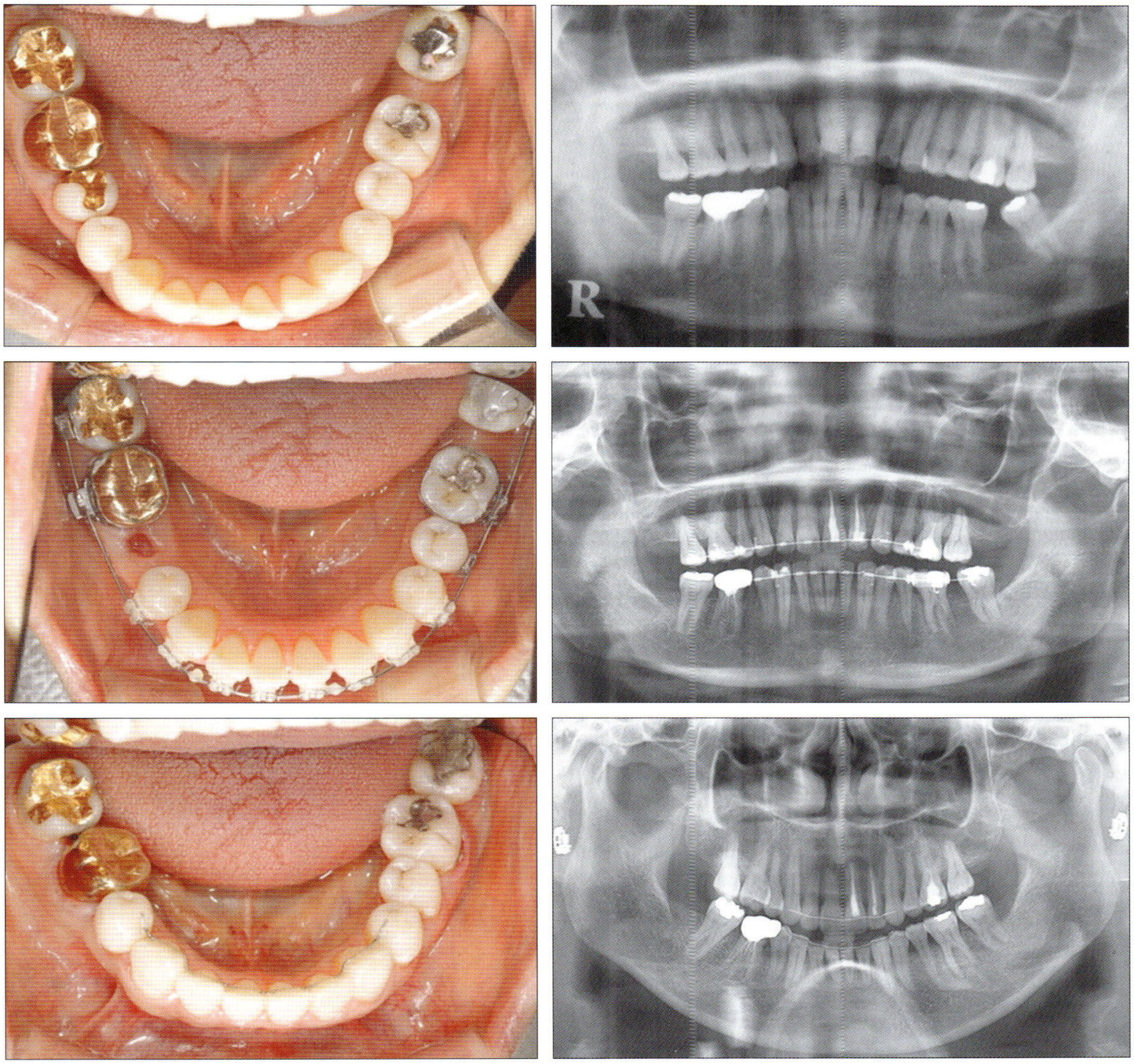

Fig. 1-6 치료 전, B: 치료 중, C: 치료 후
#38 치아가 #37 치아를 대치하였다. 치근의 평행이 맞는 모습을 볼 수 있다. 7번 결손 혹은 발치 증례는 6번 결손 혹은 발치 증례보다 더 쉽다고 볼 수 있다. 왜냐하면 전자의 경우는 주로 8번이 많이 움직이면 되지만 후자의 경우는 7번 및 8번이 모두 움직여야 하기 때문이다.

4. 6번이 손상된 경우의 인접치 (7번 및 사랑니) 대치

7번 말고 6번이 손상된 경우를 생각해 보기로 하겠다. 모든 치아는 나름대로 그 역할이 있겠으나 그 중에서도 6번은 더욱 중요하다. 그러나 6번은 중요한 만큼 또 충치 등의 이유로 손상을 많이 받는 치아이기도 하다.

6번이 손상되었을 때 교정으로 7, 8번을 당겨오는 방법은 앞서 얘기한 7번 발치 후 8번을 당겨오는 것 보다는 어려울 것이다. 왜냐하면 6번 손상의 경우는 7번을 당겨오고 그리고 8번을 유도해야 하기 때문이다. 따라서 치료의 난이도에 있어 6번 손상의 경우가 7번 발치의 경우보다 어려울 것이다. 이것이 가능하다면 7번 손상 혹은 발치의 경우는 더 쉽게 해결될 것이다.

이것은 과연 어느 정도까지 가능하고 어떠한 임상적, 과학적 근거를 제시할 수 있으며 문제점은 어떤 것이 있을까? 이제부터 이에 관한 이야기를 해 보도록 하겠다.

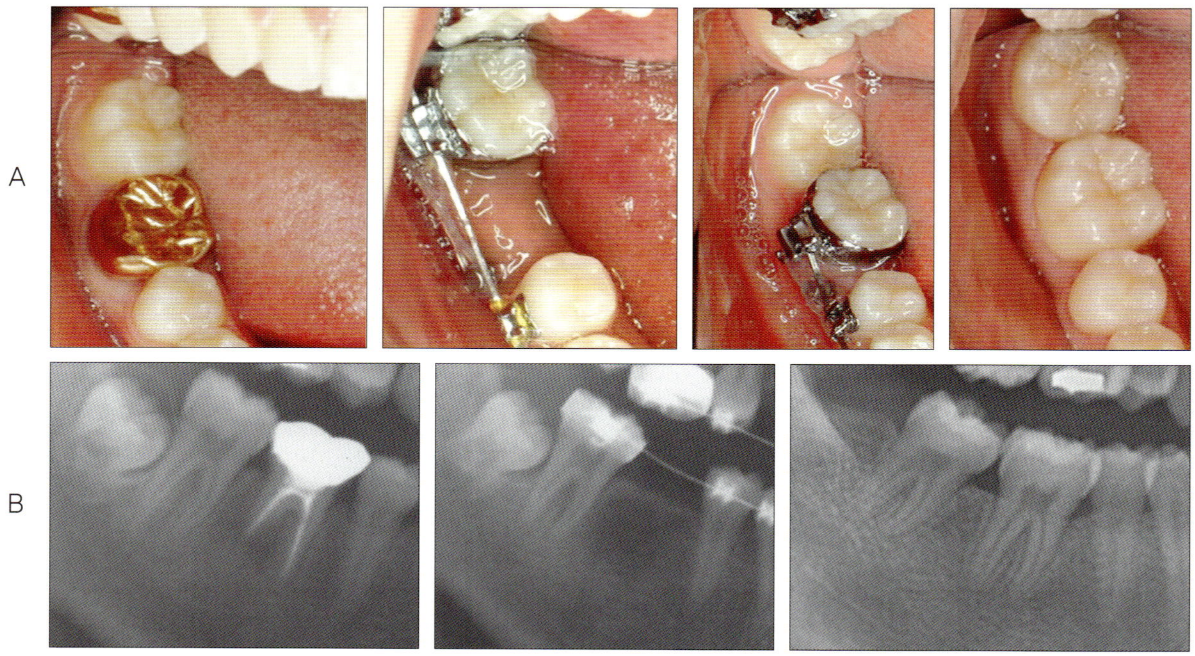

Fig. 1-7 하악 6번 손상시 사랑니를 당겨온 1례
A; 구강 내 사진 B; X-ray 사진

5. 구치부 결손의 종류

본 책에서 다루고자 하는 구치부 결손의 종류는 3가지가 있다. 7번이 손상되었을 때 사랑니를 유도하는 것은 다루지 않았다. 그것은 이미 많이 얘기가 되어있는 부분이고 비슷한 종류의 치료이면서 6번 결손의 치료보다 난이도가 낮기 때문이다. C) 의 하악 E번 잔존 (하악 5번 결손) 은 결손 공간이 매우 길다. Lee way space 때문에 유구치의 길이는 그 계승 영구치의 길이보다 길며 그것은 특히 하악 E 번의 경우에 심하다.

1) 하악 6번 결손
2) 상악 6번 결손
3) 하악 E번 잔존 (하악 5번 결손)

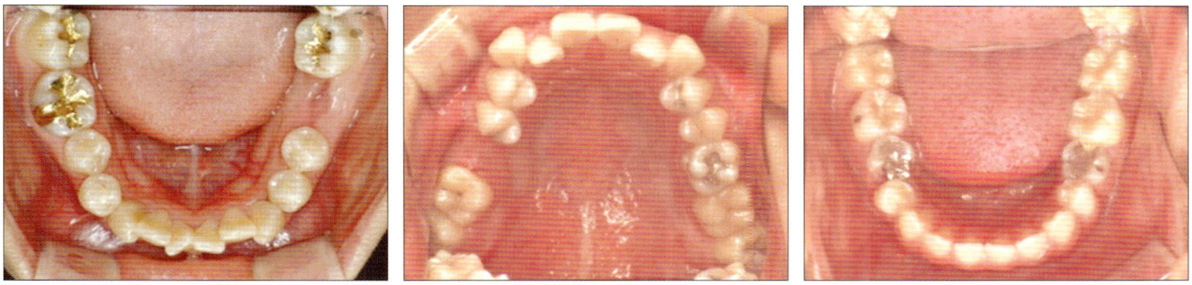

A B C

Fig. 1-8 A; 하악 6번 결손 B; 상악 6번 결손 C; 하악 양측 E번 잔존 (하악 양측 5번 결손)

Chapter 2

하악 6번 결손시 7, 8번의 교정적 대치

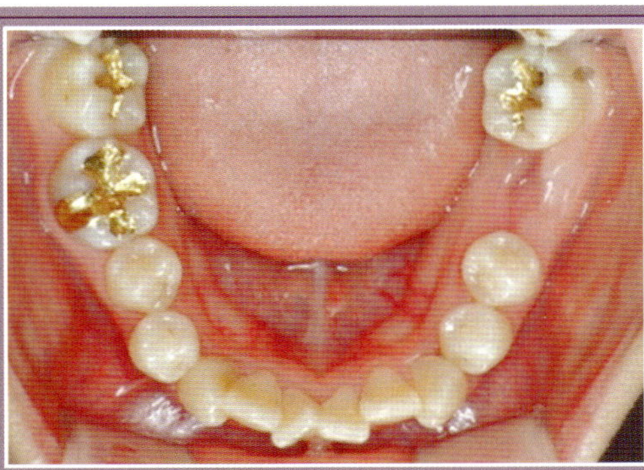

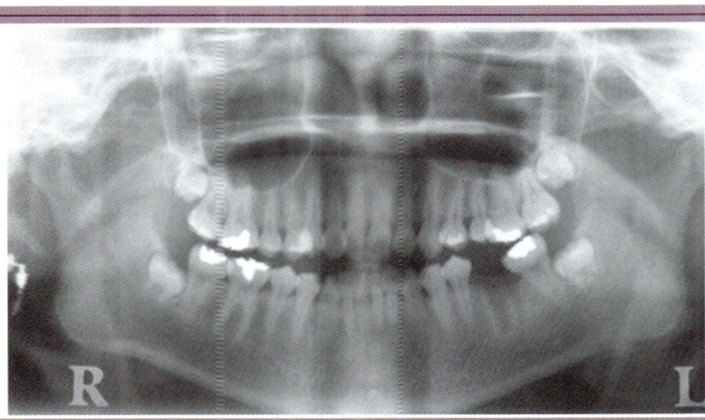

Chapter 2

하악 6번 결손시 7, 8번의 교정적 대치

1. 결손 공간의 폐쇄 방식

어금니 결손 공간은 다음 종류의 치아의 움직임에 의해 폐쇄될 것이다.

1) 전방부 치아의 Pure retraction; 전치부에 crowding이나 protrusion이 심하게 있을때 6번 결손 공간이 모두 전방부 치아의 이동으로 폐쇄되는 경우일 것인데 6번의 mesio-distal length는 매우 길기 때문에 실제로 이런 경우에 해당되는 증례는 많지 않다.
2) Reciprocal traction; 전방부 치아의 후방이동과 후방부 치아의 전방이동 복합으로 많은 경우가 이에 해당된다. 어느 쪽을 얼마만큼 당기느냐 하는 것은 증례별로 틀릴 것이다.
3) 후방 치아의 Pure protraction; 순수하게 후방 치아의 전방이동으로 폐쇄되는 경우로 6번이 손상 받지 않은 상태에서 교정을 한다면 비발치에 해당되는 경우이다. 후방 치아의 이동거리가 가장 길어지므로 난이도가 가장 높다.

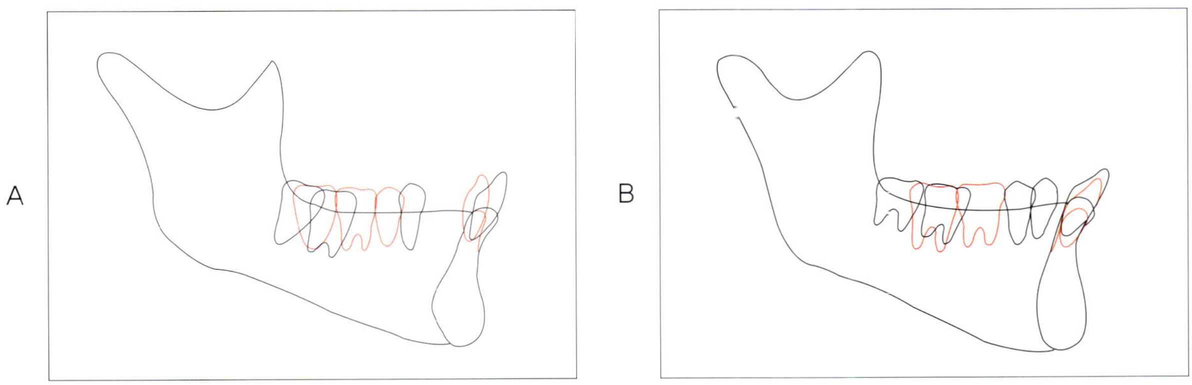

Fig. 2-1 A; Reciprocal traction B; 후방 치아의 Pure protraction

2. 증례-1

17세 3개월의 여자환자로 Anterior crowding과 protrusion을 주소로 내원하였다 (Fig. 2-2). #36 치아는 caries로 이미 발치된 상태였다.

분석

Skeletal pattern은 chin이 돌출되있는 Class III를 보이고 있었다 (ANB: 2, Wits: -5mm). 돌출된 chin을 넣기를 원한다면 수술이 필요함을 설명 하였으나 환자는 원하지 않았다.
midline은 상악이 2.5mm 우측으로 편위되어 있었고 하악은 facial midline에 일치하였다. CO-CR discrepancy는 없었으며 전치 각도는 상악은 정상범위에 있었고 하악은 약간 labio version 된 양상을 보이고 있었다 (U1 to SN: 106°, U1 to FH: 112°, L1 to MP: 99°).

치료 계획

일반적인 경우라면 소구치를 발치하고 crowding과 protrusion을 해결하면 되는 평범한 증례라고 볼 수 있다. 그러나 하악 우측은 결손된 6번 공간 때문에 추가적인 발치가 좋지 않은 상황이었다. 6번 공간을 사용할 경우 8번의 매복 상태가 매우 깊어 정상적으로 맹출해 줄까 하는 우려가 약간은 있었다.

치료

Canine retraction을 약간 진행한 후 전치부에 bracket을 부착하고 배열하였다 (Fig. 2-3). #36 공간이 폐쇄되면서 사랑니가 약간씩 구강 내로 보이기 시작하였다. 치료 종료 시에는 입술이 많이 들어가 개선된 profile을 볼 수 있었으며 사랑니는 약간 operculum에 덮여 있었다 (Fig. 2-7). Deboning 후 9개월 f/u 사진을 보면 사랑니를 덮고 있던 operculum이 거의 없어진 모습을 볼 수 있다 (Fig. 2-10).

평가

초진시에는 매복되어 있던 사랑니가 잘 나와줄까 하는 우려가 있었으나 잘 맹출해 주었다. Operculum이 계속 덮고 있으면 pericoronitis가 생길 우려가 있겠으나 이후 저절로 없어져 외과적으로 제거할 필요가 없어졌다.

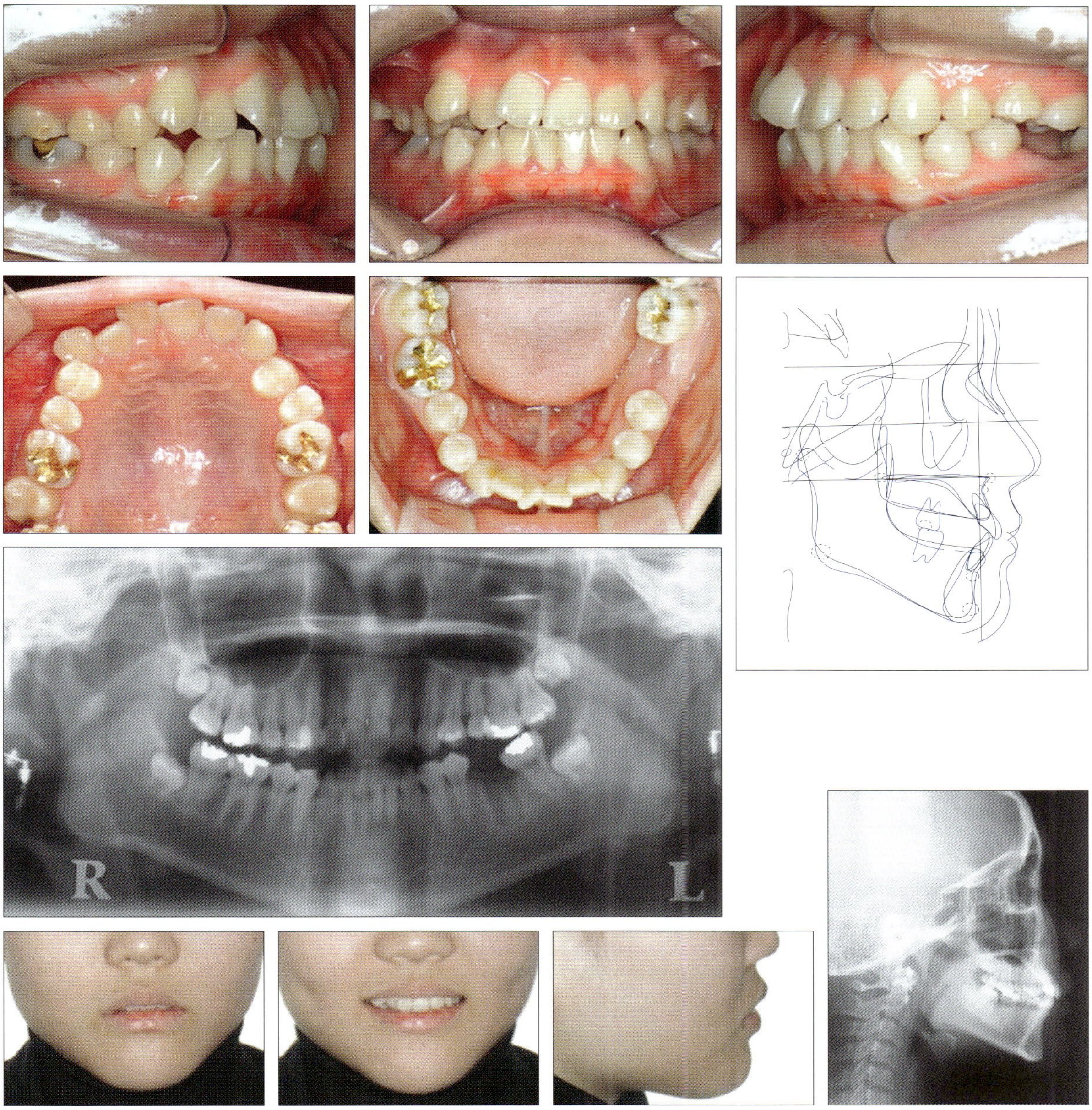

Fig. 2-2 초진; anterior crowding과 protrusion을 주소로 내원하였다. #36은 caries로 이미 발치된 상태였다.

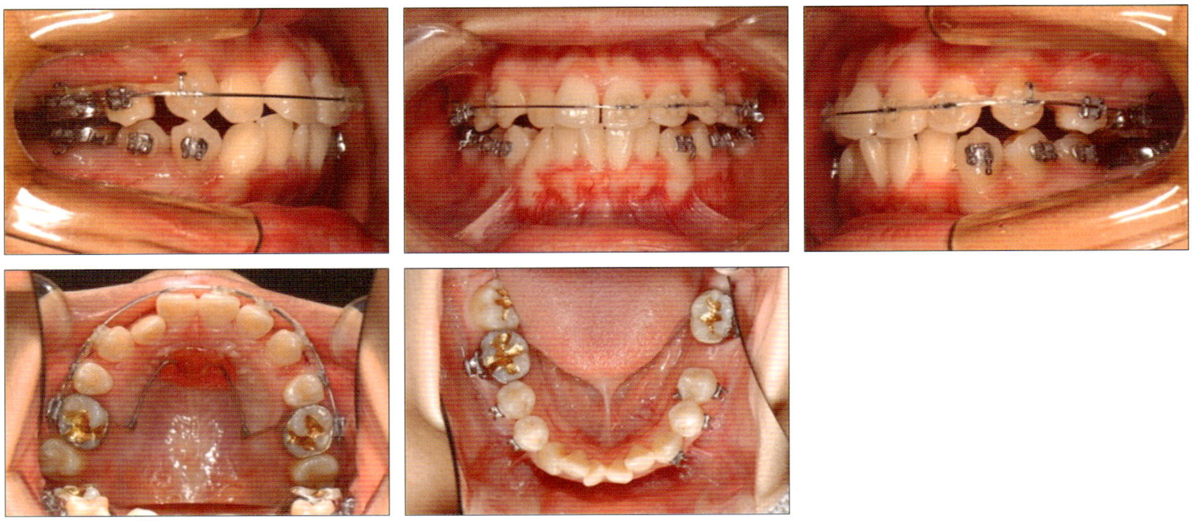

Fig. 2-3 상악 양측 4번을 발치하였고 하악 좌측은 6번 결손공간을 이용하였다.

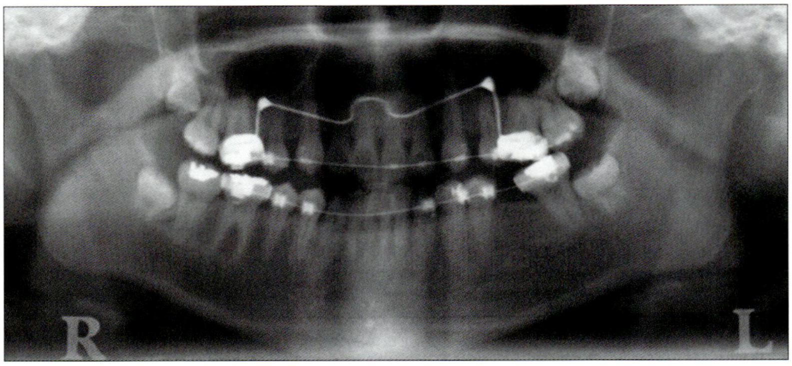

Fig. 2-4 초기엔 #37이 약간 tilting 되는 모습이 보였다.

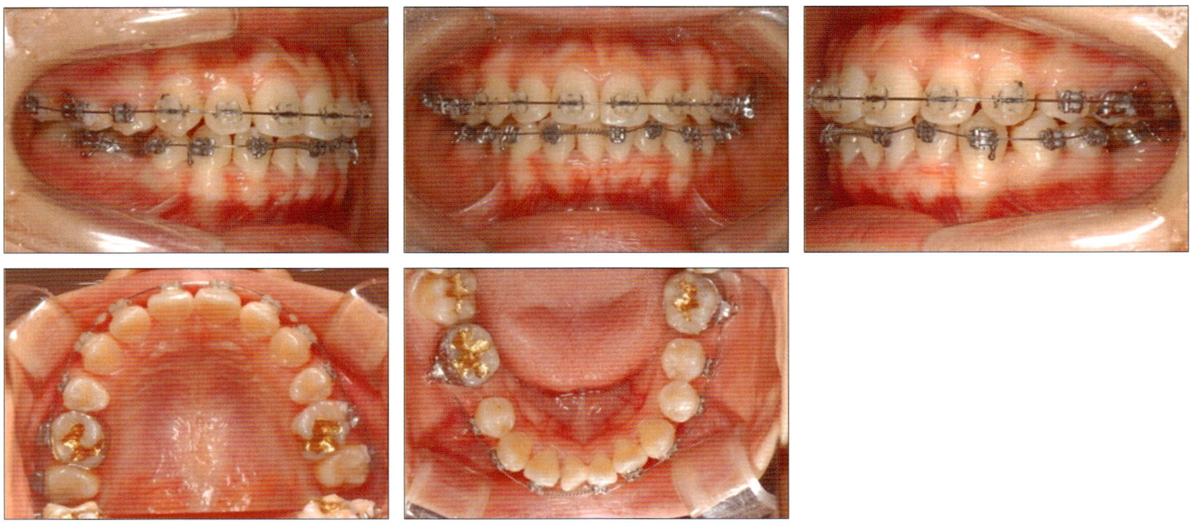

Fig. 2-5 공간 폐쇄가 많이 진행되며 전치가 들어가고 있다. #45 치아도 발치하였다.

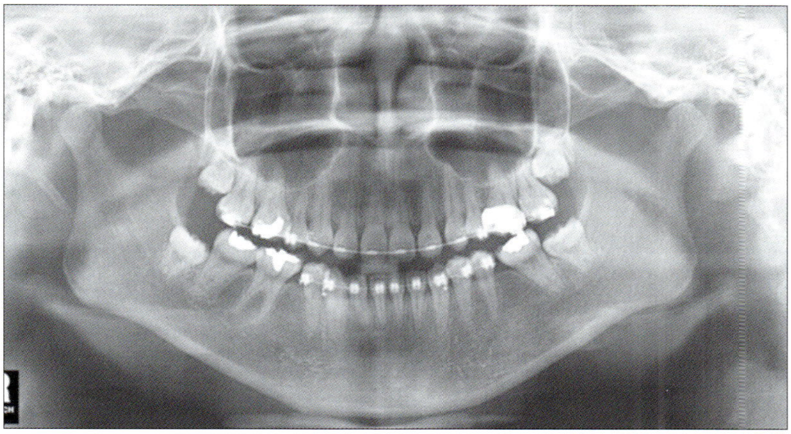

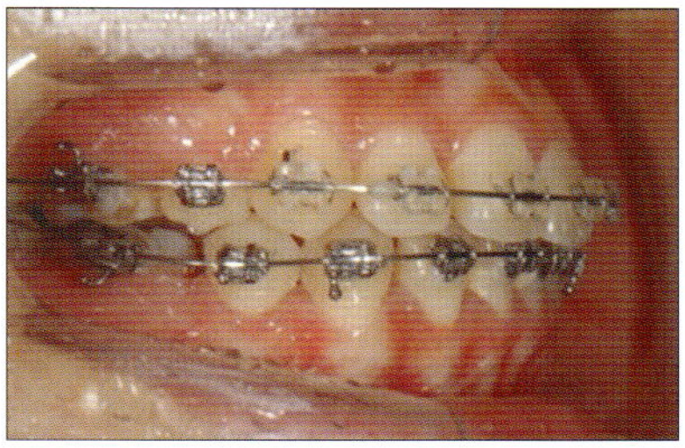

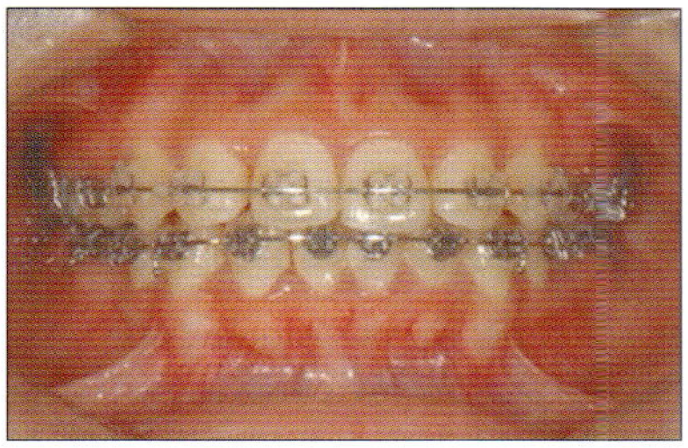

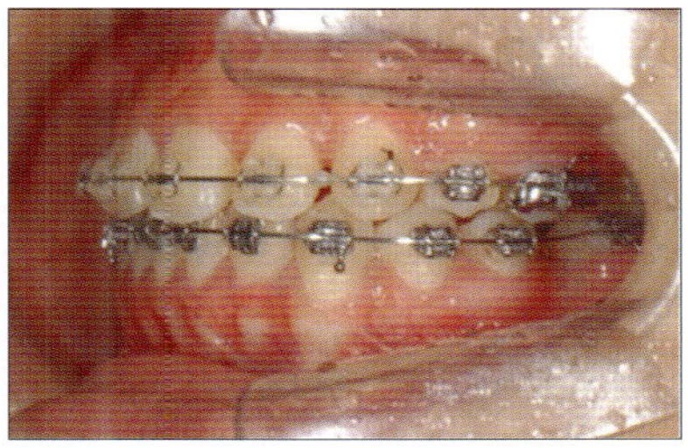

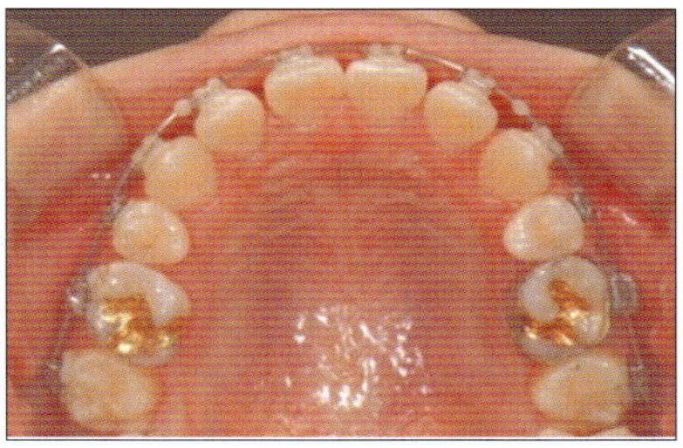

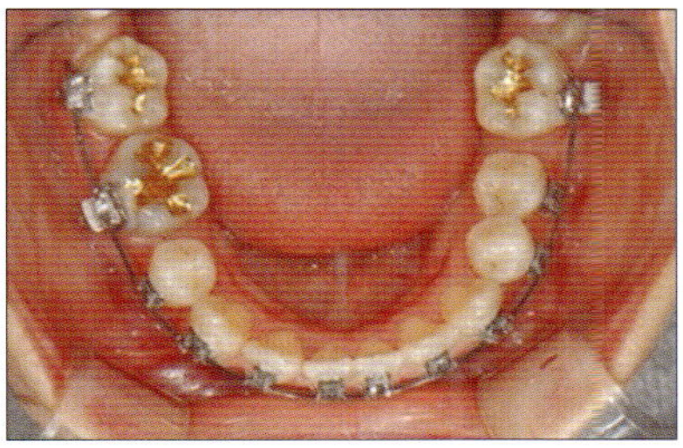

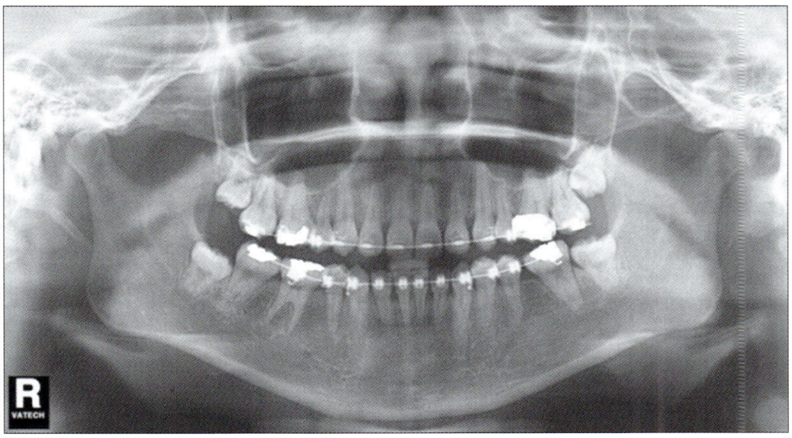

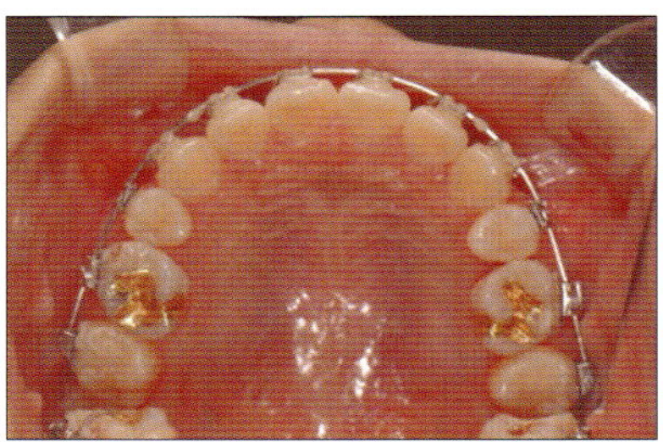

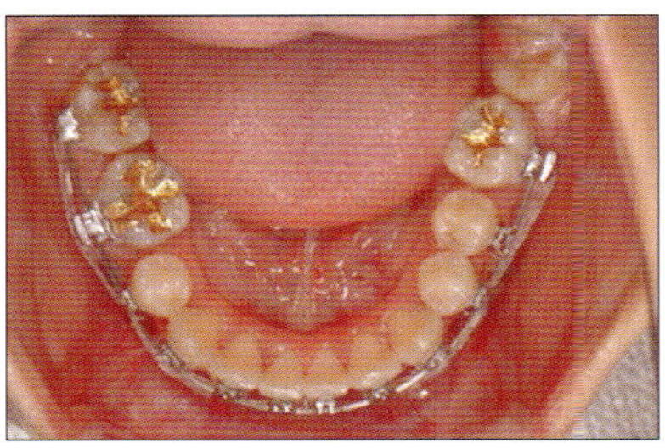

Fig. 2-6 하악 좌측 7번이 근심이동 함에 따라 사랑니가 점차로 맹출하는 모습을 볼 수 있다. #37의 치축을 조절하여 평행을 맞추고 있고 사랑니가 점차로 자리를 잡아가는 모습을 볼 수 있다.

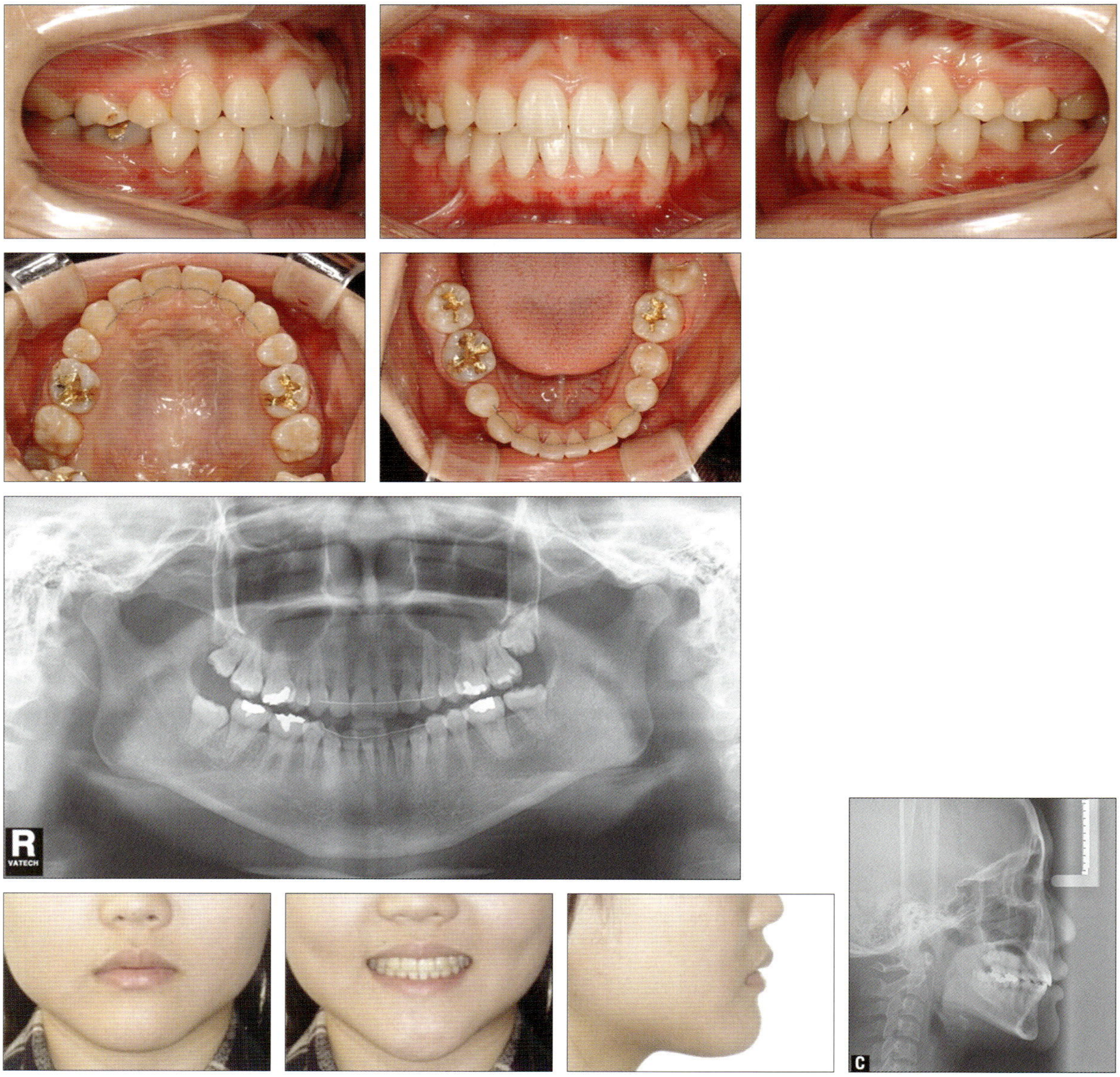

Fig. 2-7 Debonding
양측 Class I molar & canine relation을 보인다. #37, 48의 root 평행을 모두 맞추었다. #38은 부분적으로 operculum이 덮여 있다.

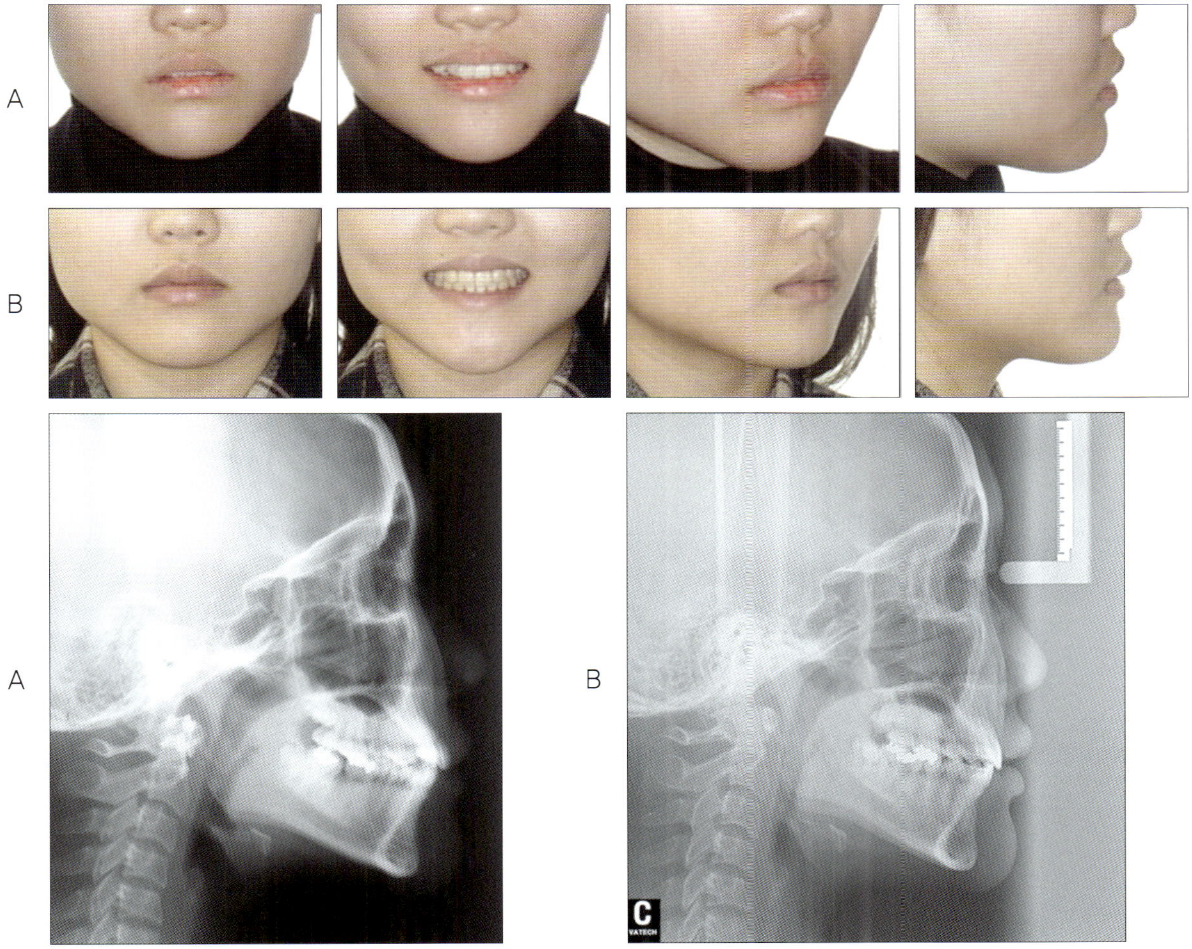

Fig. 2-8 Changes (A; Initial B; Debonding)
전치가 retraction 되어 lip protrusion이 개선되었다.
수술을 하지 않았기 때문에 돌출된 chin 은 큰 변화가 없다.

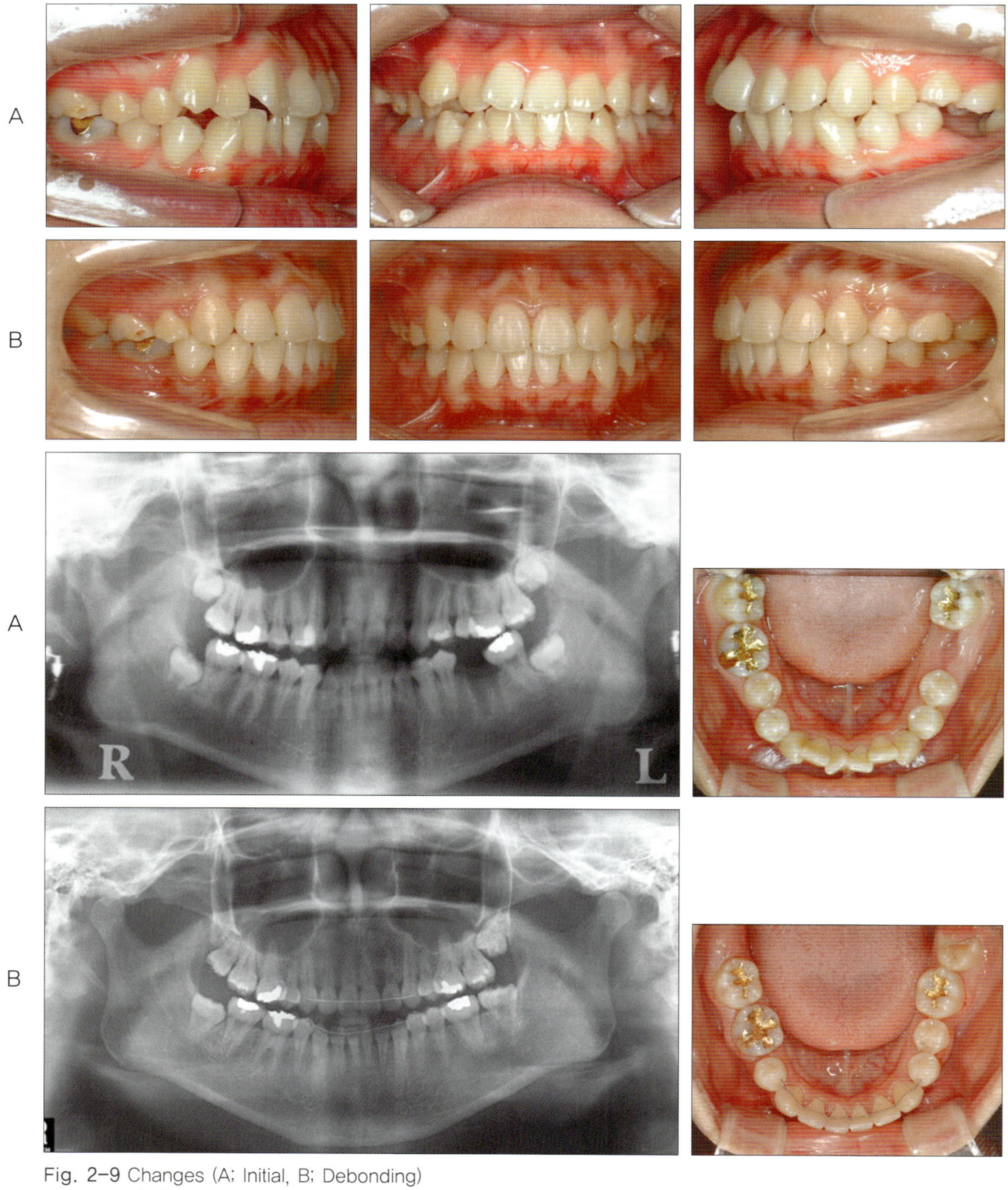

Fig. 2-9 Changes (A; Initial, B; Debonding)
Crowding이 해소됨과 동시에 돌출되어 있던 전치가 retraction 되었다. 매복되어 있던 사랑니는 거의 완전히 맹출하였다.

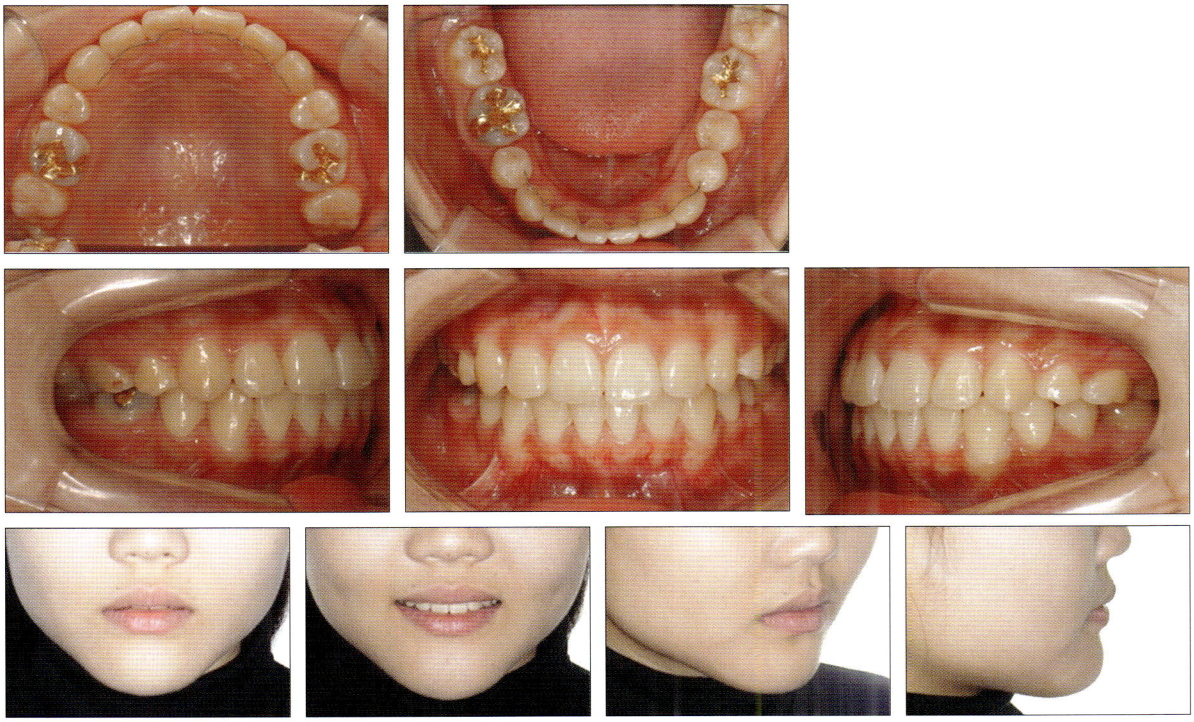

Fig. 2-10 9개월 후의 f/u; 안정된 교합을 보인다. Debonding 시에는 #38이 operculum 으로 덮여있었으나 거의 없어졌다. 이렇게 되면 plaque 침착에 의한 염증의 가능성도 줄어든다.

증례-2

24세의 여자환자로 Anterior crowding과 protrusion을 주소로 내원하였다 (Fig. 2-11). #36 치아는 caries로 발치된 상태였다. 환자는 초진 시 다른 병원에서 상악 양측 4번을 발치하고 교정을 진행하다가 중간에 내원하였다.

분석

Skeletal pattern은 상악이 돌출되어 있고 하악은 후퇴되어있는 Class II를 보이고 있었다 (ANB: 9, Wits: 3mm). 후퇴된 chin의 개선을 원한다면 수술이 필요함을 설명 하였으나 환자는 원하지 않았다.

midline은 상악이 1.5mm 우측으로 하악은 2mm 좌측으로 편위되어 있었다. CO-CR discrepancy는 약 1.5mm로 꽤 심한 양상을 보였다. 이렇게 하악이 작고 CO-CR discrepancy가 큰 경우 TMD를 의심해 볼 수 있으나 전문 치과에 문의한 결과 큰 문제 없어 치료를 시작하였다. 전치 각도는 상악은 설측 경사되어 있었고 하악은 약간 labio version 된 양상을 보이고 있었다 (U1 to SN: 91.5°, U1 to FH: 102°, L1 to MP: 93°).

치료 계획

역시 소구치를 발치하고 crowding과 protrusion을 해결해야 할 증례일 것인데 하악 좌측의 6번 결손 공간을 이용할 경우 매복되어있는 8번이 성장이 완전히 끝난 환자에게서도 잘 맹출해 줄까 하는 우려가 있는 증례였다.

치료

통상적으로 Canine retraction을 약간 진행한 후 전치부에 bracket 을 부착하고 배열하였다 (Fig. 2-12). #36 공간이 폐쇄되면서 사랑니가 약간씩 구강 내로 맹출 해 주었다 (Fig. 2-13). 매복된 치아에 Brakcet을 부착하는 것은 구강 내로 맹출하여 장치를 부착할 수 있을 때 부착하면 된다. 치료 종료 시에는 입술이 들어가 개선된 profile을 볼 수 있었으며 발치 공간은 완전히 폐쇄 되었다 (Fig. 2-14).

평가

성장이 완료된 이 환자에게서도 매복되어 있는 사랑니가 잘 나와주었다. 하악 7번이 근심 이동함에 따라 공간이 부여되니까 Bracket을 부착하지 않았는데도 8번이 저절로 자리를 잡아가는 모습이 흥미롭다.

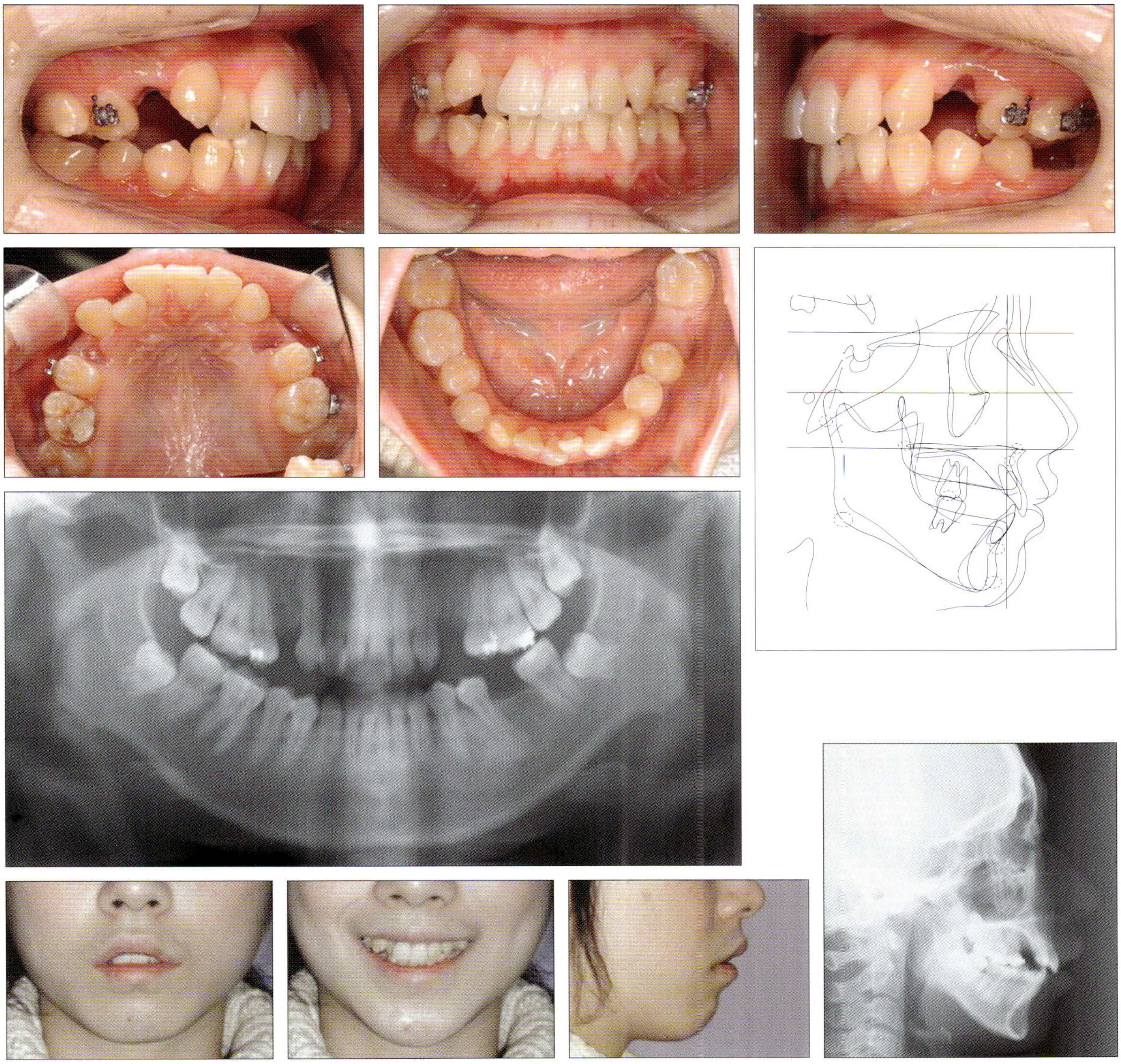

Fig. 2-11 초진; Anterior crowding 과 protrusion을 주소로 내원하였다. #36은 caries로 이미 발치된 상태였다. 환자는 다른 병원에서 상악 양측 4번을 발치하고 교정을 진행하다가 중간에 내원하였다.

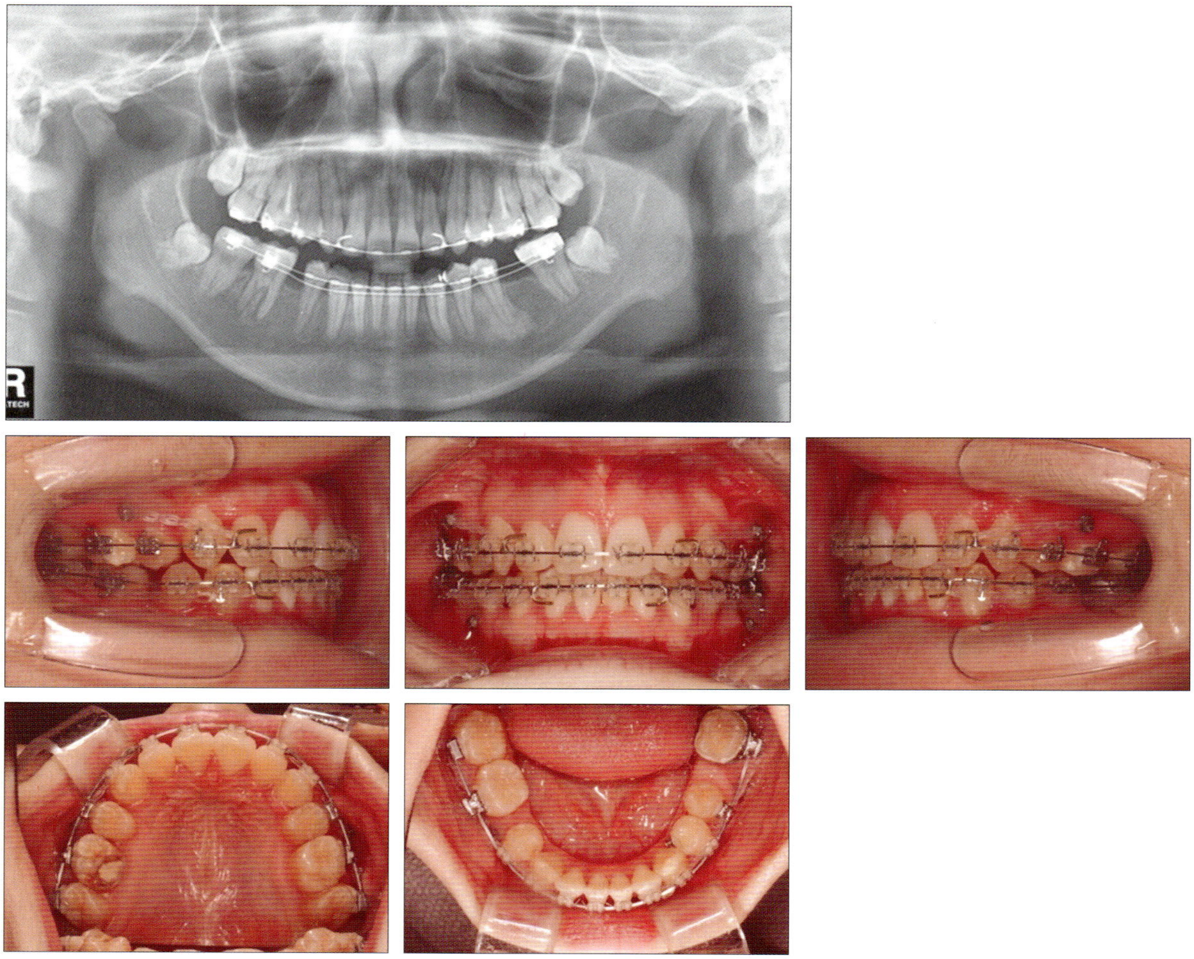

Fig. 2-12 상악은 양측 4번 하악은 우측 5번을 발치하였다. 좌측은 6번 결손공간을 이용하였다.

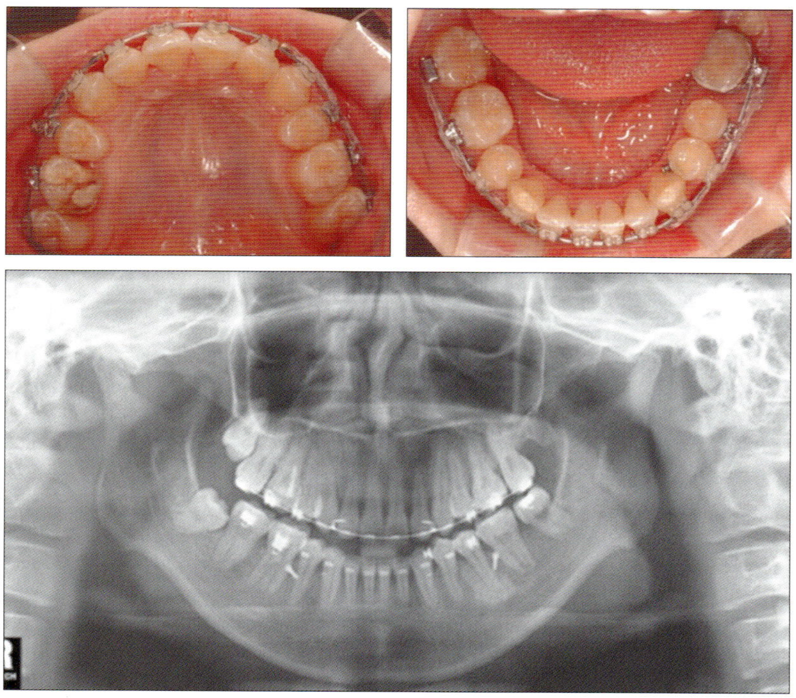

Fig. 2-13 공간 폐쇄가 많이 진행되었다. 하악 7번이 근심 이동함에 따라 점차로 사랑니가 맹출하는 모습을 보여준다. Bracket 을 부착하지 않았는데도 저절로 자리를 잡아가는 모습이 흥미롭다.

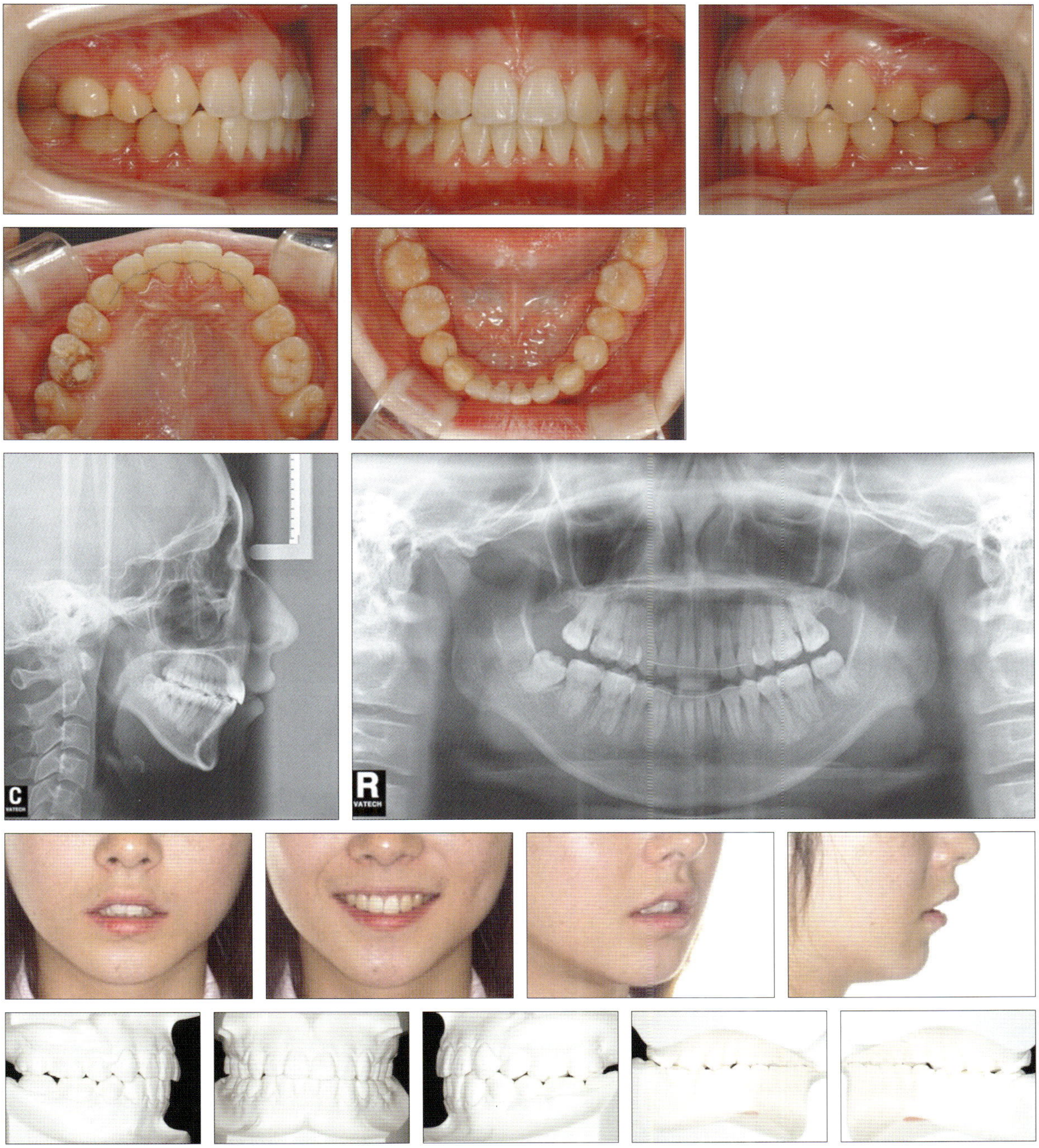

Fig. 2-14 Debonding; 우측은 Class I, 좌측은 Class II molar relation을 만들어야 한다. #37, 38의 치근도 평행하게 되었고 치료 후의 model은 양호한 구치부 교합을 보여준다.

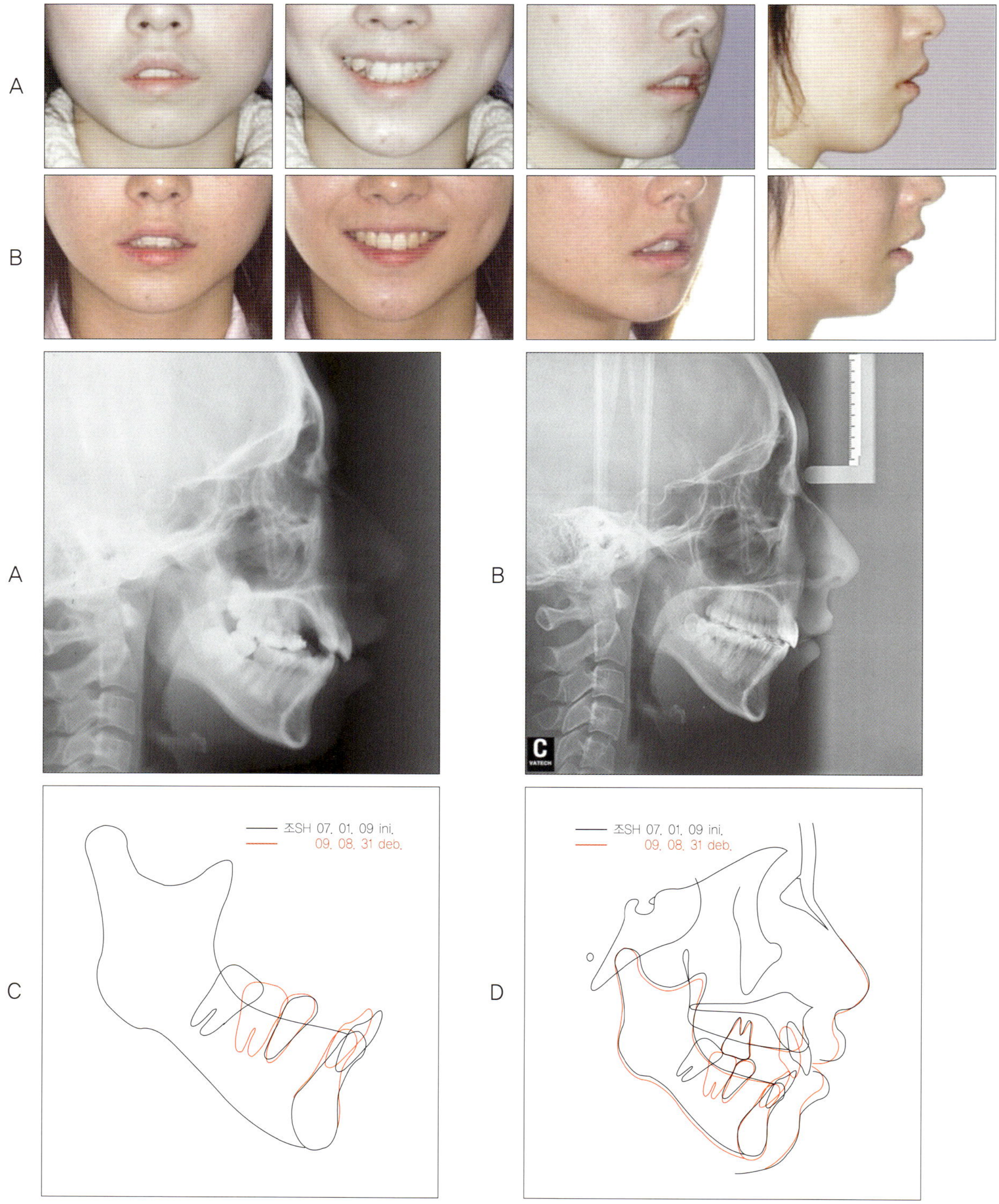

Fig. 2-15 Changes (A; initial B; Debonding C, D; Superimposition)
전치가 retraction 되어 lip protrusion이 개선되었다. 수술을 하지 않았기 때문에 후퇴된 chin은 큰 변화가 없다.

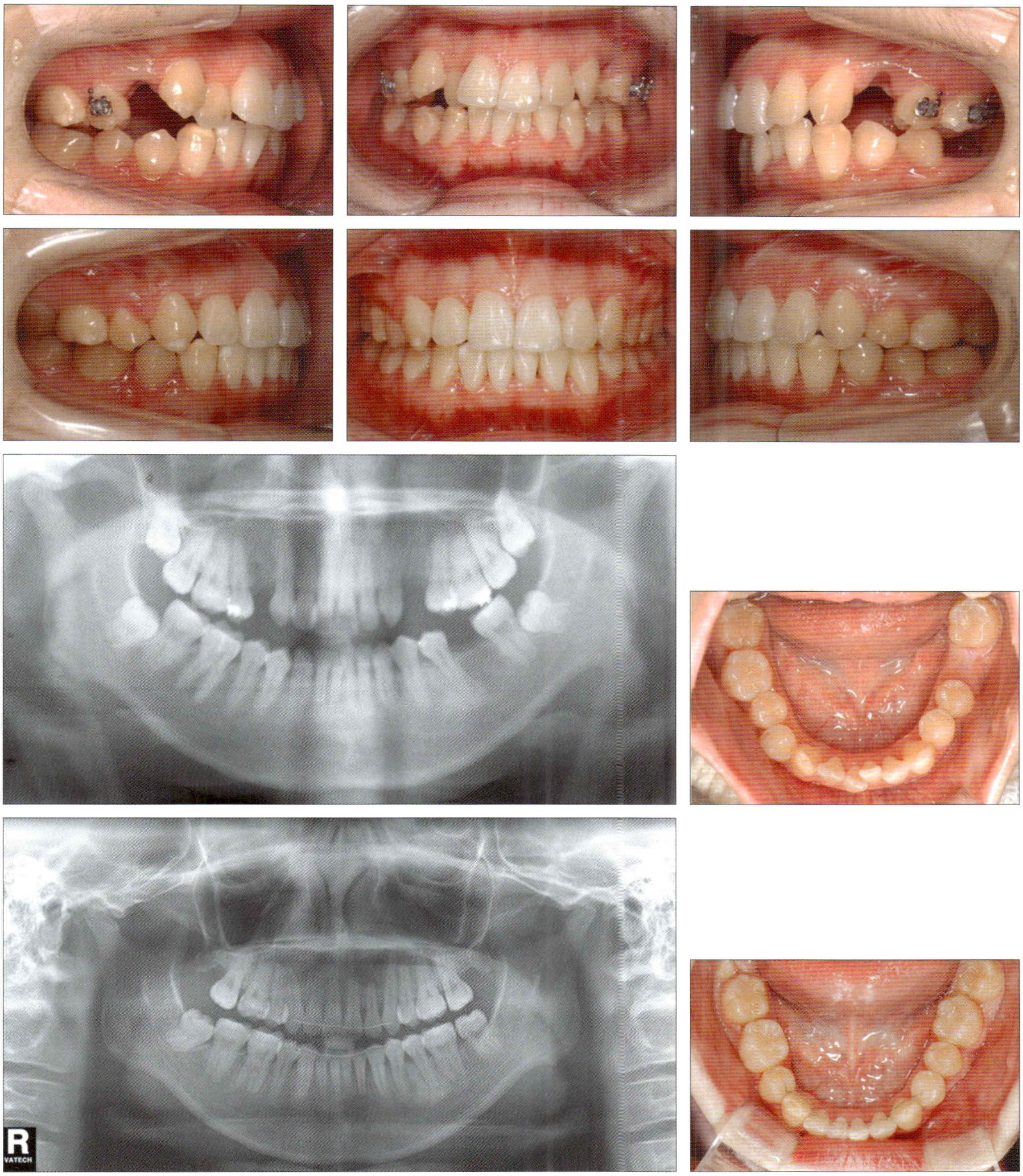

Fig. 2-16 Changes (A; Initial, B; Debonding)
Crowding이 해소됨과 동시에 돌출되어 있던 전치가 retraction 되었다. 초기엔 사랑니의 매복 정도가 깊었으나 debonding시에는 완전히 맹출하여 7번처럼 보인다.

증례 -3

21세 여자 환자로 anterior crowding & protrusion을 주소로 내원하였다 (Fig. 2-17). 결손된 치아는 없었으나 #46 치아의 상태가 좋지 않았고 사랑니는 매복되어 있었다.

분석

Skeletal은 Class I, bialveolar protrusion이라고 판단하였다 (ANB: 3, Wits: 1 mm). midline은 상악은 facial midline에 일치하였고 하악은 1.5mm 좌측으로 편위되어 있었다. CO-CR discrepancy는 없었으며 전치 각도는 상악과 하악이 모두 상당량 labio version 되어 있었다 (U1 to SN: 119°, U1 to FH: 122.5°, L1 to MP: 97.5°).

치료 계획

역시 소구치 발치 증례였으나 #46번의 상태가 좋지 않았다 (Fig. 2-17). 치관부는 심하게 손상 받아 많은 부분이 resin으로 채워져 있었고 원심부는 파절되어 있었으며 근관 치료는 불완전한 반면 4, 5번은 건강했다. 그래서 하악 우측은 6번을 대신 발치하고 사랑니를 대체하기로 하였다.

치료

#47 치아가 근심 이동함에 따라 사랑니도 근심으로 이동하였다. 처음엔 잇몸에 많이 묻혀 있었으나 모두 개선되었다. 전치 retraction 에 따라 입술도 들어가 profile이 개선되었다 (Fig. 2-22). 치료 전후의 중합을 보면 하악 우측 6번의 결손 부위는 7번 및 8번 치아의 전방이동과 견치, 소구치의 후방이동의 상호 이동에 의해 폐쇄되었다 (Fig. 2-24).

평가

실제 치료에서 큰 무리 없이 진행된 증례였다. 초진 시 이와 같이 상태가 좋지 않은 6번을 그대로 두었으면 그 수명이 오래가지 않았을 것으로 예상할 수 있다.

이런 경우 이동해온 사랑니 및 7번 치아의 치주 상태는 어떨까? 치주 조직은 건강했다. X-ray 소견을 보아도 (Fig. 2-22) 건강한 alveolar bone support를 보였고 probing depth도 7번 및 8번의 각 치아당 6부위를 (mesio-buccal, buccal, disto-buccal, mesio-lingual, lingual, disto-lingual) 측정한 결과 모두 2.5mm를 넘지 않았다. 다른 증례에서도 처음부터 치주에 문제가 있었거나 oral hygiene이 나빴던 경우가 아니라면 대부분 비슷한 결과를 보였다.

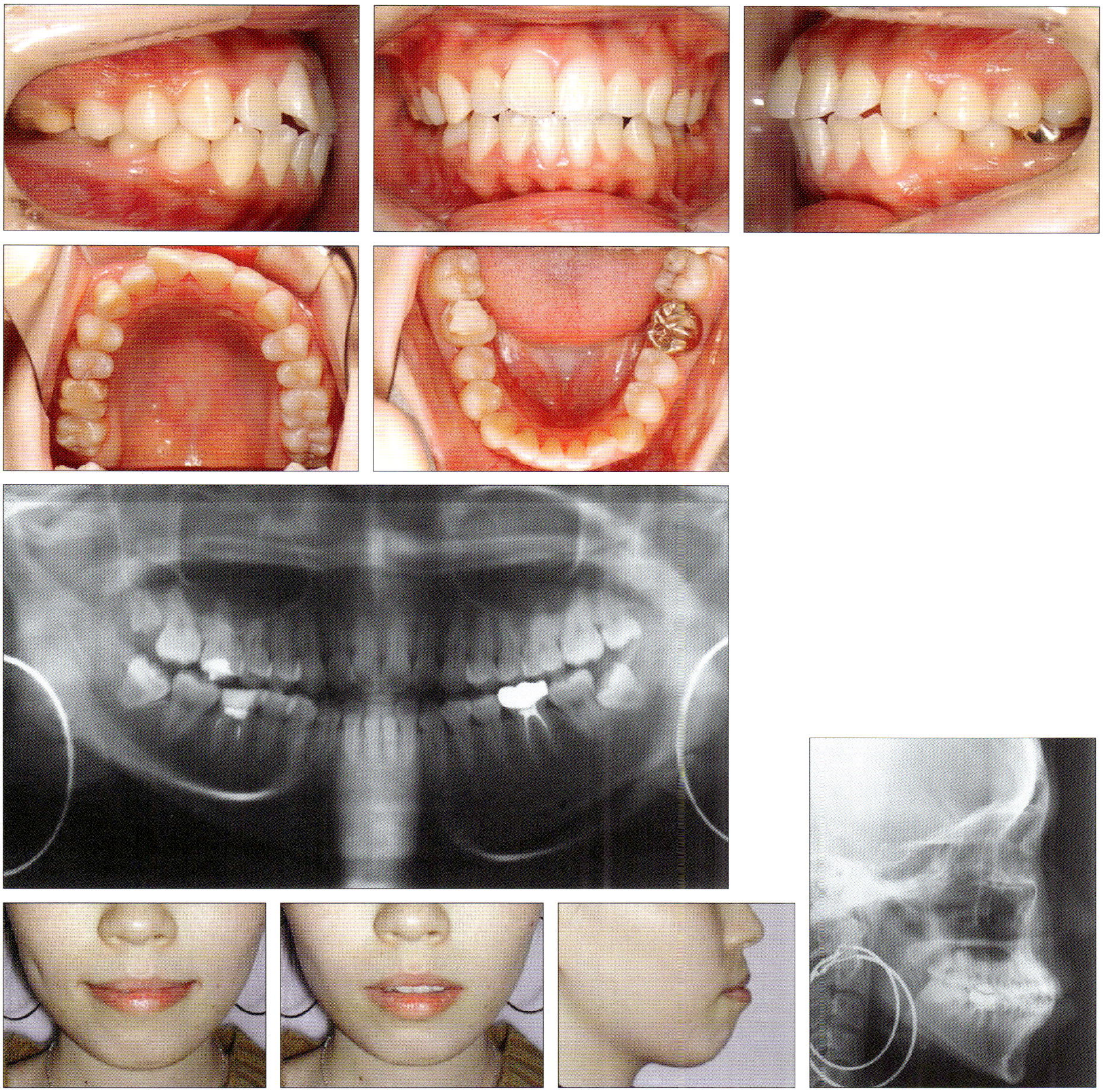

Fig. 2-17 초진; anterior crowding과 protrusion을 주소로 내원하였다. #∠8은 부분적으로 잇몸에 덮여있었고 #46 치아는 crown이 심하게 손상 받아 많은 부분이 resin으로 채워져 있었고 원심부가 파절되어 있었으며 근관 치료는 불완전하였다.

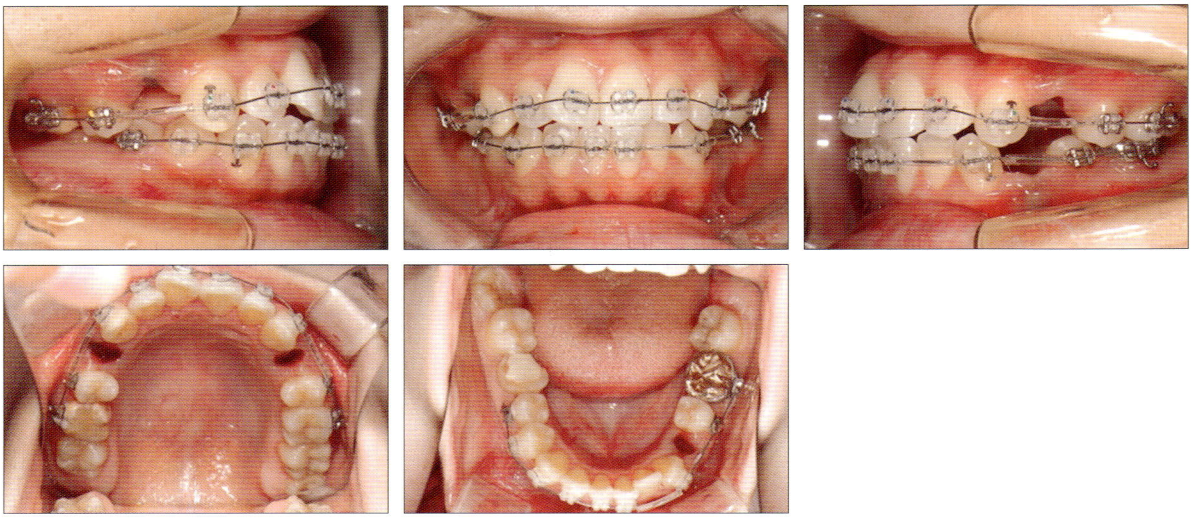

Fig. 2-18 소구치 3개를 발치하고 L&A를 시행하고 있는 상태

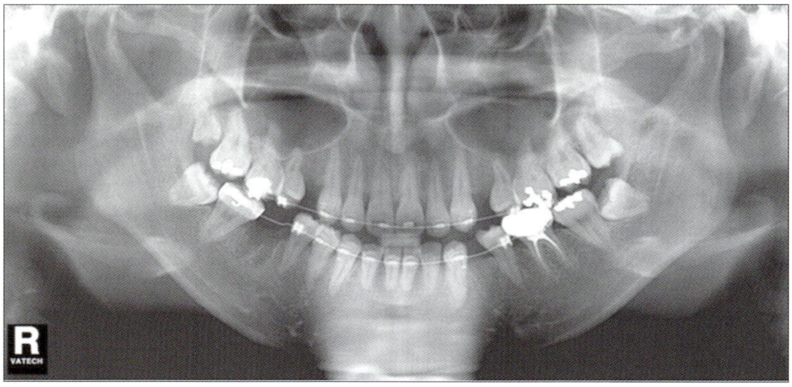

Fig. 2-19 #46 발치 공간이 보인다.

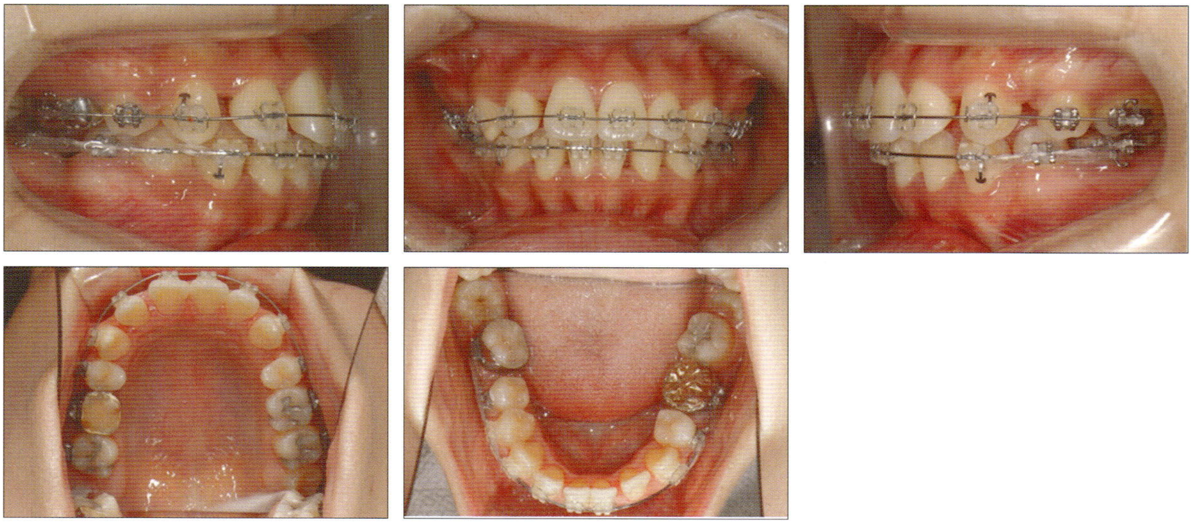

Fig. 2-20 8번은 부분적으로 잇몸에 덮여있다가 점차로 근심으로 이동하여 노출되고 있다.

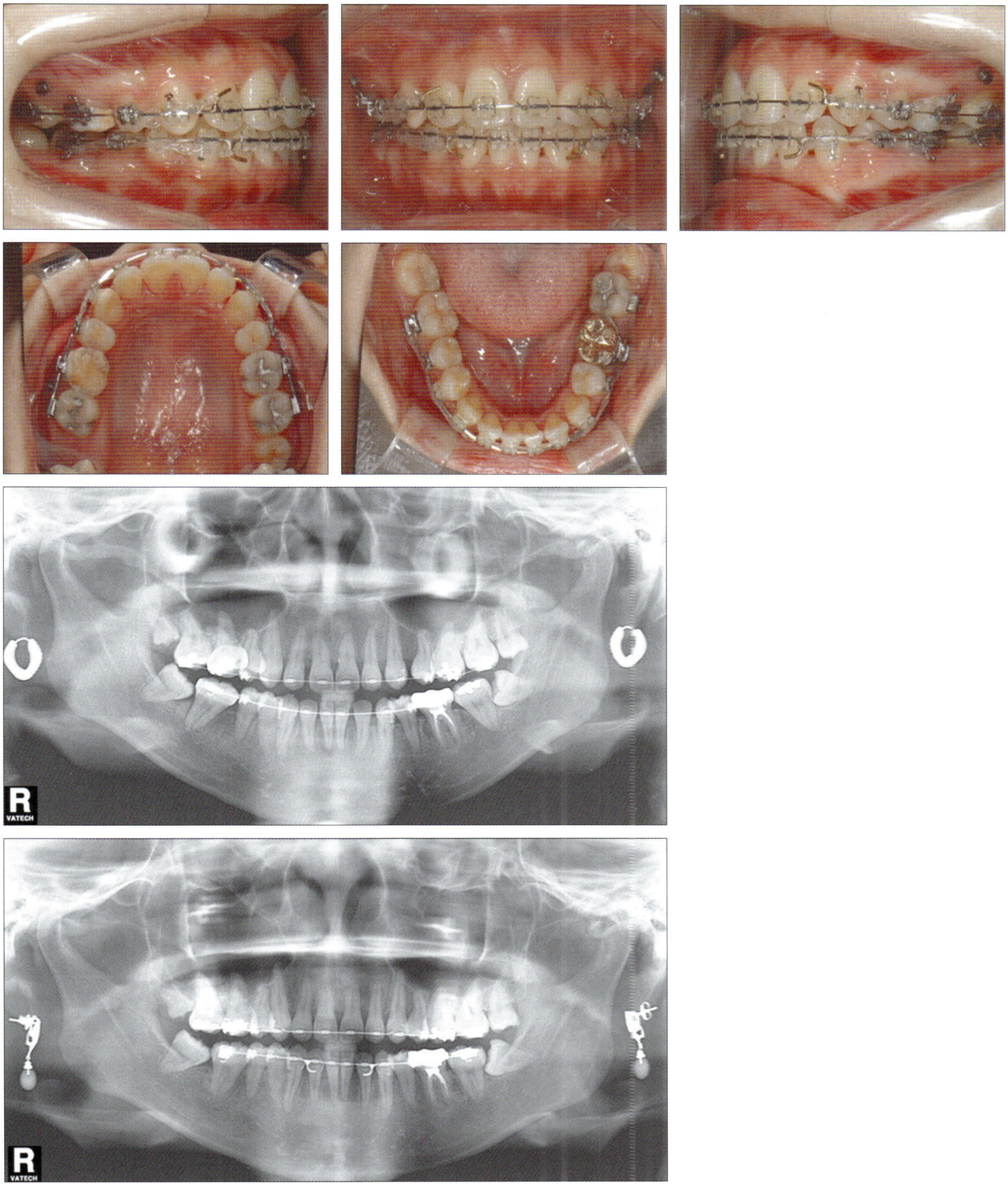

Fig. 2-21 하악 우측 7번이 근심 이동함에 따라 사랑니가 더욱 모습을 드러내고 있다. 아직은 경사되어 있는 모습을 보인다.

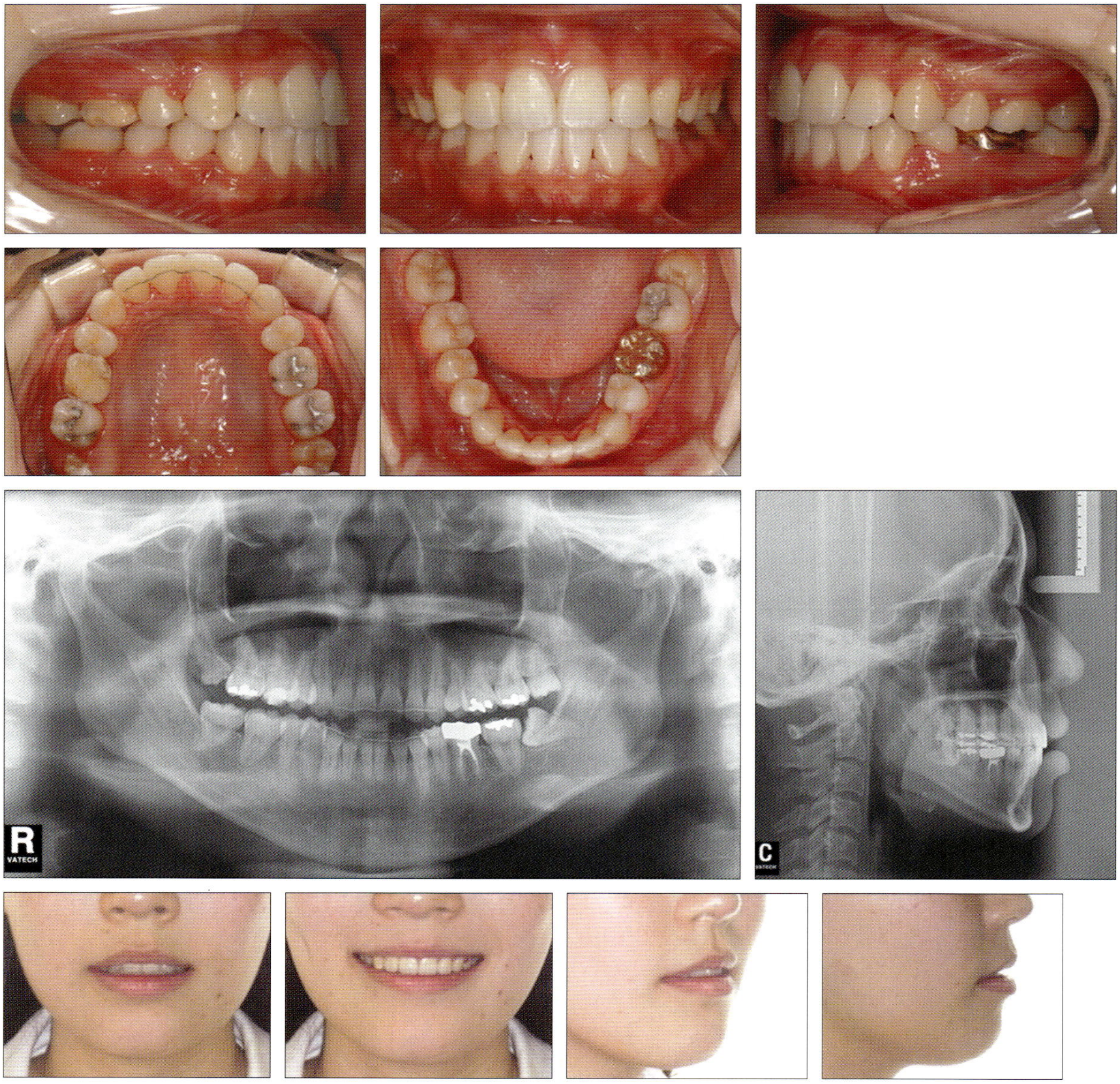

Fig. 2-22 Debonding
#47, 48이 전방으로 이동하여 6번 및 7번의 역할을 하게 되었다. 우측의 교합은 Class II finish를 이루도록 하였다. 파노라마 사진은 양호한 root parallelism을 보여준다.

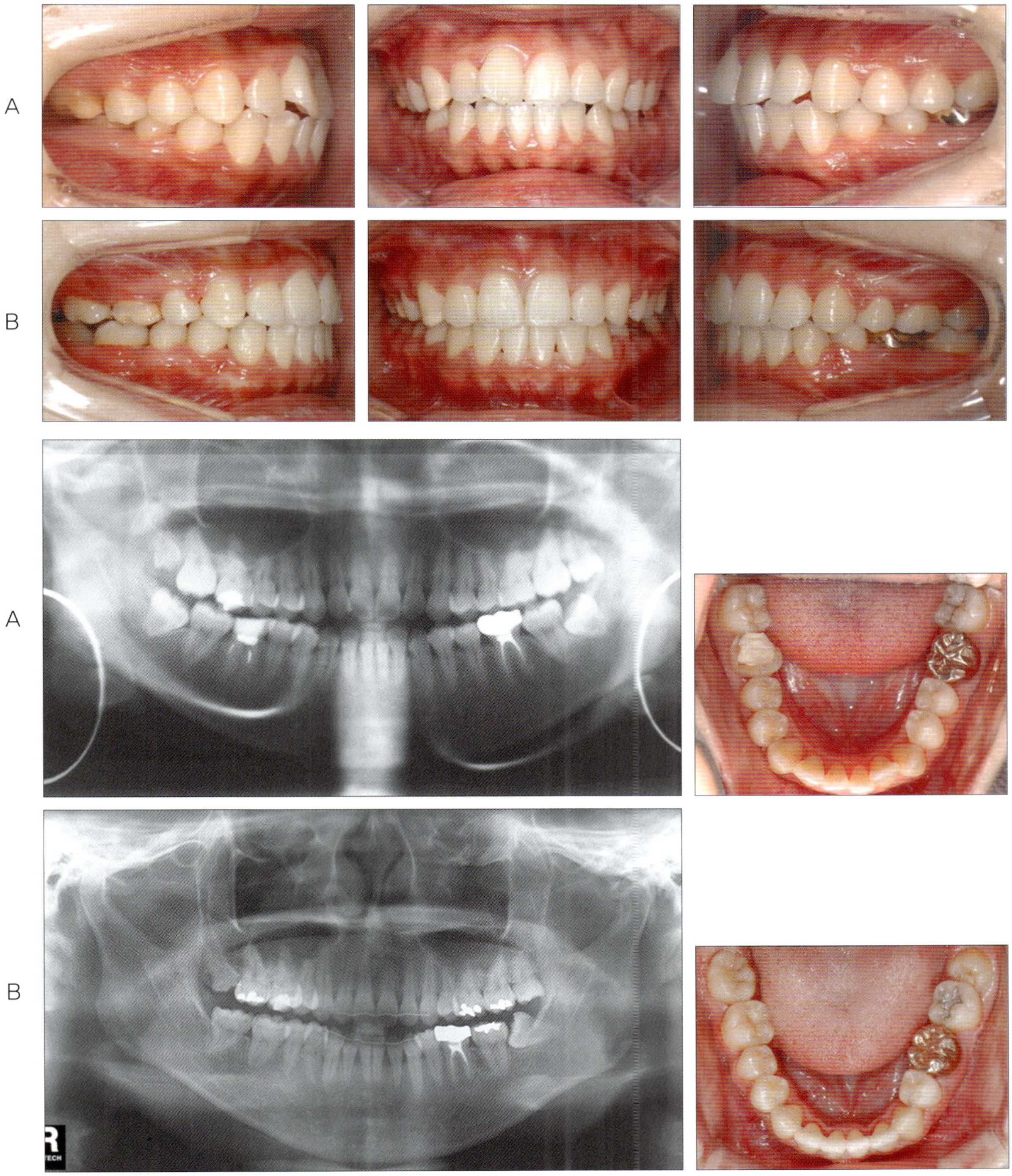

Fig. 2-23 Changes (A; initial B; Debonding)
crowding이 해소됨과 동시에 돌출되어 있던 전치가 retraction 되었다. 매복되어 있던 사랑니는 거의 완전히 맹출하였다.

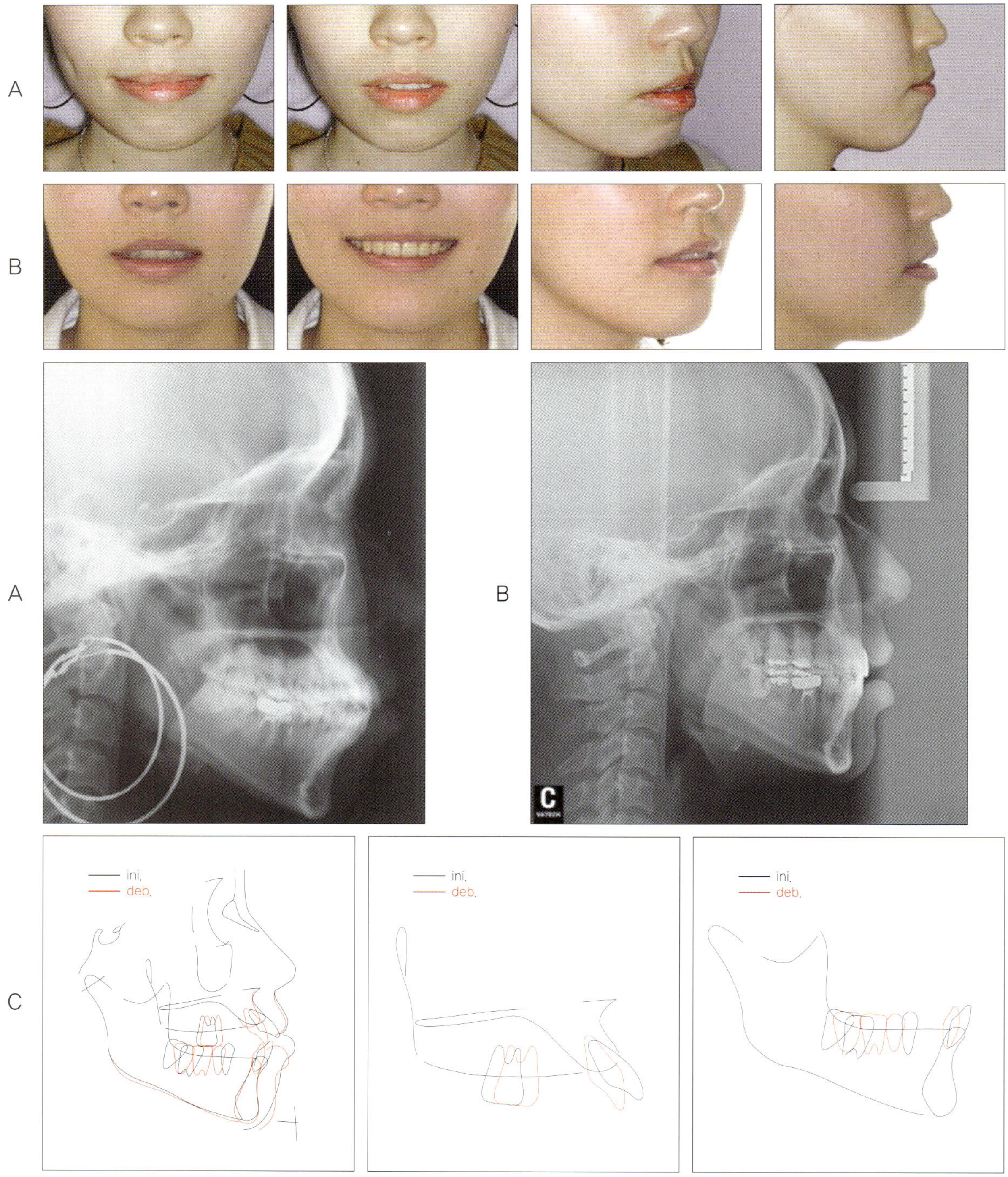

Fig. 2-24 Changes (A; initial B; Debonding C; Superimposition)
전치가 retraction 되어 lip protrusion이 개선되었다. 하악 우측 6번의 결손 부위는 7번 및 8번 치아의 전방 이동과 견치, 소구치의 후방 이동에 의해 폐쇄되었다 (하악 중합은 우측 치아의 움직임).

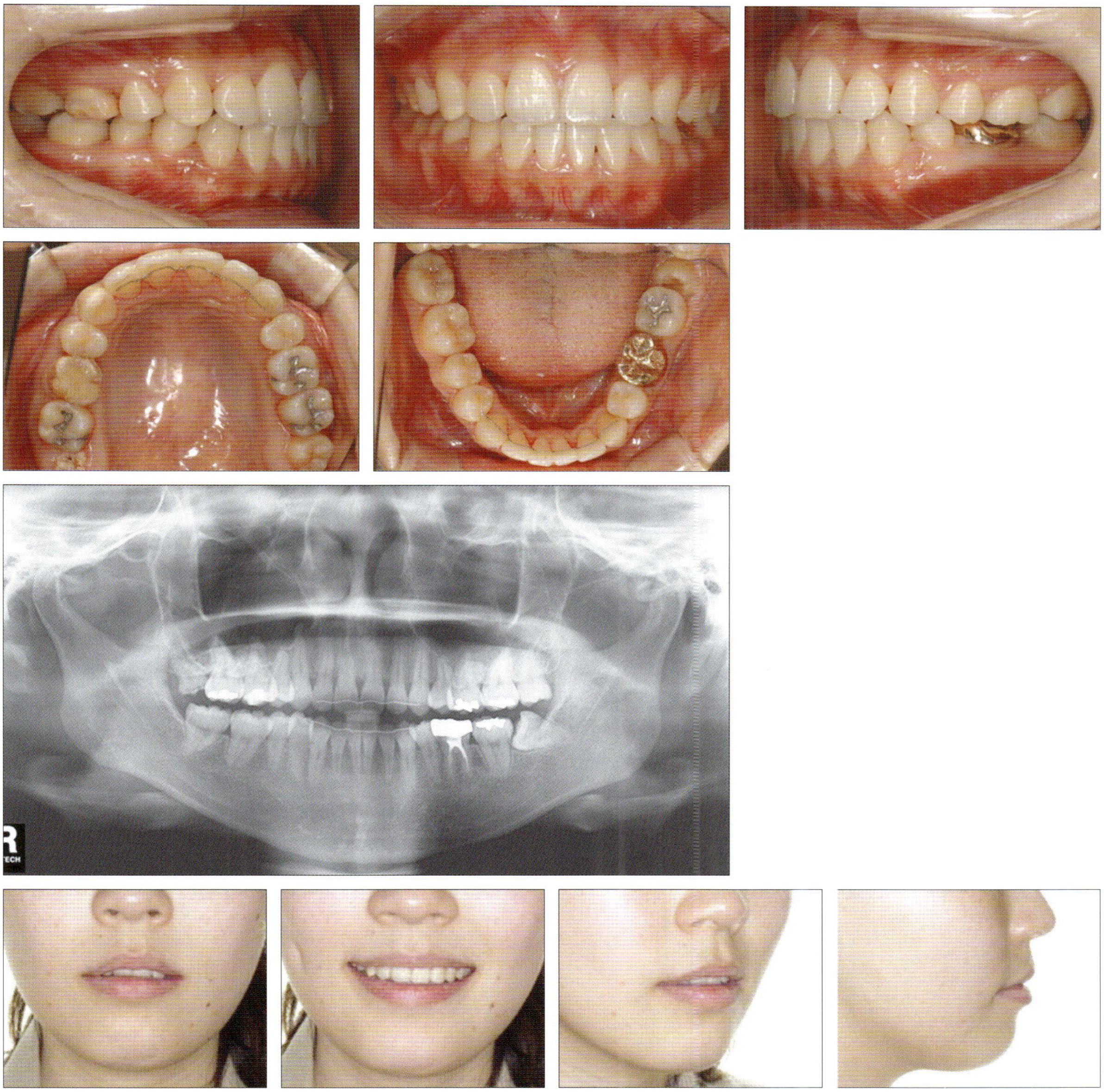

Fig. 2-25 9개월 후의 f/u; 안정된 교합을 보인다. 공간의 재발은 없었다.

증례-4

27세 9개월의 여자환자로 anterior crowding과 protrusion을 주소로 내원하였다. #46 치아는 caries로 이미 발치된 상태였다 (Fig. 2-26).

분석

상악골은 돌출되어 있고 하악골은 약간 후퇴되어 있는 Skeletal Class II를 보이고 있었다 (ANB: 7, Wits: 3mm).

midline은 상악이 1.5mm 우측으로 편위되어 있었고 하악은 facial midline에 일치하였다. CO-CR discrepancy는 없었으며 전치 각도는 상 하악 전치 모두 정상범위에 있었다.

치료 계획

상악 소구치를 발치하고 상악 전치의 crowding과 protrusion을 해결하면서 molar Class II finish를 하면 되는 증례일 것이다. 단지 하악의 발치 공간을 폐쇄해야 하는데 구강 내에서 보기에는 거리가 얼마 안되어 보이나 panorama를 보면 root 사이의 거리가 상당히 긴 것을 볼 수 있다. 결손 공간으로 #47번 치아가 tipping 되어 쓰러진 것이 원인이다. 세심한 root control이 요구되는 증례이다.

치료

상악은 양측 4번을 발치하고 absolute anchorage를 얻기 위해 상악 좌측에 screw를 식립하고 전치를 retraction 하였으며 하악 우측은 #47, 48번 치아의 loss를 위해 screw를 식립하여 traction 하였다 (Fig. 2-27). 치료 종료 시에는 profile이 개선되었고 전체적으로 root paralleling을 이루었다 (Fig. 2-30). 이 경우에는 molar Class II finish를 만들어야 한다. Deboning 후 2년 7개월 f/u 사진은 안정된 교합을 보여준다 (Fig. 2-33). 단지 임신 관계로 X-ray는 촬영하지 않았다.

평가

겉으로 보기엔 거리가 얼마 안되어 보이는 경우에도 panorama를 보면 root가 많이 떨어져 있는 경우가 많다. 이런 경우 조절이 그리 간단하지만은 않은 경우도 많다.

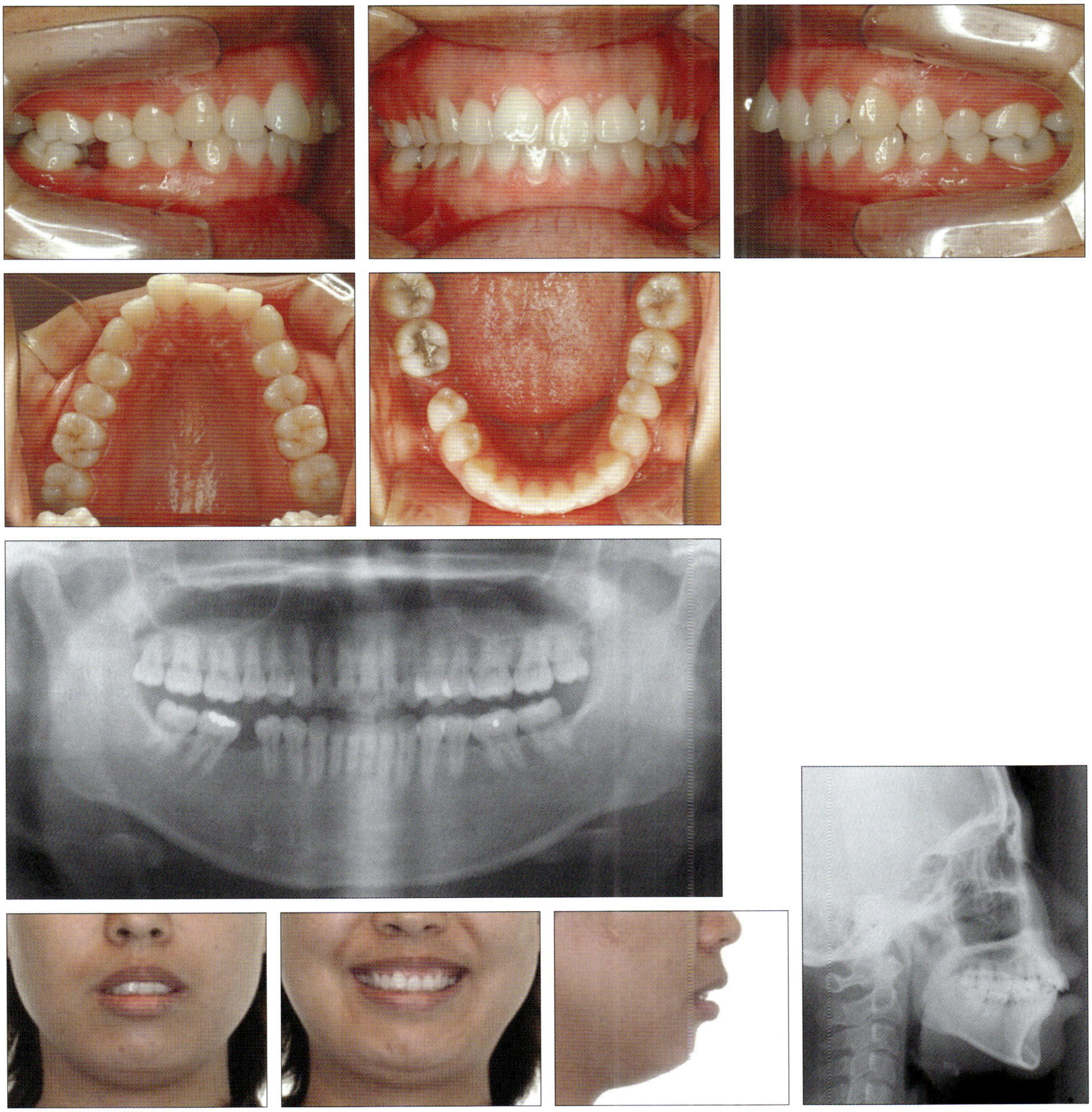

Fig. 2-26 초진; anterior crowding과 protrusion이 주소였다. #46 결손 부위는 구강내에서 보면 별로 커보이지 않으나 X-ray 에서 보면 root 사이의 거리가 상당히 멀다.

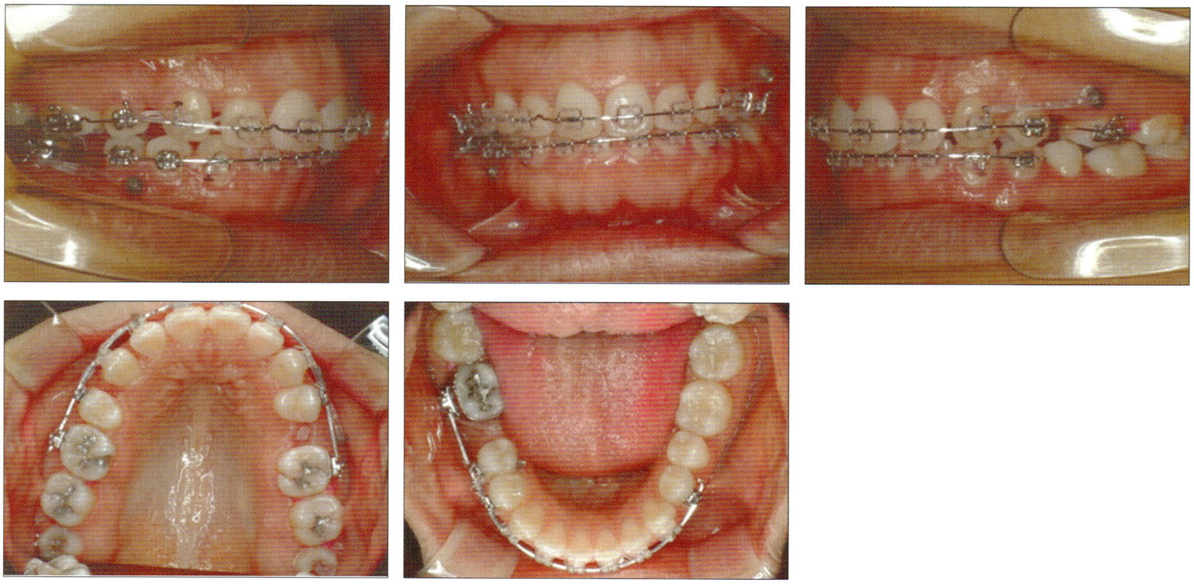

Fig. 2-27 상악은 양측 4번을 발치하였다. 상악 좌측에 screw를 식립하고 전치를 당기고 있으며 하악 우측에는 #47, 48번 치아의 loss를 위해 screw를 식립하였다.

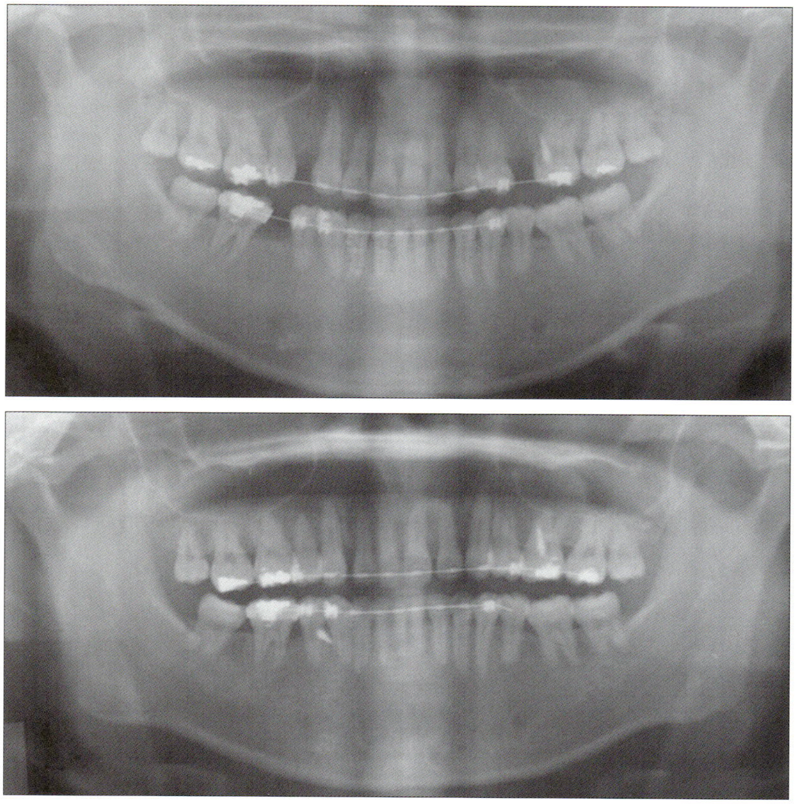

Fig. 2-28 Space closure와 동시에 root angulation control을 시행하고 있다.

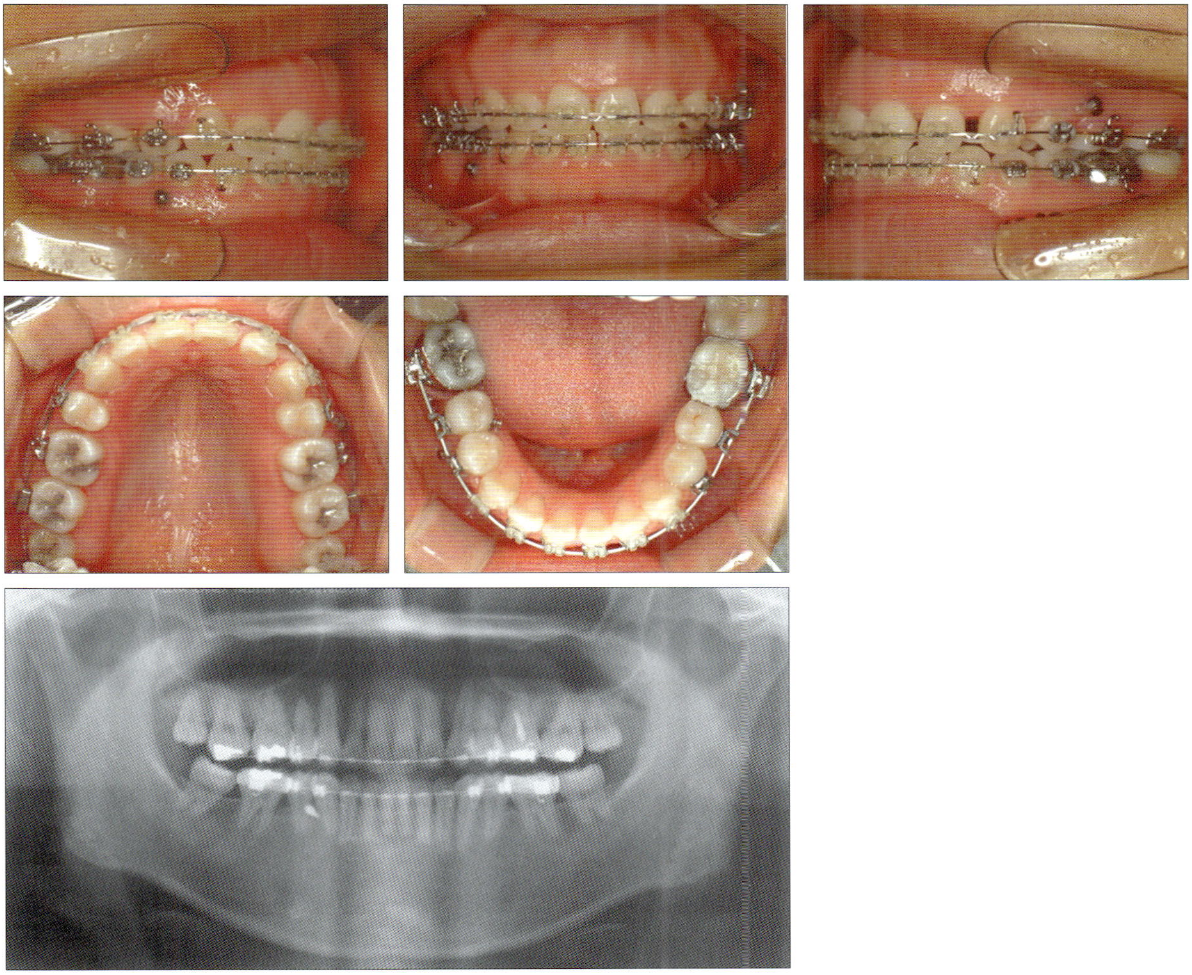

Fig. 2-29 molar Class II finish를 이루어 가는 모습.
아직은 root 조절이 더 필요한 상태이다.

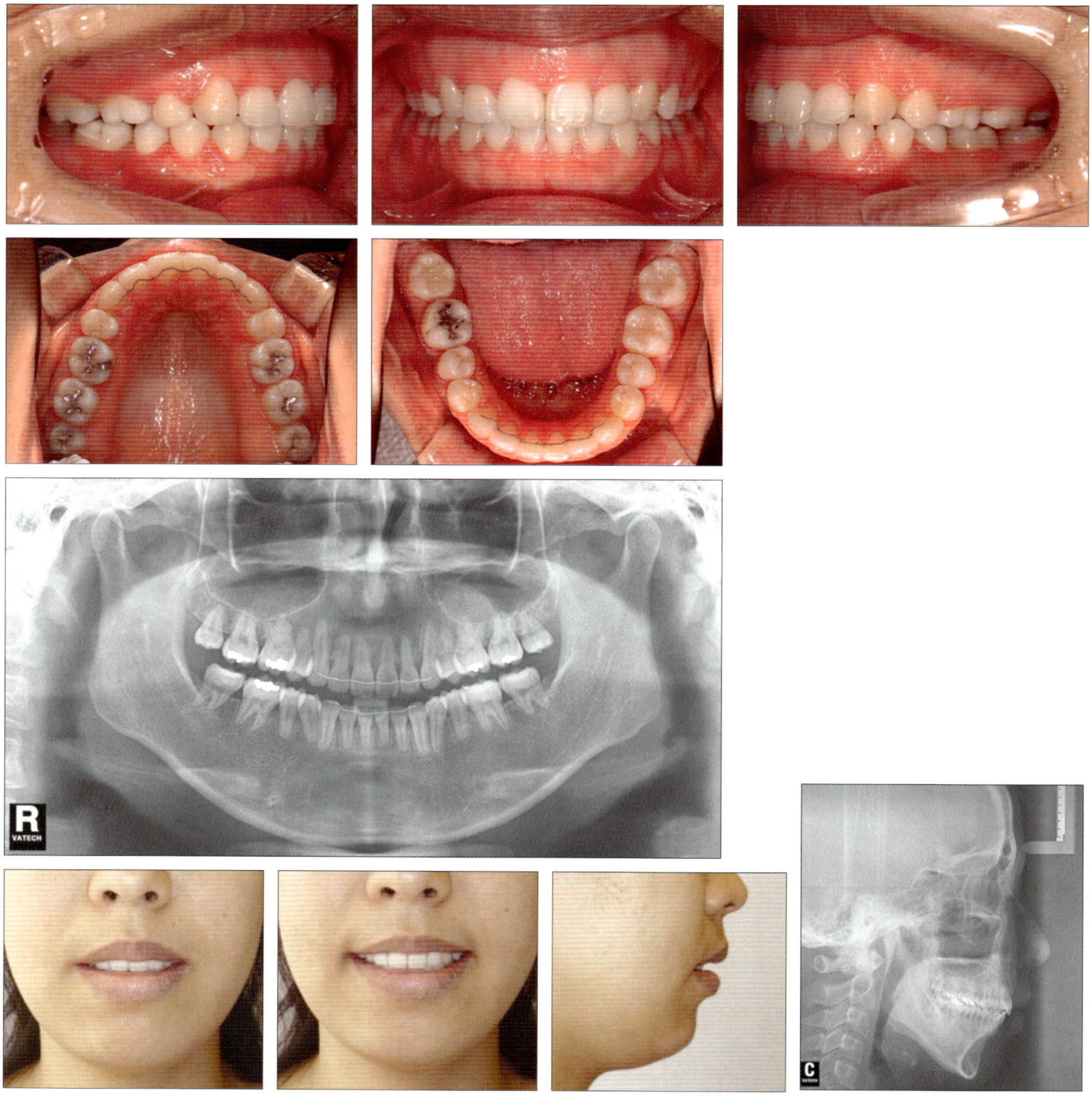

Fig. 2-30 Debonding; 양측 Class II molar relation을 보인다. Root parallel을 이루었고 lip protrusion도 개선되었다.

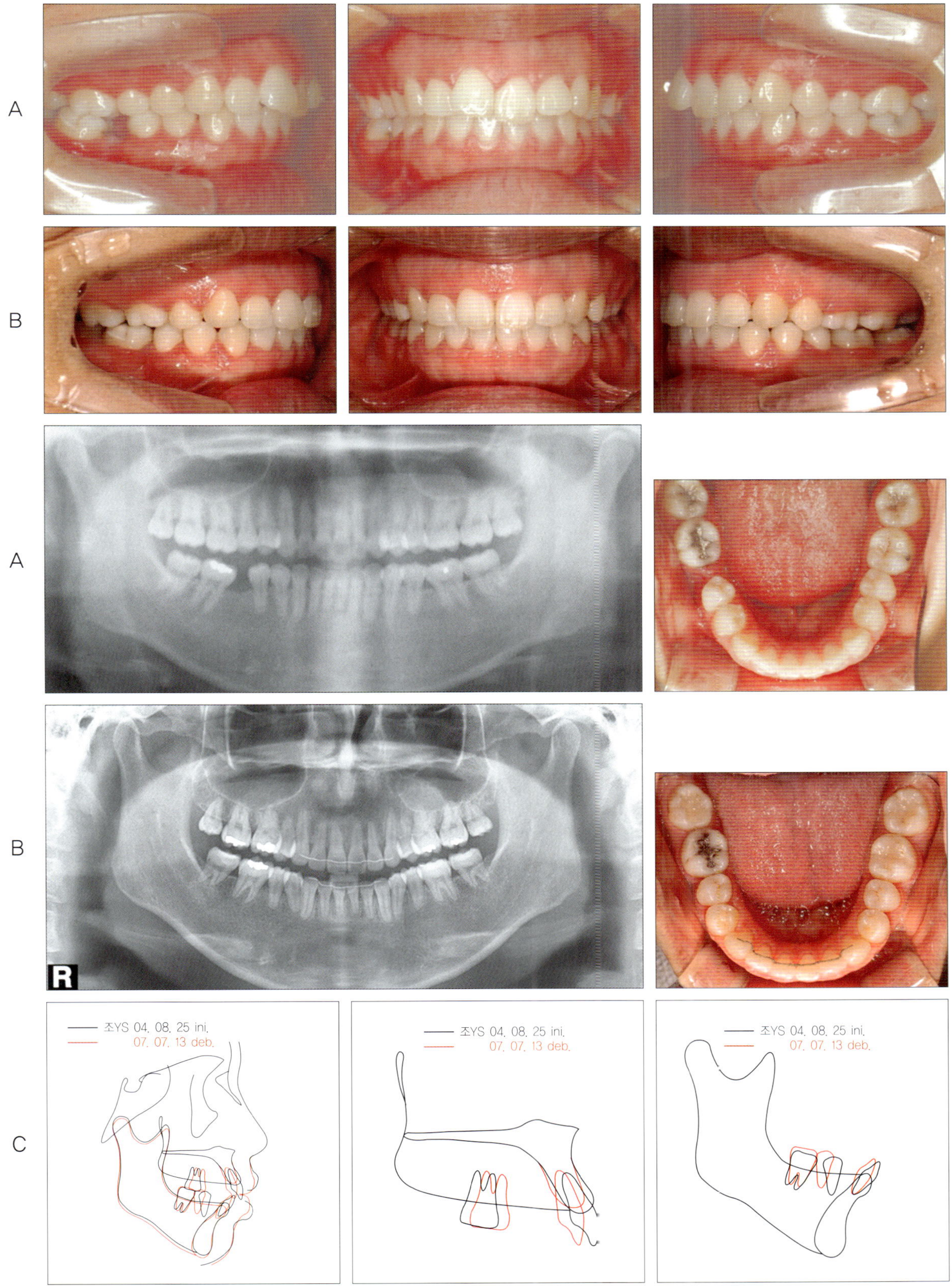

Fig. 2-31 Changes (A; initial B; Debonding C; Superimposition)
돌출되어 있던 전치가 retraction 되었다. 하악 우측의 결손 공간이 모두 폐쇄되었고 7번, 8번은 6번, 7번처럼 보인다.

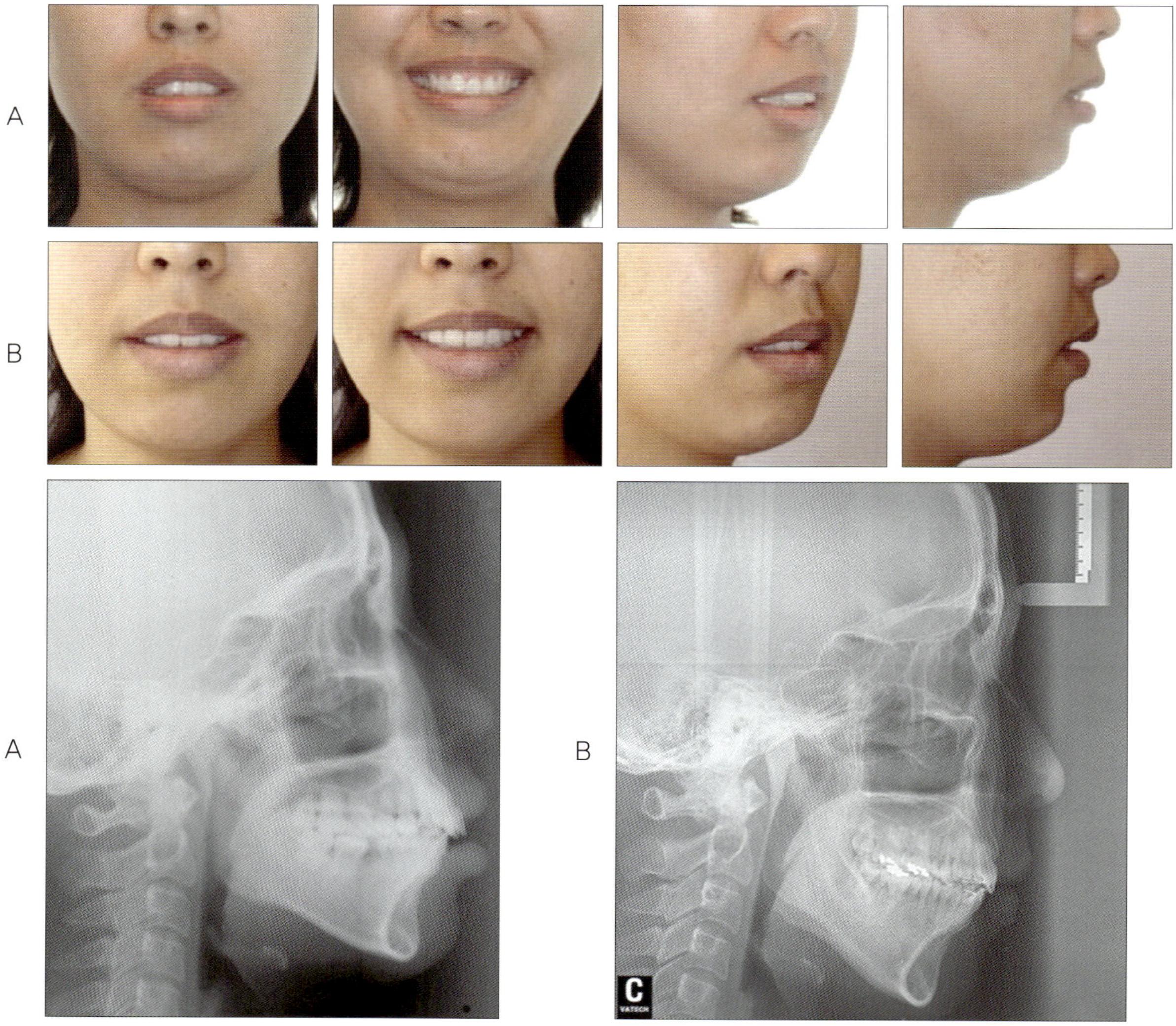

Fig. 2-32 Changes (A; Initial B; Debonding)
전치가 retraction 되어 lip protrusion이 개선되었다.
수술을 하지 않았기 때문에 초진 시 후퇴되어 있던 chin은 큰 변화가 없다. 이렇게 상악골 자체가 돌출된 경우 치아만 너무 넣는 것은 좋지 않다. 가장 좋은 방법은 수술일 것이나 수술을 원하지 않는 경우라면 전치 각도 및 위치의 적절한 조절이 필요하다.

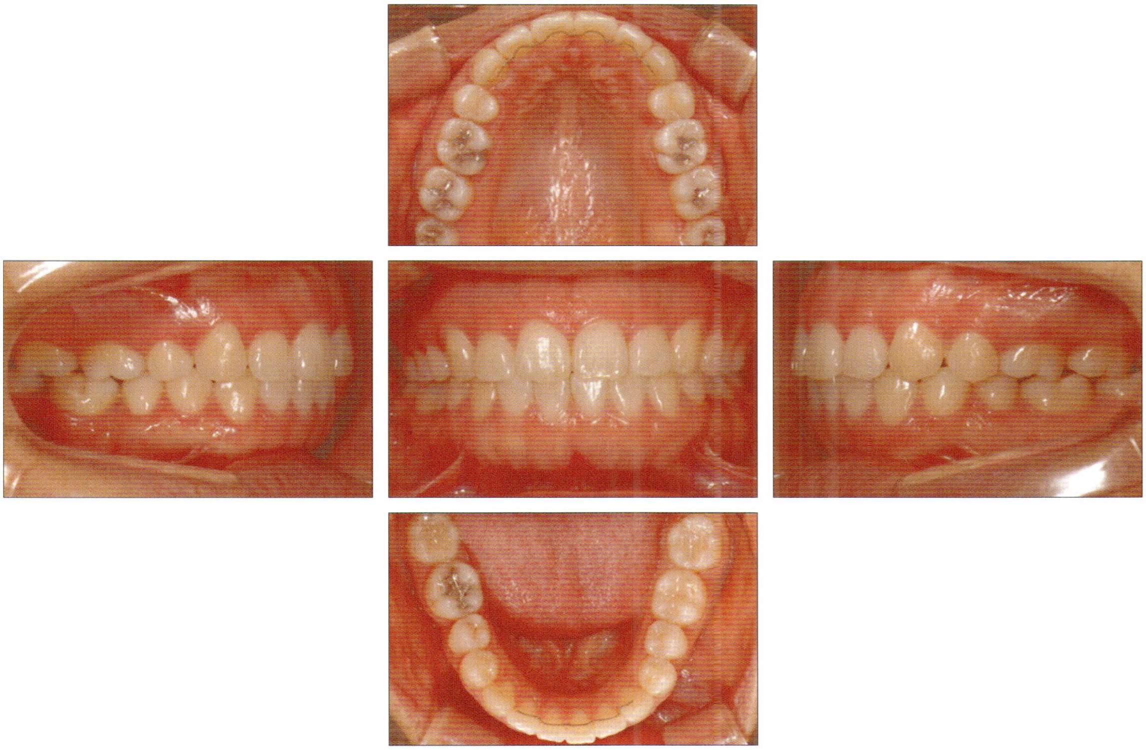

Fig. 2-33 2년 7개월 후의 f/u; 안정된 교합을 보인다. 임신 관계로 X-ray는 촬영하지 않았다.

증례-5

31세 9개월의 여자환자로 anterior protrusion을 주소로 내원하였다. 하악 양측 6번은 caries로 root rest 상태였다 (Fig. 2-34).

분석

Skeletal pattern은 상악은 돌출되어 있고 하악은 후퇴된 Class II였다 (ANB: 8 Wits:+7 mm). midline은 상 하악 모두 facial midline에 일치하였다. CO-CR discrepancy는 0.5mm 전방 편위가 있었으며 overjet 이 9mm로 상당히 큰 수치를 보였다. 전치 각도는 상 하악 전치 모두 labio version 된 양상을 보이고 있었다 (U1 to SN: 112°, U1 to FH: 116°, L1 to MP: 99°). 특징적인 것은 상악 양측 6번이 결손된 하악 6번 공간으로 정출되어 있었다는 것이다.

치료 계획

골격적인 개선을 원한다면 수술이 필요함을 설명하였으나 환자는 원하지 않았다. 따라서 교정만으로 상악 전치를 최대한 retraction 하기로 계획하였다.

일반적인 경우라면 상악은 상악 4번을 발치하고 maximum anchor를 유지하면서 전치를 최대한 retraction 시키고 하악은 비발치로 전치의 전후방적인 위치는 현 상태를 유지하는 정도로 하여 molar Class II relation을 만들면 되는 증례일 것이다. 하악 전치를 현재보다 더 뒤로 이동시킬 경우 overjet을 맞추기 위해 상악 전치가 그만큼 더 들어가야 하므로 이렇게 되면 상악 전치가 bone housing을 벗어나 무리한 이동이 발생하게 된다. 따라서 하악 6번 공간은 후방치아의 전방이동으로 폐쇄되어야만 한다.

치료

우선 정출된 상악 양측 6번을 intrusion 시켰다 (Fig. 2-35). 이 작업은 screw를 사용해도 무방하다. 이후 계획대로 발치를 시행하고 상악 고정원을 보강 한 후 전치를 retraction 하였고 하악은 screw를 사용하여 구치를 전방이동 시켰다 (Fig. 2-37). 치료 종료시점에서는 처음의 계획이 모두 달성되었고 하악 6번 공간도 폐쇄되었으며 전체 치아의 root parallelism을 이룰 수 있었다 (Fig. 2-39).

치료 전후의 중합을 보면 상악 구치의 전방 이동은 미약한 정도로 그쳤고 하악 6번 결손 부위는 순수하게 하악 7, 8번의 전방 이동으로 폐쇄되었다 (Fig. 2-41).

평가

환자가 하악 6번의 공간을 교정으로 메우고자 내원한 것은 아니었으나 어차피 교정을 하는 중이니 공간 폐쇄를 시도해보기로 하였다. 결국 이 환자는 교정을 하면서 동시에 임플란트 2개를 하지 않을 수 있었다. 최근 임플란트 비용이 많이 하락하고 있는 감은 있으나 이 환자의 경우 전체 교정 비용과 비교하면 그다지 큰 차이가 없는 것 같기도 하다.

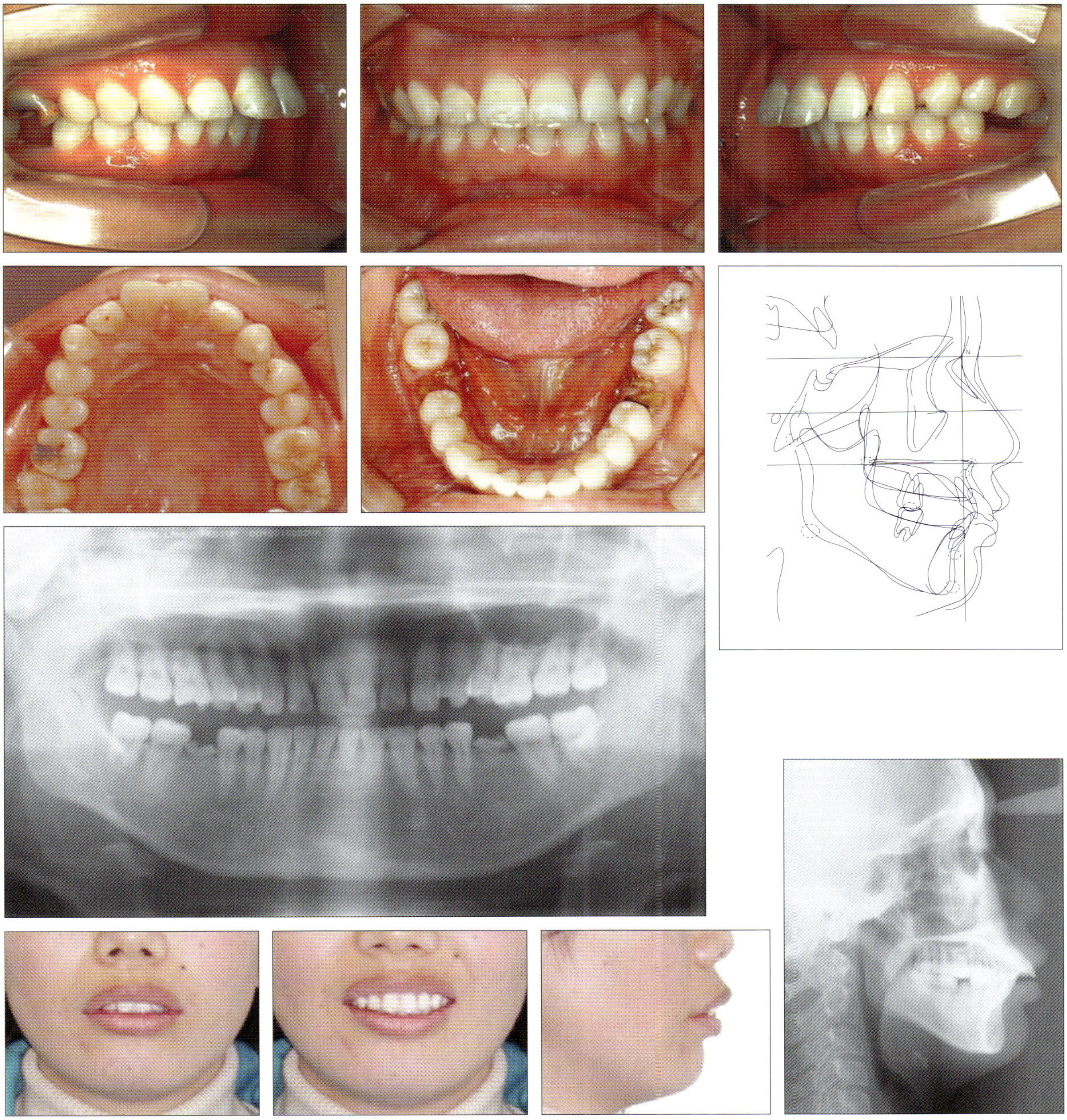

Fig. 2-34 초진; anterior crowding & protrusion을 주소로 내원하였다. 골격적으로는 Class II를 보이며 하악 양측 6번이 충치로 root rest 상태이다.

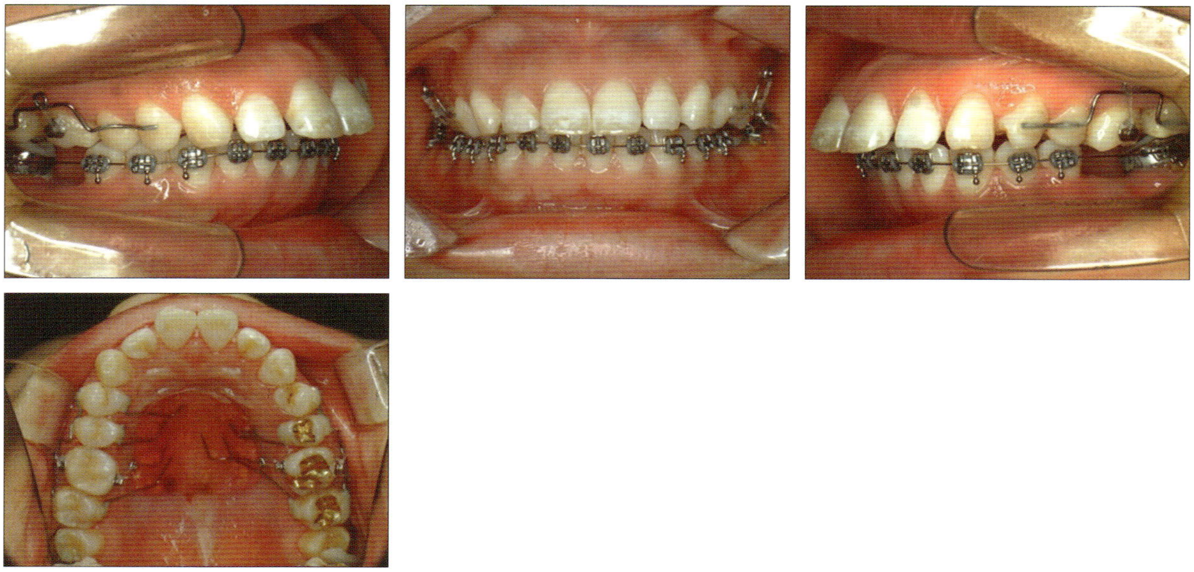

Fig. 2-35 상악 6번의 intrusion을 시행하고 있다. 정출된 상악 6번은 하악 결손 공간을 폐쇄시키는데 방해 요인으로 작용한다.

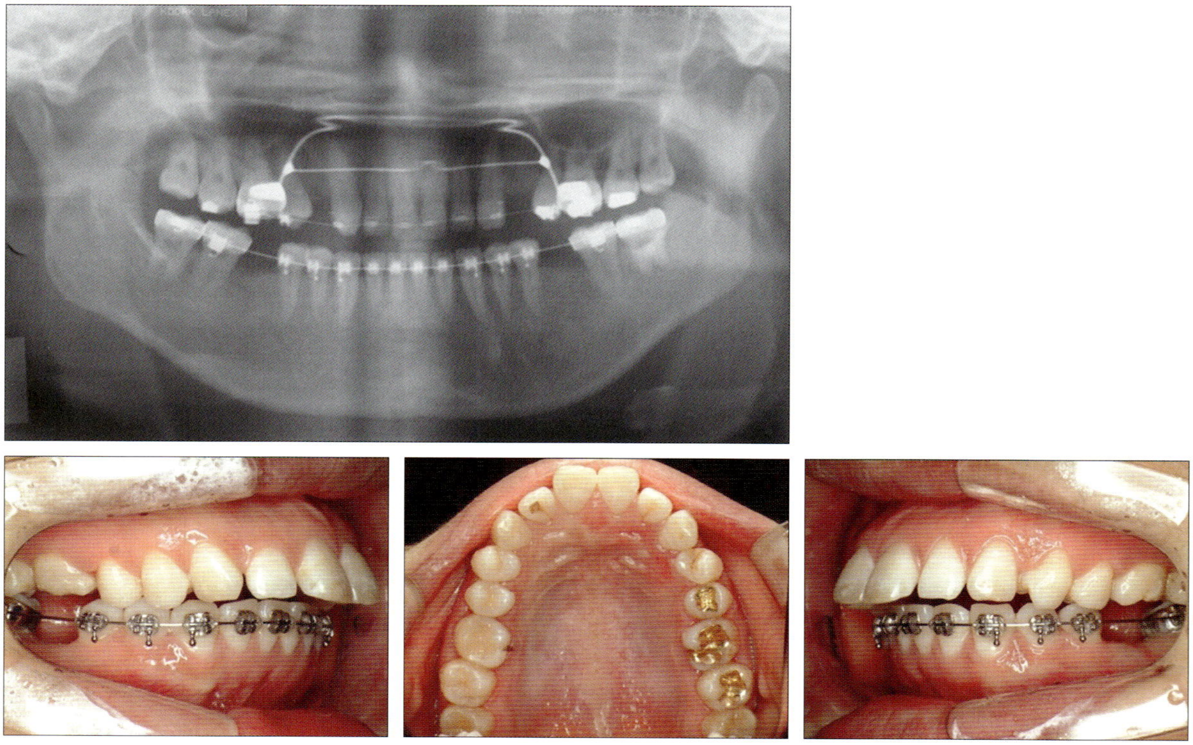

Fig. 2-36 상악 6번이 상당량 intrusion 되었다. 이 과정은 Screw를 사용해도 무방하다.

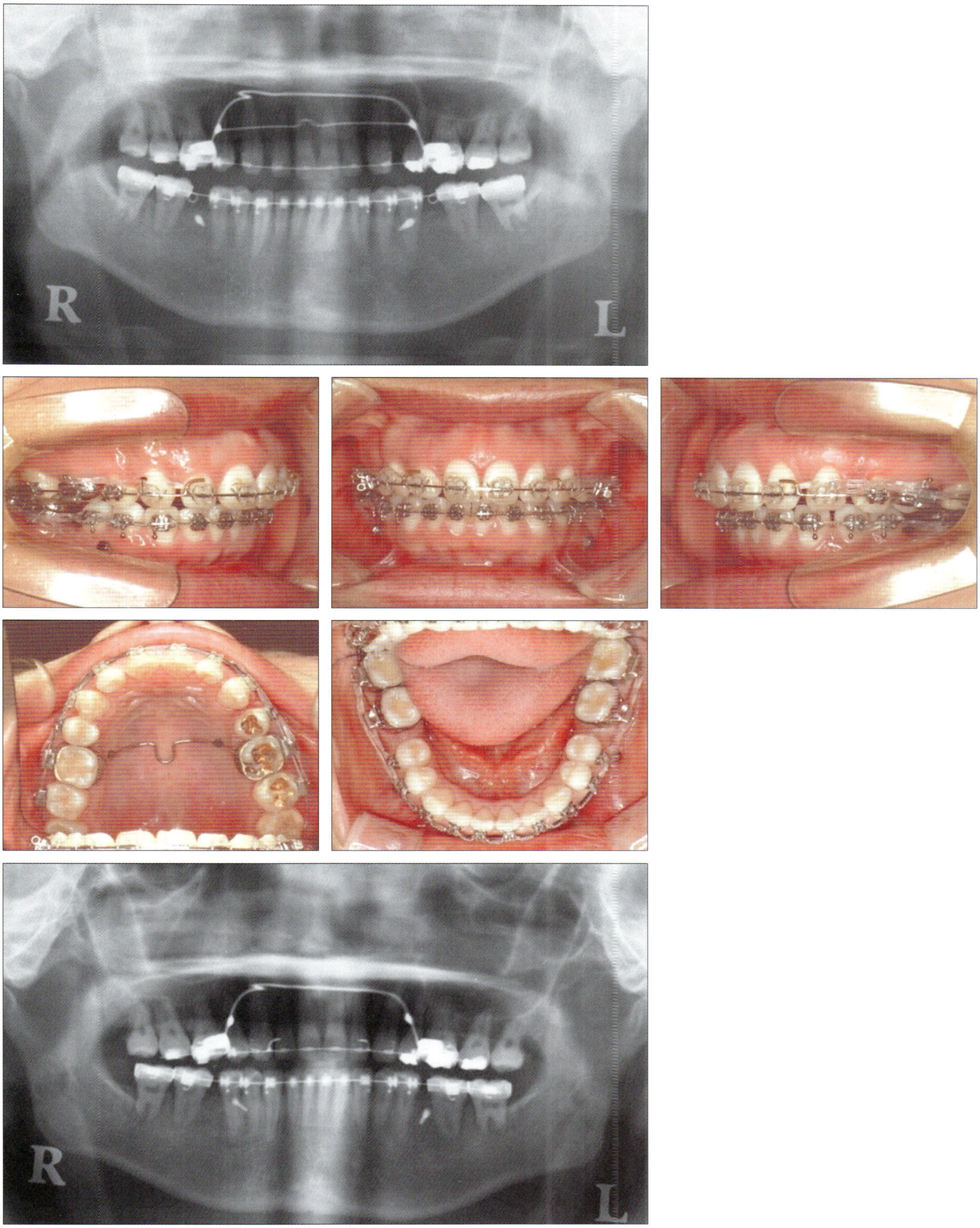

Fig. 2-37 상악은 양측 4번을 발치하고 maximum anchor로 전치를 retraction 하고 있다. 하악은 소구치 부위에 screw를 심어 7번 및 8번을 전방으로 당기고 있다. 결손된 6번 공간은 하악 7번 및 8번의 전방이동으로 폐쇄되고 있다. 구치의 치축을 조절하는 것이 중요하다.

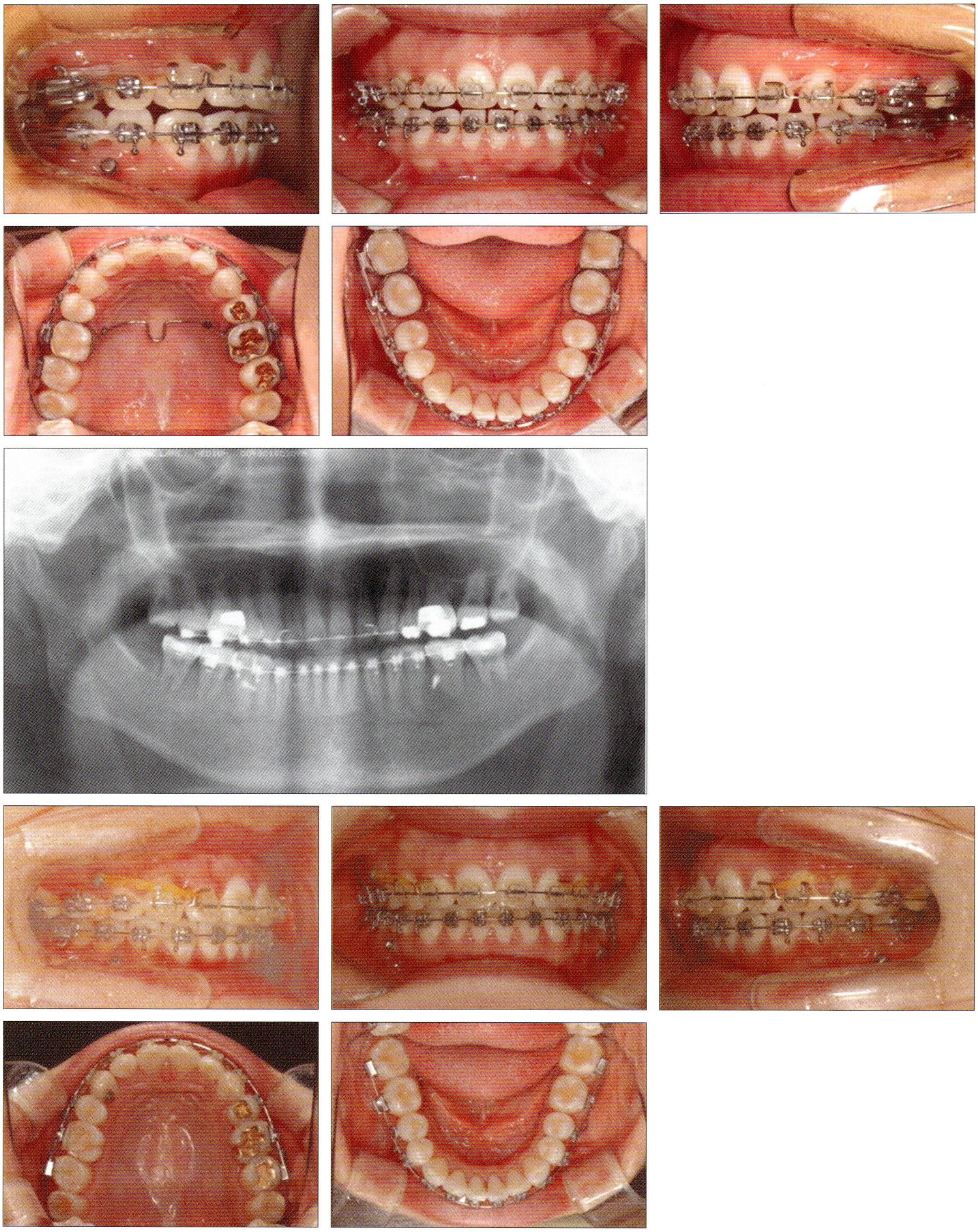

Fig. 2-38 finishing 단계. 상악 전치가 많이 retraction 되었다. panorama 상에서 치축이 잘 조절되고 있음을 알 수 있다.

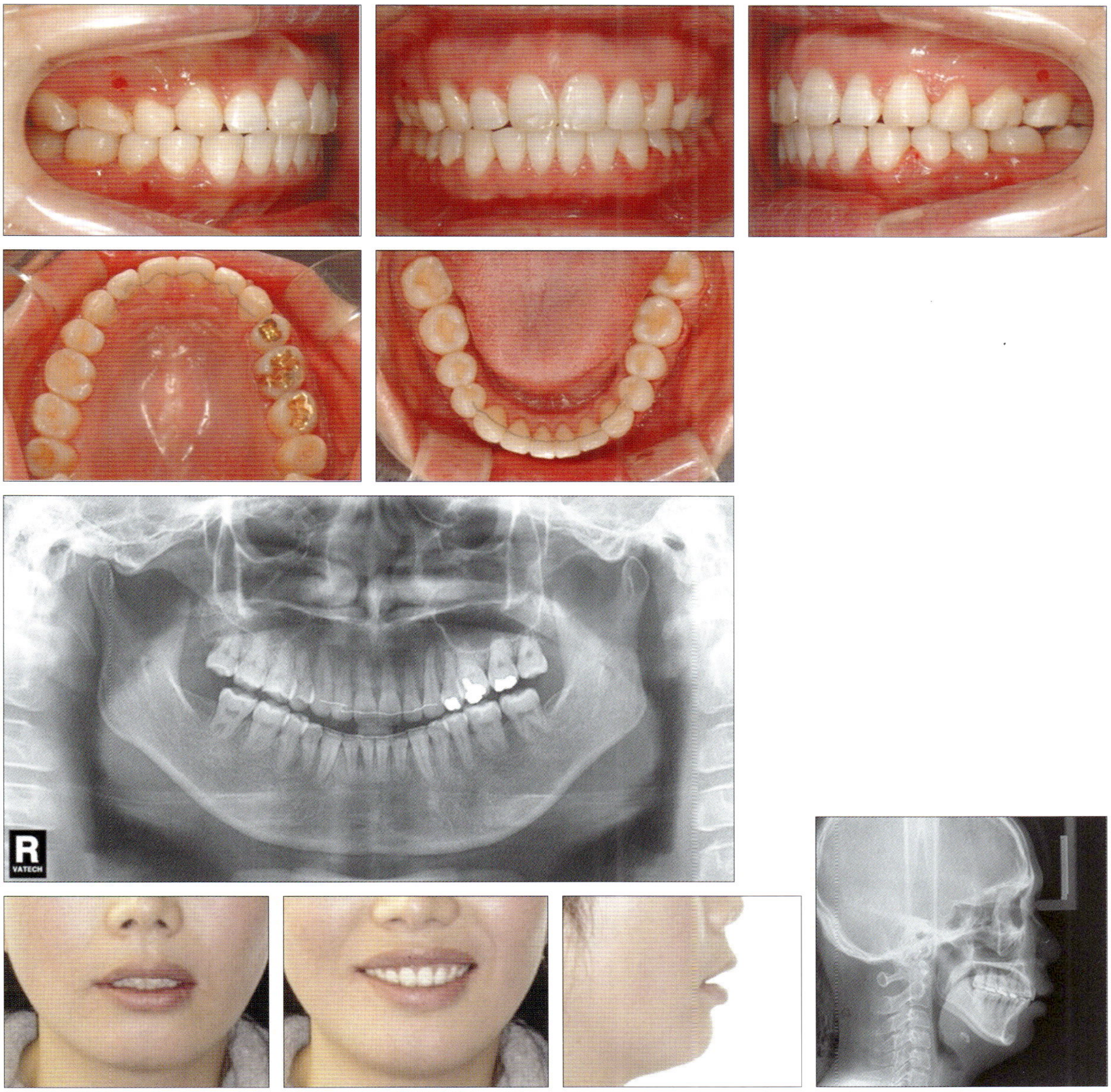

Fig. 2-39 Debonding; 양측 Class II molar relation을 보인다.

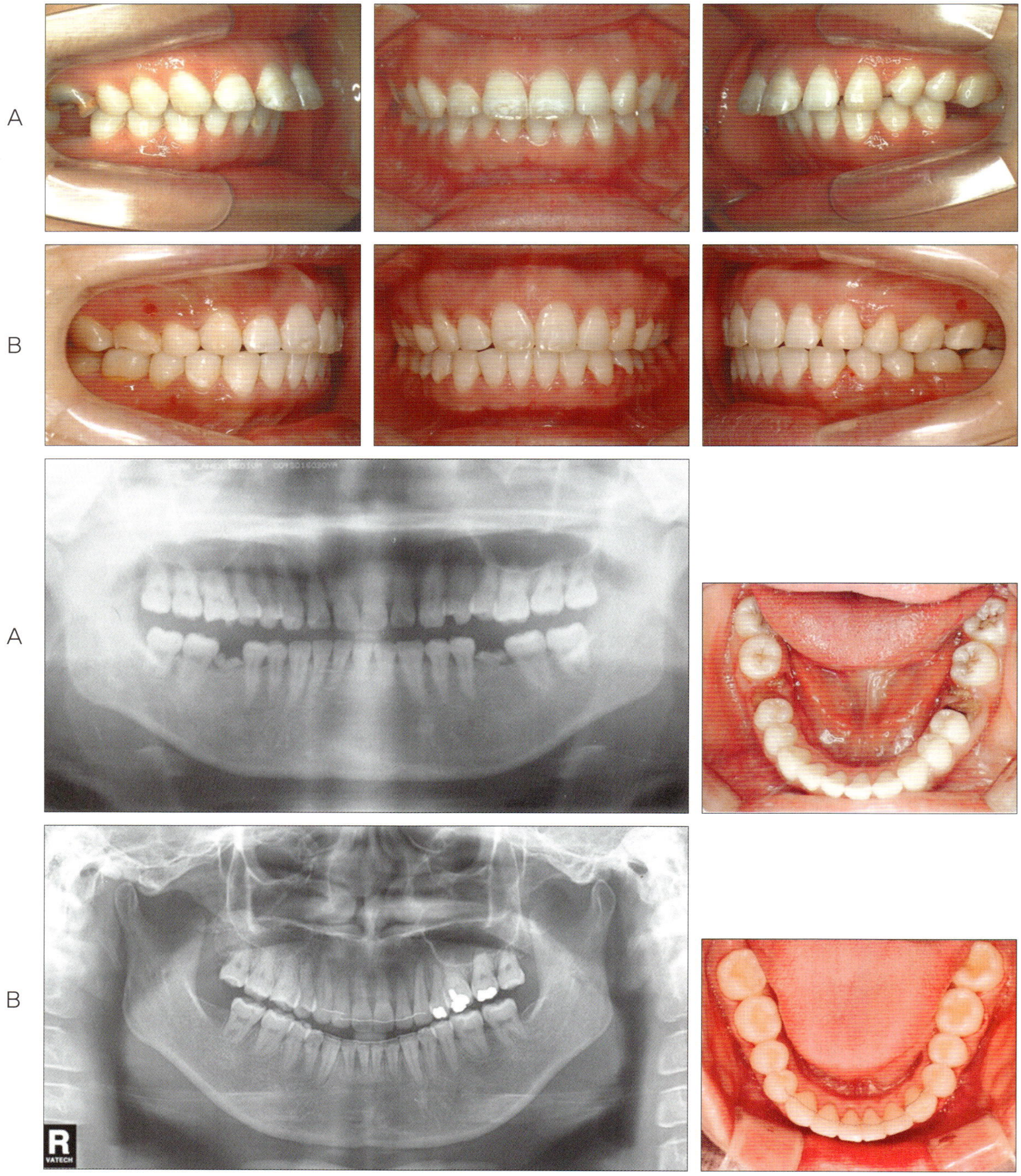

Fig. 2-40 Changes (A; initial B; Debonding)
Crowding이 해소됨과 동시에 돌출되어 있던 전치가 retraction 되었다. 7번, 8번이 6번, 7번처럼 보인다.

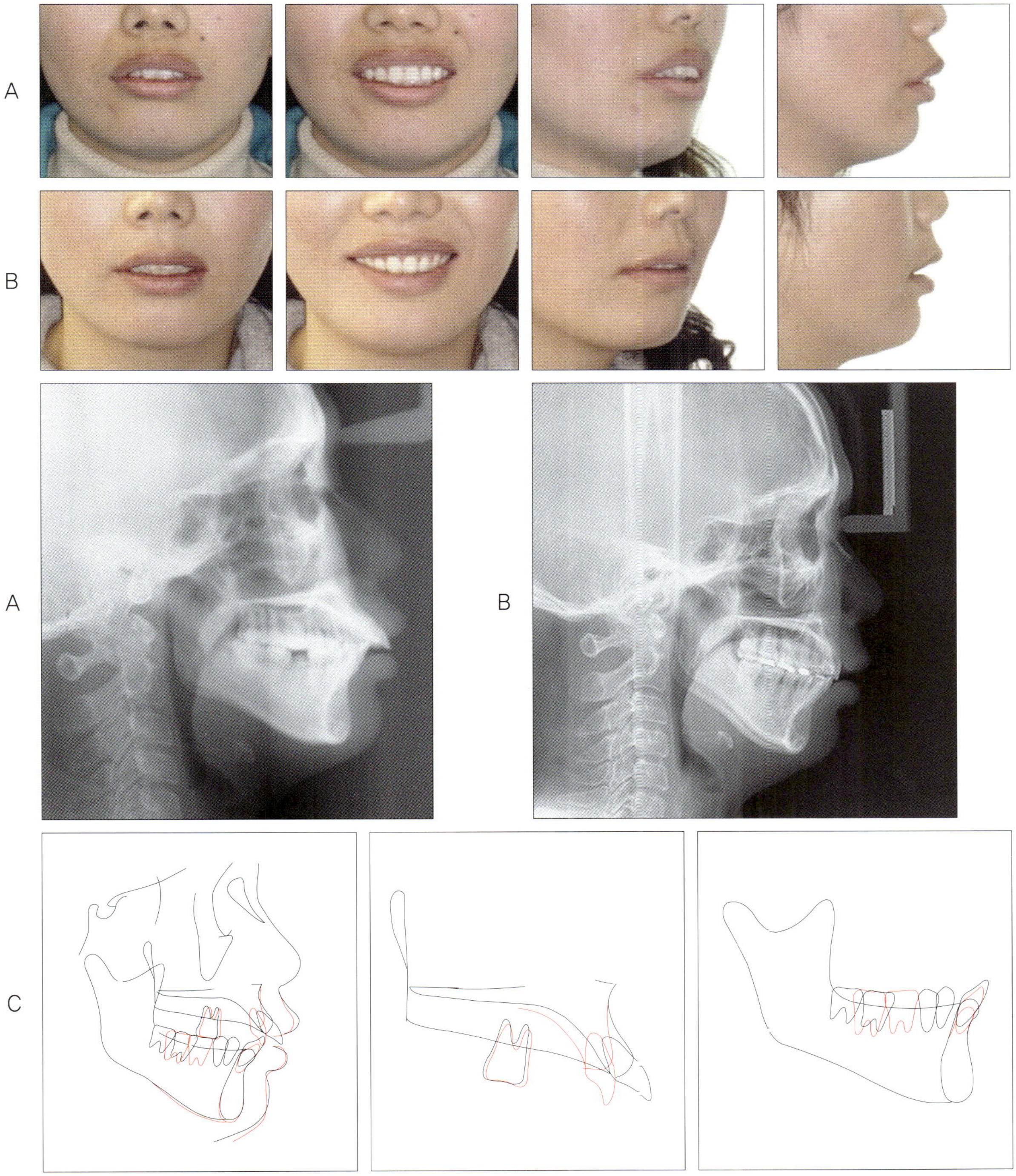

Fig. 2-41 Changes (A; initial B; Debonding Debonding C; Superimposition)
전치가 retraction 되어 lip protrusion이 개선되었다. 항상 그러하지만 전치를 너무 당기는 것은 반대하는 편이다.
수술을 하지 않았기 때문에 돌출된 chin은 큰 변화가 없다.

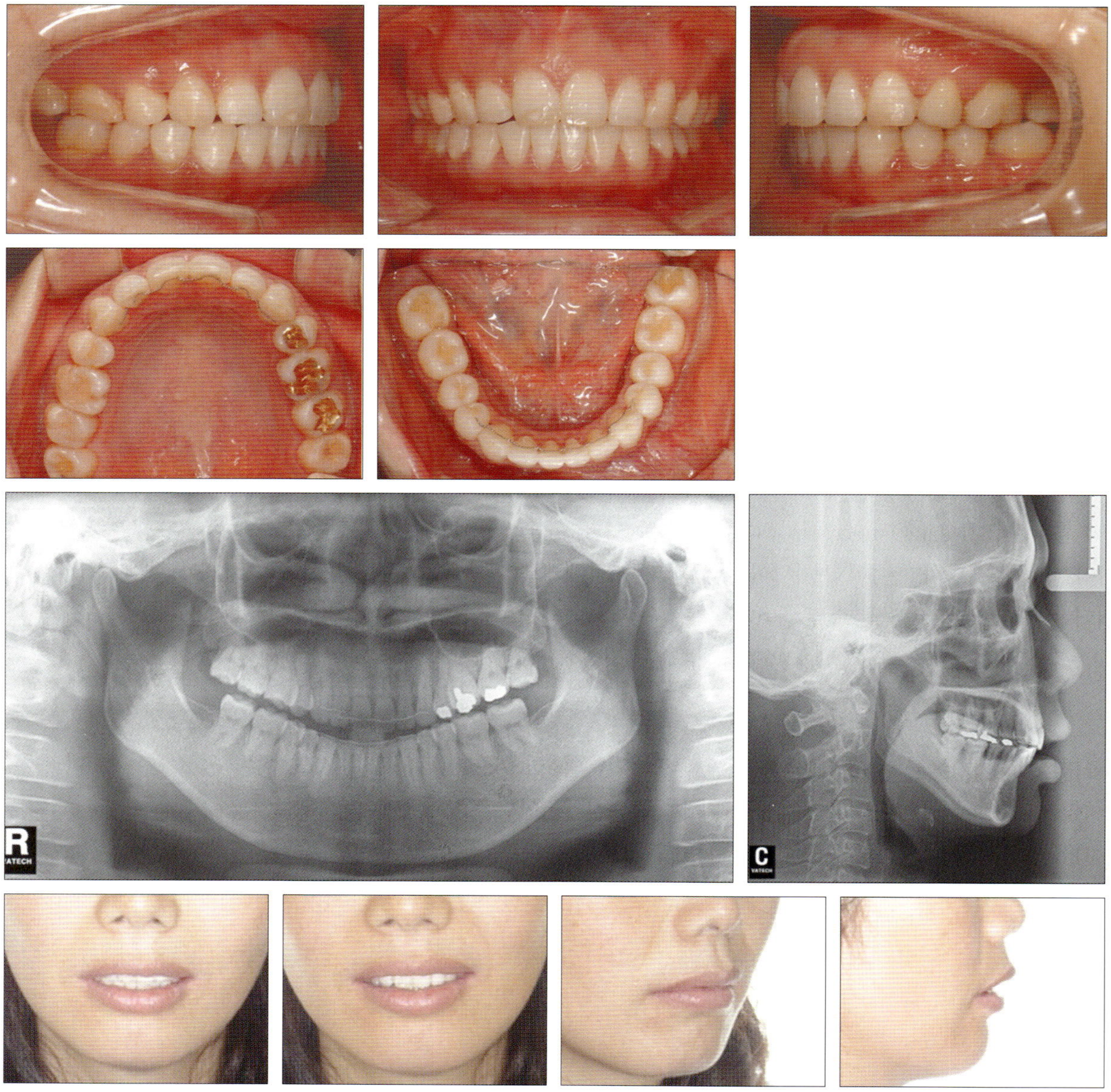

Fig. 2-42 9개월 후의 f/u; 안정된 교합을 보인다.

3. 고 찰

이 장에서 소개된 증례 중 증례-1, 2, 3, 4는 Reciprocal traction (Fig. 2-1 A) 에 해당된다. 결손 공간을 전방부의 소구치 및 견치가 뒤로 상당 부분 (crowding 및 protrusion이 해결될 만큼) 와주고 나머지 남는 부분만 후방부의 치아가 전방 이동되면 된다. 어느 쪽이 얼마나 이동하느냐 하는 정도는 증례에 따라 차이가 있겠지만 어쨌든 개개 치아의 이동거리는 짧아지기 때문에 그에 따른 문제점도 적은 편이어서 치료가 비교적 용이한 편이다.

치료가 쉽다는 것 즉 많은 사람들이 할 수 있는 치료라는 것은 어떤 의미에서 보면 더 중요하고 가치있다고 볼 수도 있다. 만일 그 술식이 너무 어려워 매우 한정된 사람만이 시술할 수 있고 성공율이 낮다면 그 치료는 보편화 될 수 없고 그 혜택을 보는 환자들도 많을 수가 없다.

증례-5는 후방치의 Pure protraction (Fig. 2-1 B) 에 해당한다. 치아 이동 거리가 길면 길수록 그에 따른 tipping, rotation, arch의 변화 등의 부작용은 많아지고 시간도 오래 걸리므로 증례-5가 가장 어려웠었다고 볼 수 있다.

이렇게 어떤 경우엔 그다지 어렵지 않은 교정으로 해결될 수 있는 환자가 교정을 하기 전에 crown을 제작하던지 혹은 Implant or Bridge 시술을 하고 나서 그 후에 교정을 할 생각이 들었다면 어떤 현상이 벌어질까?

치료 계획의 차이 (소구치 발치 Vs 6 번 발치) 뿐 아니라 치료 순서가 바뀌는 것 (고정 Vs 보철, 임플란트) 이 가져오는 결과의 차이는 실로 엄청나다고 할 수 있을 것이다.

Chapter 3

상악 6번 결손시 7, 8번의 교정적 대치

1. 결손 공간의 폐쇄방식
2. 증례-1
   증례-2
   증례-3

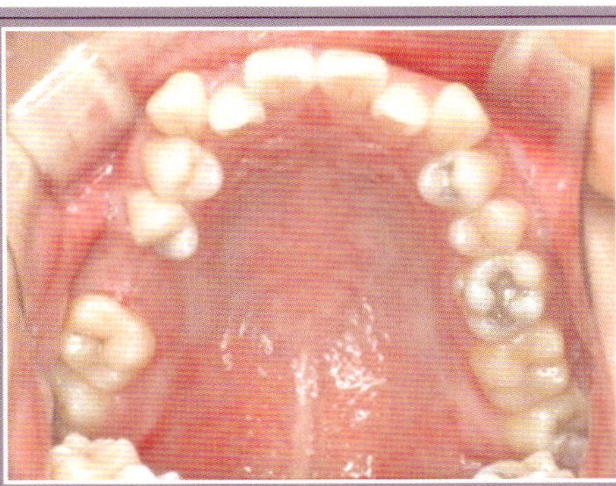

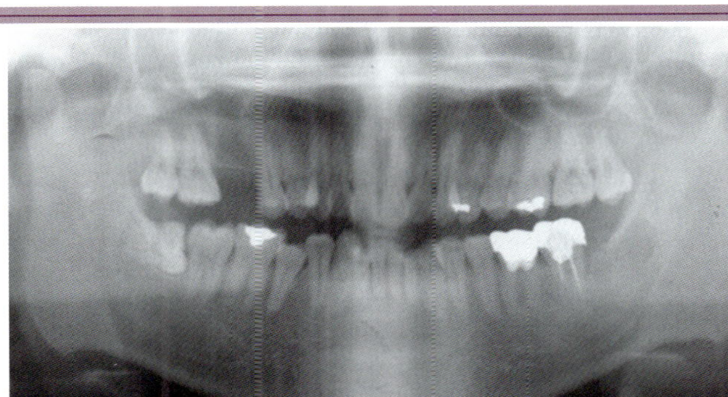

Chapter 3

상악 6번 결손시 7, 8번의 교정적 대치

1. 결손 공간의 폐쇄 방식

하악의 경우와 마찬가지로 상악 6번 결손 공간도 다음에 의해 폐쇄된다.

1) 전방부 치아의 Pure retraction; 전치부에 crowding이나 protrusion이 심하게 있을 때라면 가능하지만 실제로는 많지 않다.
2) Reciprocal traction; 많은 경우가 이에 해당된다 (Fig 3-1 A)
3) 후방부 치아의 Pure protraction; 순수하게 후방 치아의 전방이동으로 폐쇄되는 경우로 6번이 손상 받지 않은 상태에서 교정을 한다면 비발치 증례에 해당된다. 사랑니로 이 공간을 메워야 하므로 사랑니가 없으면 불가능하고 또한 Screw의 사용이 절대적으로 필요하다 (Fig 3-1 B). 후방 치아의 이동거리가 가장 길어지므로 난이도가 가장 높다.

이 장에서 소개할 3증례 중 증례-1, 2는 Reciprocal traction에 해당하고 증례-3은 후방치의 Pure protraction에 해당한다. 증례 3은 처음에 implant를 계획했다가 중간에 계획을 바꾸어 공간을 모두 메우면서 사랑니를 당겨 대체하였다.

A

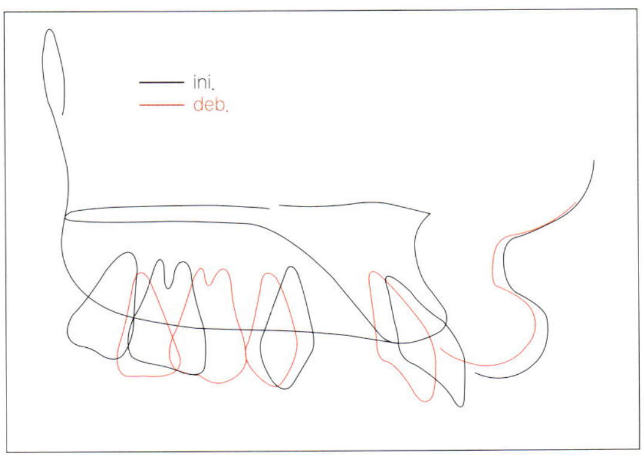

B

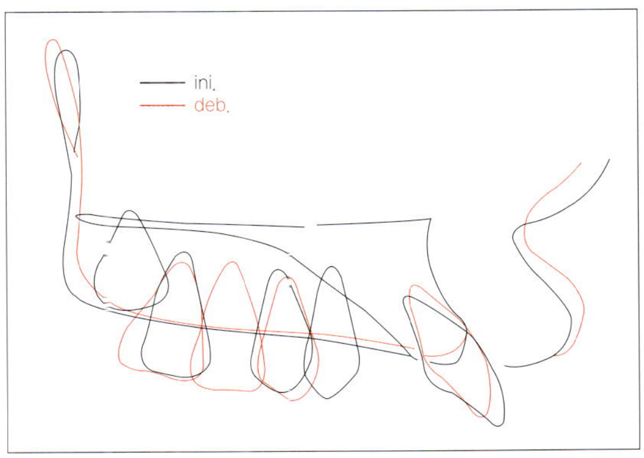

Fig. 3-1 A; reciprocal traction B; 7, 8번의 pure protraction

2. 증례-1

21세 여자환자로 anterior crowding & protrusion을 주소로 내원하였다 (Fig. 3-2). #26의 상태가 좋지 않았다.

분석

profile 상으로나 cephalo 계측 상으로나 Skeletal Class Ⅰ, anterior protrusion으로 진단하였다 (ANB: 4. 5, Wits: -1mm). midline은 상악이 0.5mm 우측으로 편위되어 있었고 하악은 1.5mm 좌측으로 편위되어 있었다. CO-CR discrepancy는 1mm 전방 편위가 있었으며 전치 각도는 상악 전치는 정상범위에 있었고 하악 전치는 약간 labio version 된 모습이었다 (U1 to SN: 109°, U1 to FH: 109°, L1 to MP: 96°).

치료 계획

#26번 치아 crown 하방으로 margin이 좋지 않아 secondary caries가 발생하였고 근관 치료가 불완전하였다 (Fig. 3-2). 교정만을 목적으로 건전한 소구치를 발치한다는 것은 안타까운 일이다. 이런 경우 이런 불완전한 치아를 발치하는 것을 원칙으로 하고 있다. 물론 7번 및 8번의 상태를 check 하는 것은 우선적으로 이루어져야 할 일이다.

치료

상악은 #14, #26, 하악은 양측 5번 치아를 발치하고 screw는 상악 우측에 1개만 식립하고 자연스럽게 공간을 폐쇄하여 전치부의 crowding 및 protrusion을 개선시켰다. #27 치아는 교정 치료 도중 새롭게 근관치료를 하였고 crown이 제작되었다 (Fig. 3-3,4). 파노라마 사진은 #27, 28번의 움직임을 보여주며 치료가 완료된 시점에서는 #27, 28 치아가 상당량 전방 이동되어 공간이 모두 폐쇄되었고 전체 치아의 root parallelism이 이루어졌다 (Fig. 3-6).

평가

모델을 보면 좋은 구치부 교합을 볼 수 있으나 좌측은 상악 7번이 교합되지 않는 모습을 보인다. 이것은 molar Class III finish를 하는 경우 하악 8번이 필요하나 초진 시 8번이 존재하지 않았기 때문인데 만일 지금 다시 치료를 한다면 하악을 소구치를 발치하지 않고 비발치로 en mass distal movement를 시행하여 상악 구치와의 대합을 이루도록 할 것이다 (Fig. 3-6).

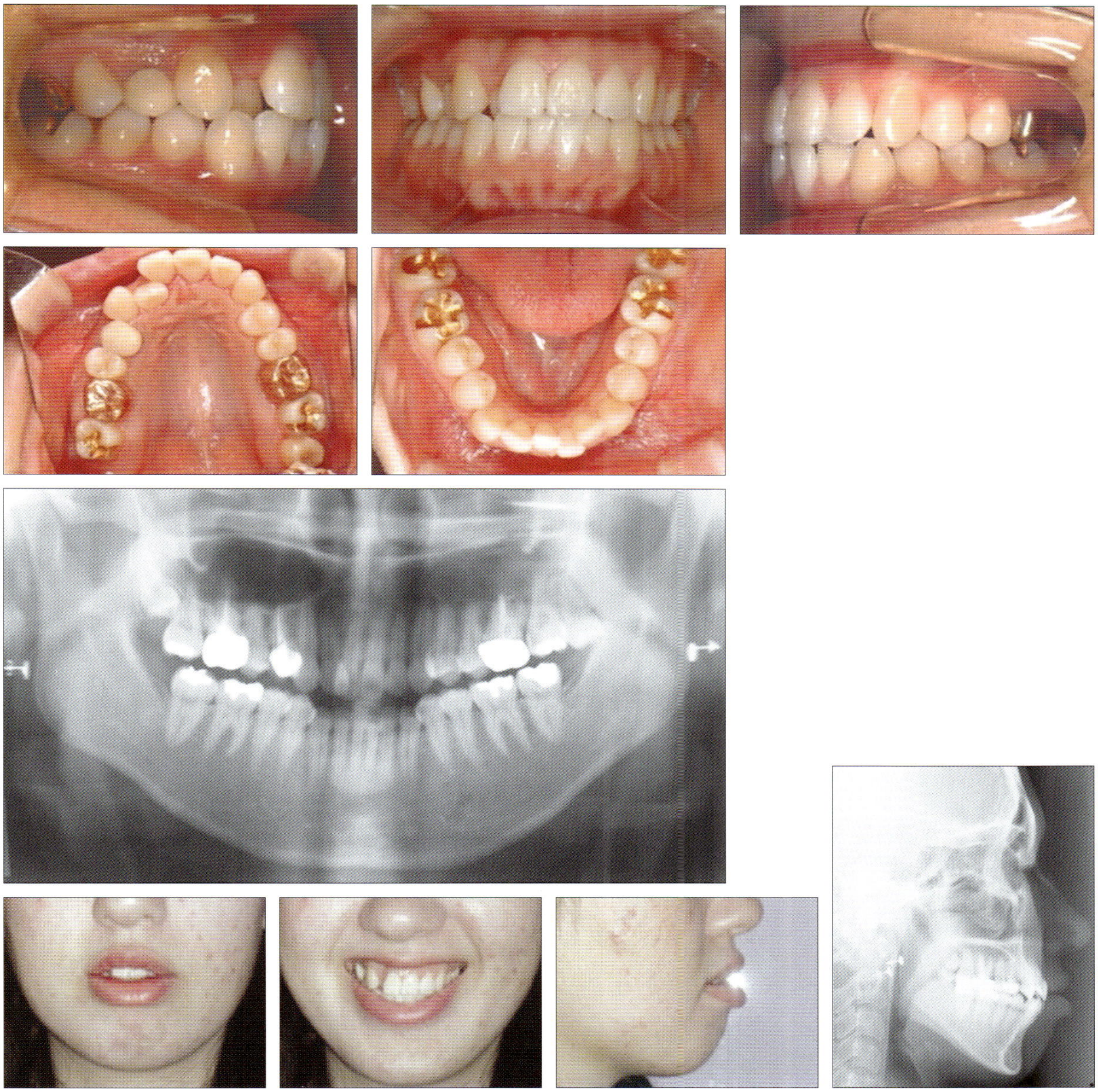

Fig. 3-2 초진; 전치부에 crowding이 있고 #26번 치아의 crown 밑으로 seccndary caries가 보이고 근관 치료가 불완전하다. 따라서 이 쪽은 4번 대신 6번을 발치하기로 하였다.

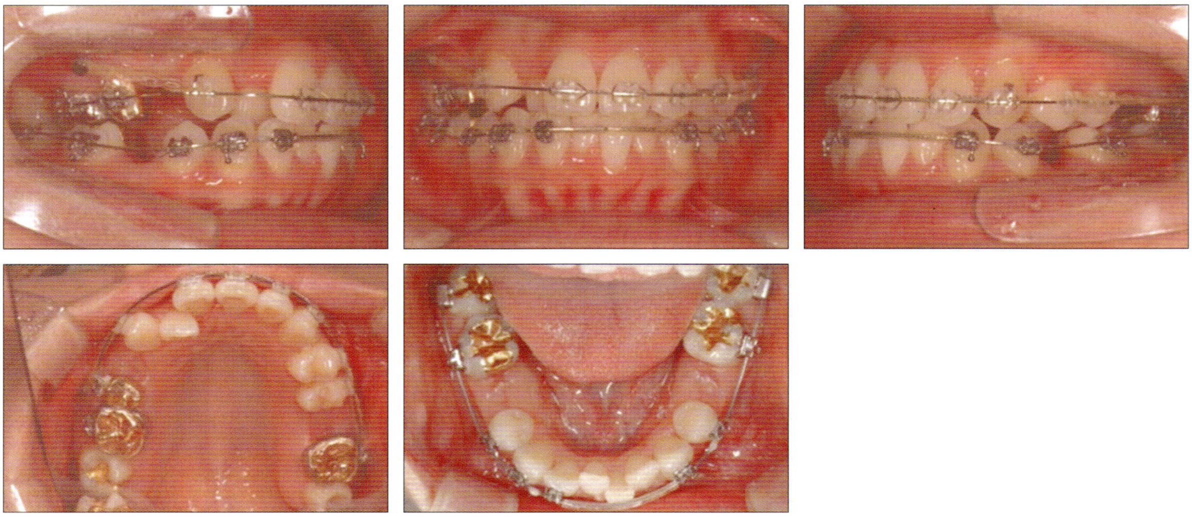

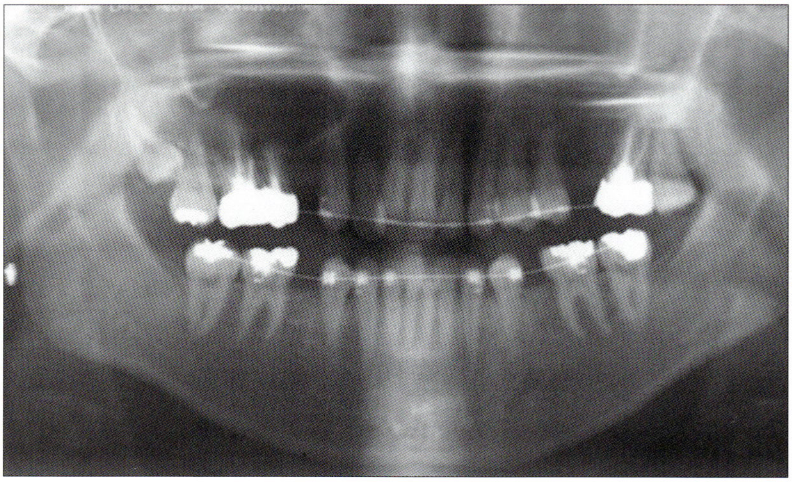

Fig. 3-3 #26번 및 기타 소구치를 발치하였다. #27 치아는 교정 치료 도중 새롭게 근관 치료를 하였고 crown이 제작되었다. #26번의 발치 공간은 전방 치아의 후방이동 및 7, 8번의 전방이동으로 폐쇄되어야 한다.

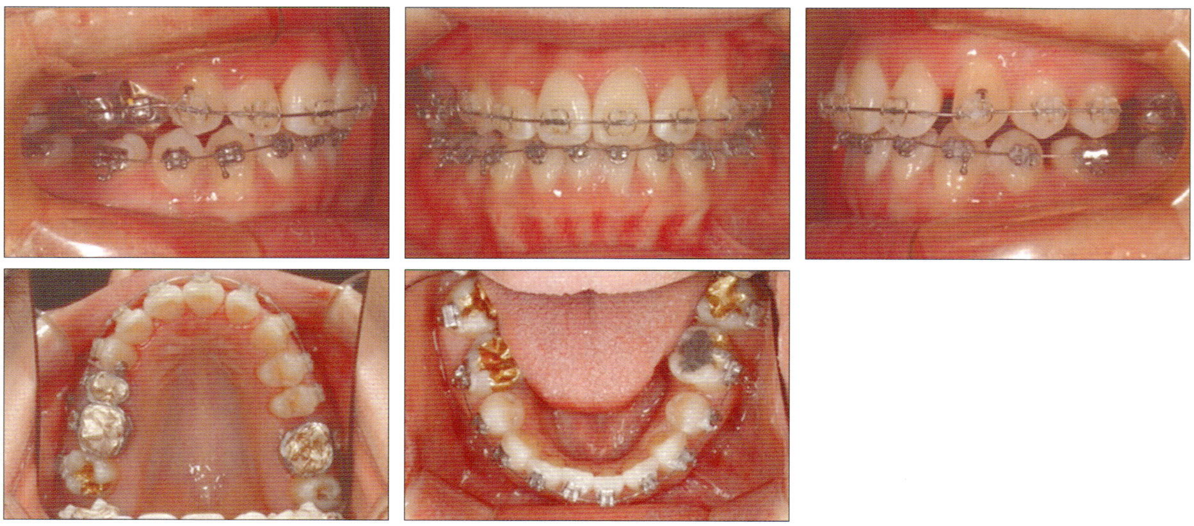

Fig. 3-4 발치 공간이 많이 폐쇄되면서 전치가 들어가는 모습을 보인다. 발치 교정의 특성상 전치부 bite가 깊어지는 모습을 보인다.

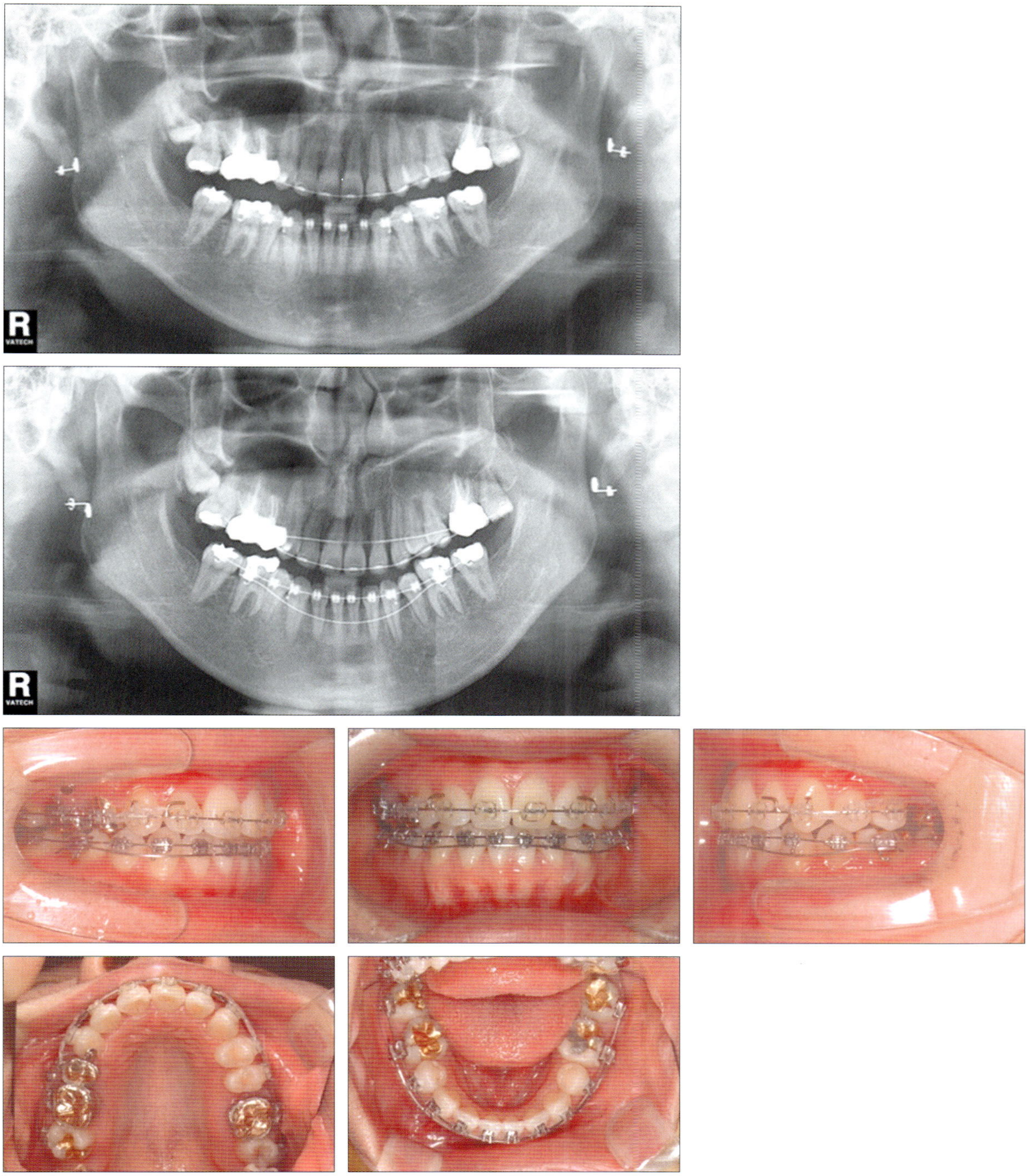

Fig. 3-5 공간 폐쇄가 더 진행된 모습. 초기에는 #26이 tilting 되었으나 중간에 bracket을 재 부착함으로써 치축이 바로잡히게 되었다.

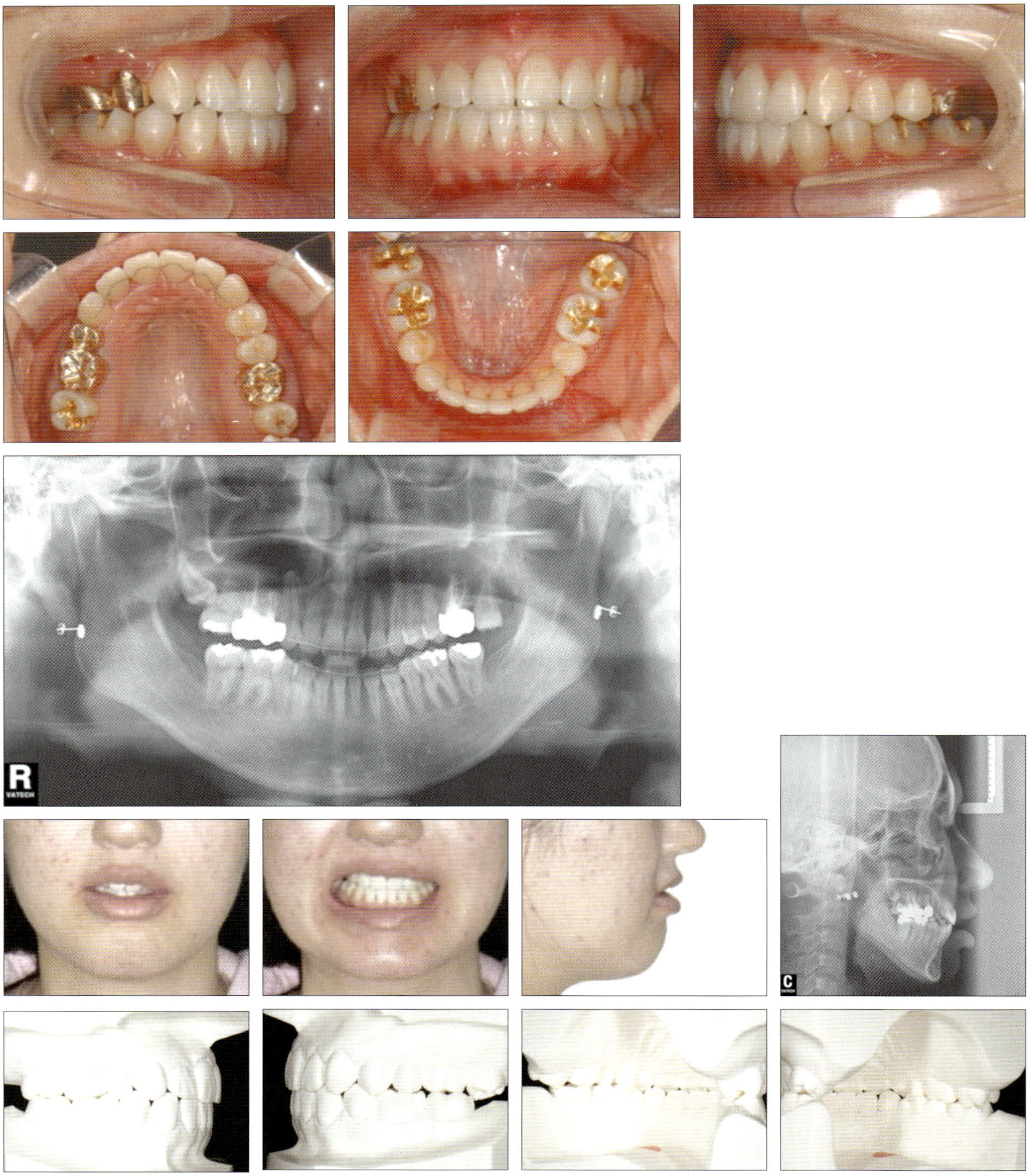

Fig. 3-6 Debonding; 발치 공간이 모두 폐쇄되었다. #27, 28 치아는 상당량 전방 이동되었다. 모델은 양호한 구치부 교합을 보여준다. 다만 좌측은 상악 7번이 교합되지 않는 모습을 보이고 있는데 이것은 molar class III finish를 하는 경우 하악 8번이 필요하나 초진 시 8번이 존재하지 않았기 때문이다. 지금이라면 하악을 비발치로 하고 전체 구치를 원심이동 시켰을 것이다.

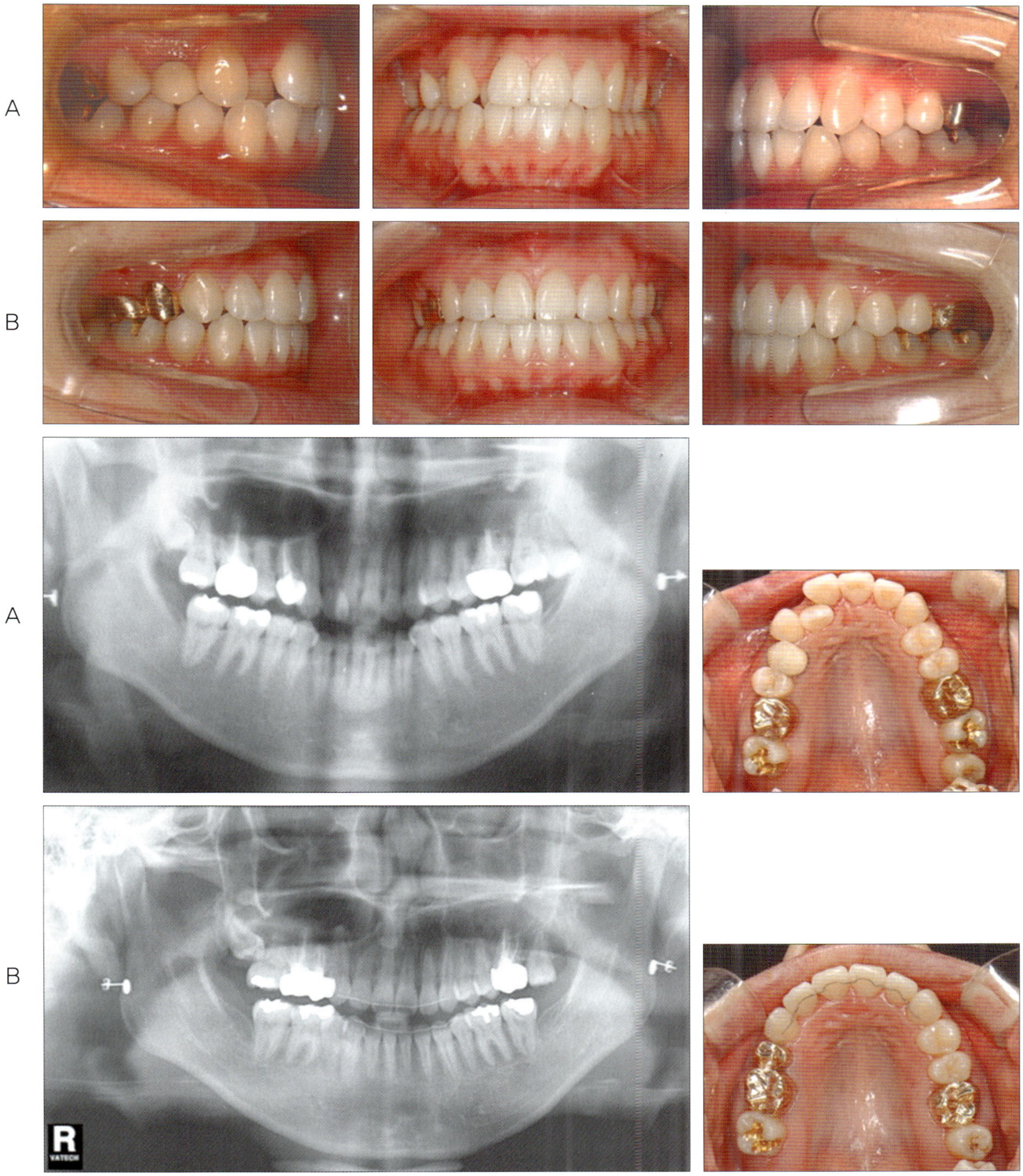

Fig. 3-7 Changes (A; initial B; Debonding)
Crowding이 해소됨과 동시에 돌출되어 있던 전치가 retraction 되었다. 치료 후의 #27 번의 crown은 초진 시 존재했던 caries를 교정 도중에 치료한 것이다.

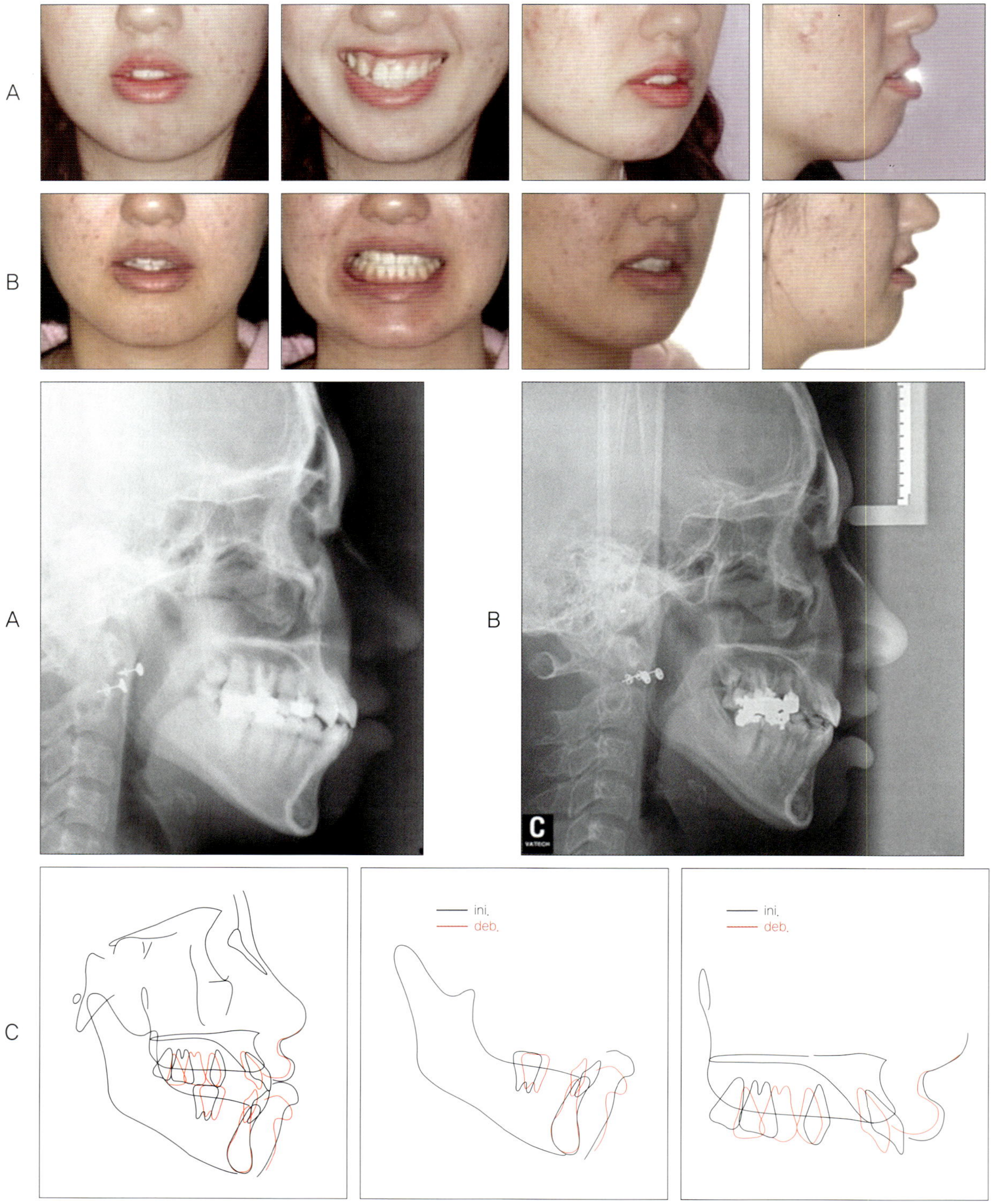

Fig. 3-8 Changes (A; Initial B; Debonding C; Superimposition)
전치가 retraction 되어 lip protrusion이 개선되었다.
중합을 보면 발치 공간은 일부는 전치부의 후방이동에 의해, 일부는 구치부의 전방이동에 의해 폐쇄되었음을 알 수 있다 (상악 중합은 좌측만을 그린 그림).

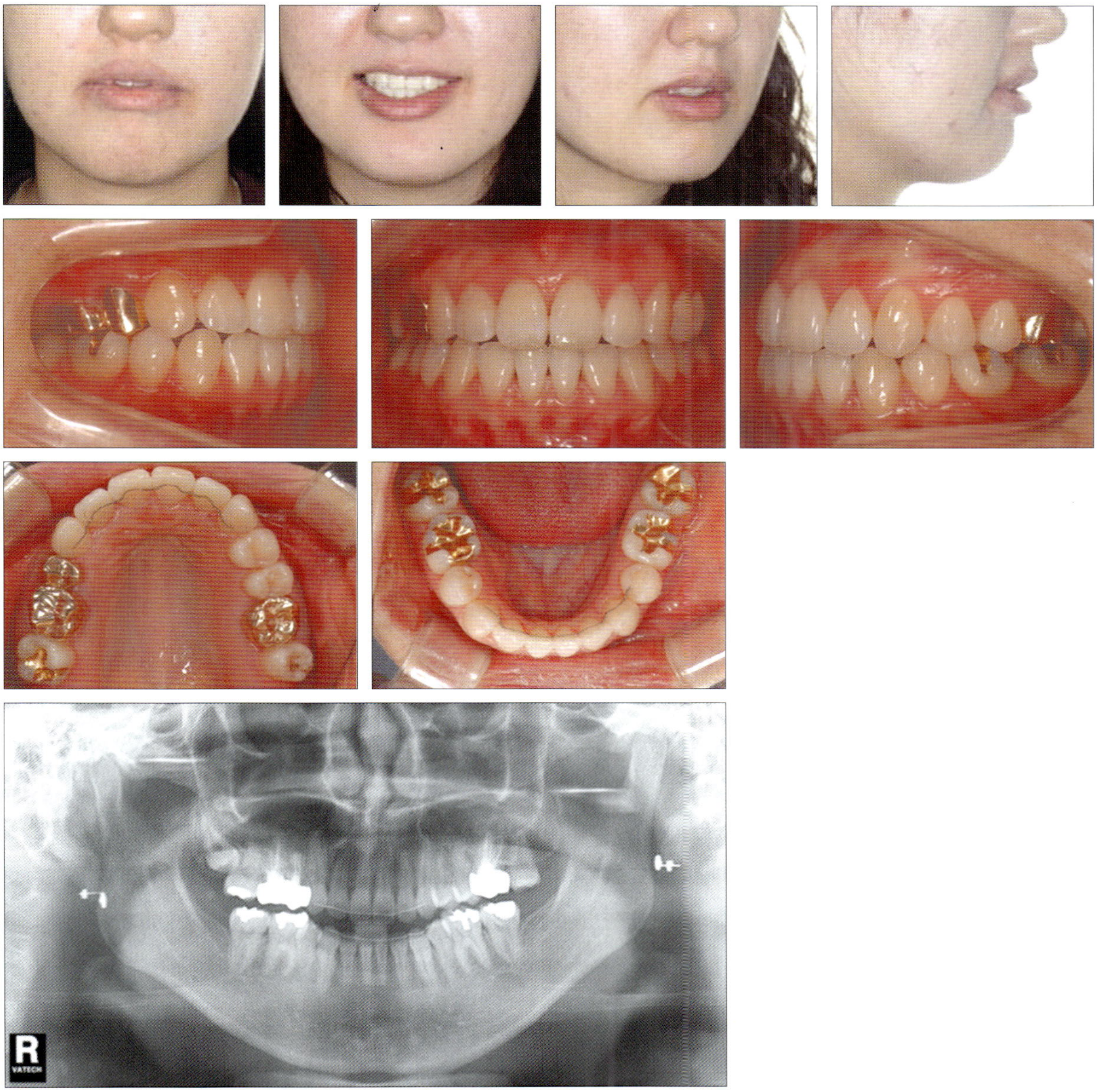

Fig. 3-9 치료 후 8개월 후의 모습. 안정된 교합을 보이고 있다.

증례-2

26세 1개월의 남자환자로 anterior crowding과 protrusion을 주소로 내원하였다. #16은 caries로 약 1년 전에 발치된 상태였다 (Fig. 3-10).

분석

Skeletal pattern은 상악골이 약간 돌출되어 있고 하악골은 후퇴된 Class II 경향을 보이고 있었다 (ANB: 4, Wits: 7mm). 환자는 upper anterior protrusion 및 crowding을 해결하는 것이 주된 관심사였고 골격적인 개선을 원하지는 않았다.

midline은 상악이 0.5mm 우측으로 편위되어 있었고 하악은 2mm 좌측으로 편위되어 있었다. CO-CR discrepancy는 0.5mm 전방 편위가 있었으며 전치 각도는 상악은 정상범위에 있었고 하악은 labio version 된 양상을 보이고 있었다.

치료 계획

초기에 환자는 보이지 않는 교정을 원하여 설측으로 시작하였다 (Fig. 3-11). Anchorage 보강을 위해 TPA를 장착한 후 상악 좌측 4번, 하악 양측 5번을 발치 하였고 상악 우측은 결손된 6번 공간을 그대로 사용하기로 계획하였다.

치료

Anchor를 조절하면서 전치부 retraction이 진행됨과 동시에 #16 공간이 폐쇄되었다 (Fig. 3-13, 14, 15). 치료 종료 시에는 입술이 많이 들어가 개선된 profile을 볼 수 있었으며 적절한 견치및 구치관계를 얻을 수 있었다 (Fig. 3-16). 다만 치료 종료시의 panorama를 보면 #16의 alveolar bone이 약간 내려간 모습을 보인다. 2년 3개월 후의 f/u을 보면 매우 안정된 모습이다 (Fig. 3-19).

평가

이전 증례와 비슷하게 우측의 교합을 Class III로 할 때에는 하악에 사랑니가 필요하다. 이 증례의 후방부 교합을 완전하게 만들려면

1) 초진 시 사랑니가 수평 매복되어있는 것을 발치한 후 소구치는 발치하지 않고 전 치열 원심이동 시키거나,

2) 소구치를 발치하고 쉽지는 않았겠으나 8번을 한번 세워보는 것을 생각해 볼 수 있다.

Debonding 시의 파노라마를 보면 하악 소구치의 치축 조절이 약간 부족한 것이 아쉬움으로 남는다 (Fig. 3-16).

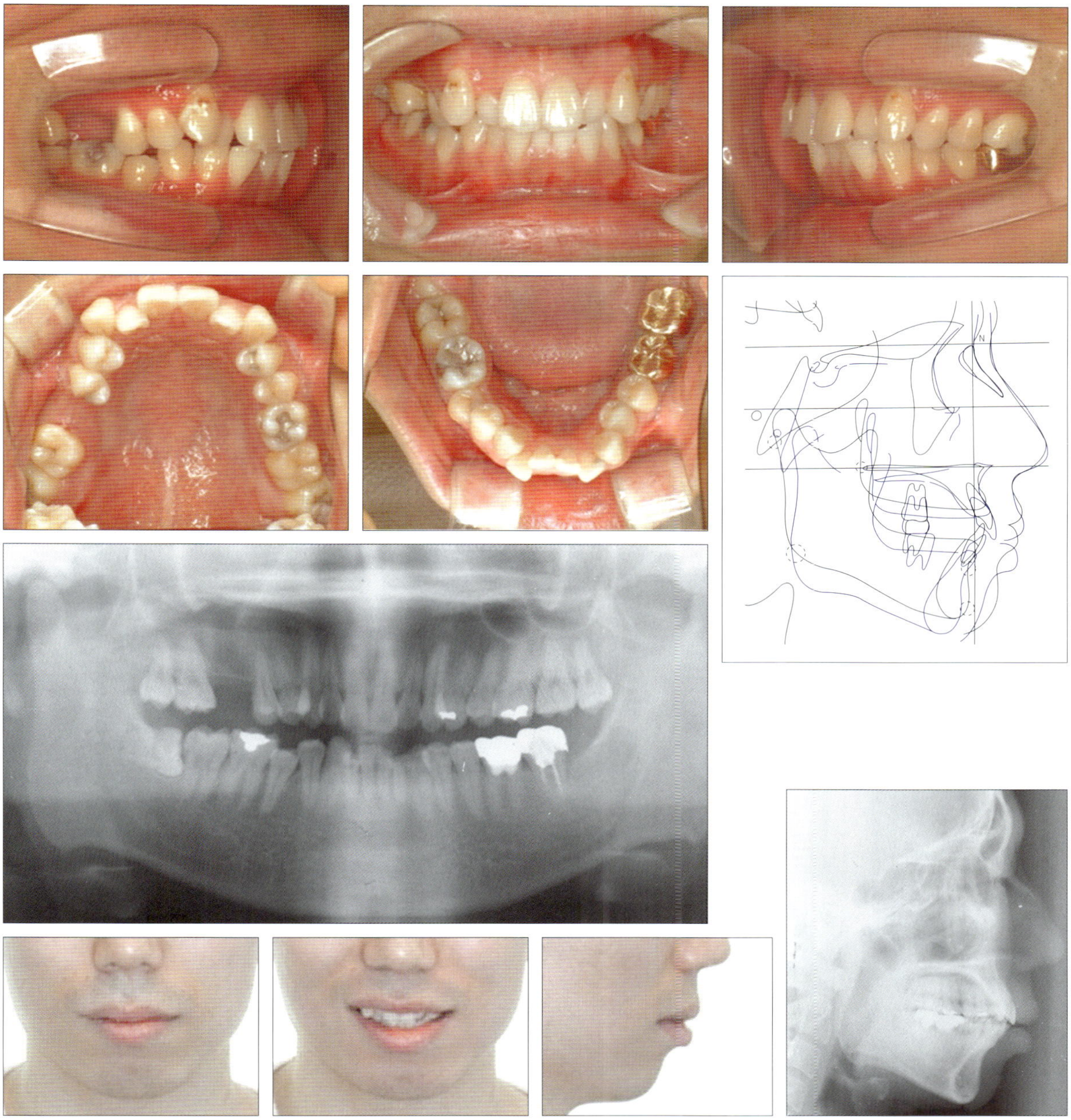

Fig. 3-10 초진; anterior crowding과 protrusion을 주소로 내원하였다. #16은 caries로 약 1년 전에 발치되었다. 발치 공간은 상당히 길었으며 #46 치아는 정출되지 않았다.

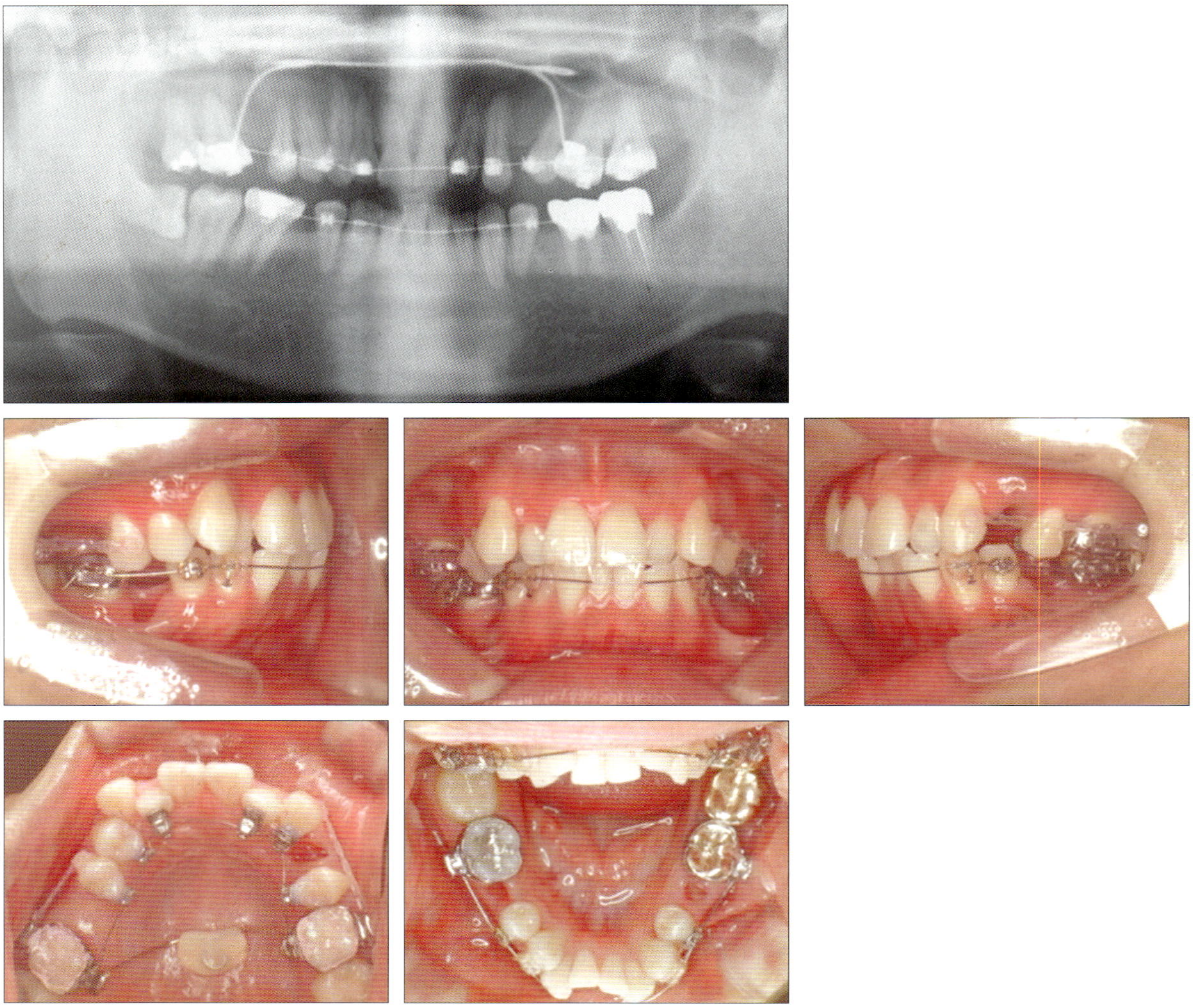

Fig. 3-11 상악은 우측은 6번, 좌측은 4번을 발치하고 설측으로 시작하였고 하악은 양측 5번을 발치하였다.

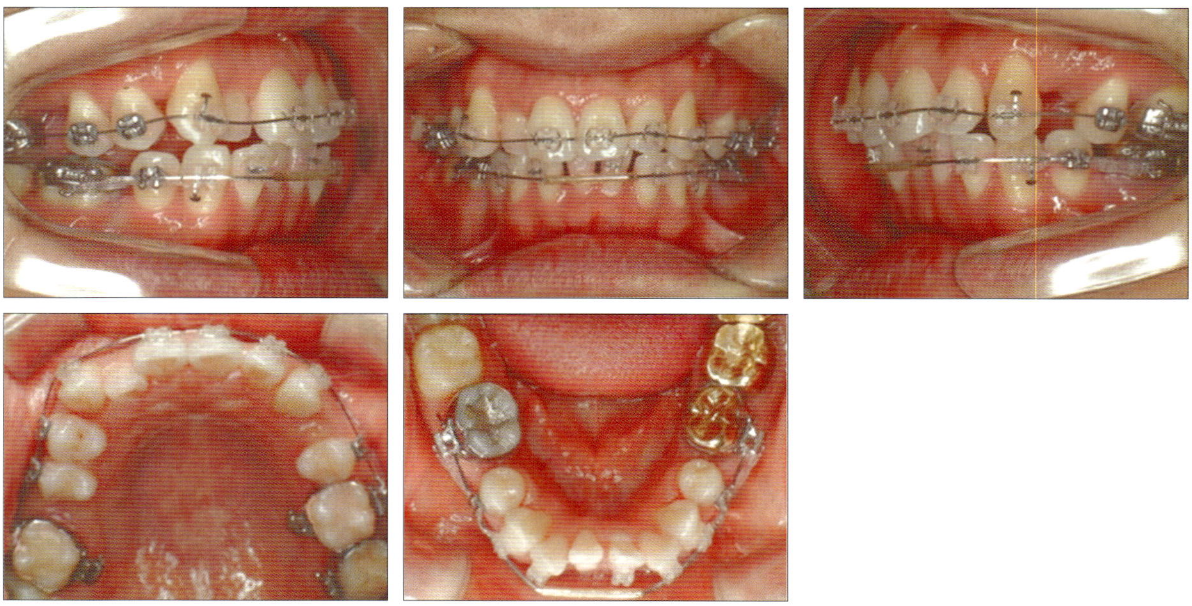

Fig. 3-12 환자가 중간에 설측 장치에 대한 불편감을 느껴 순측으로 장치를 변경하였다.

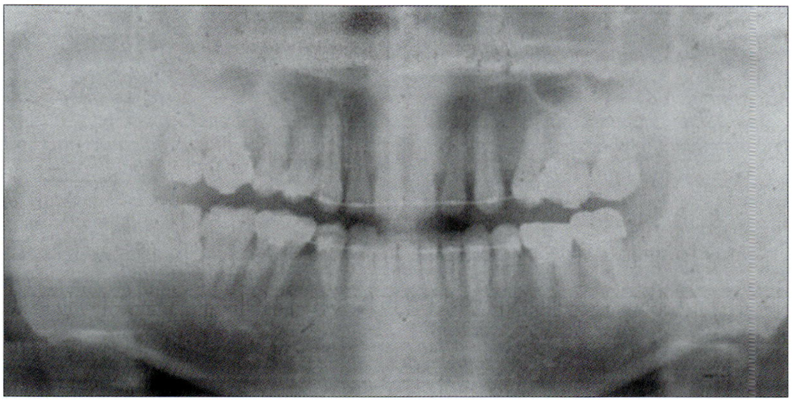

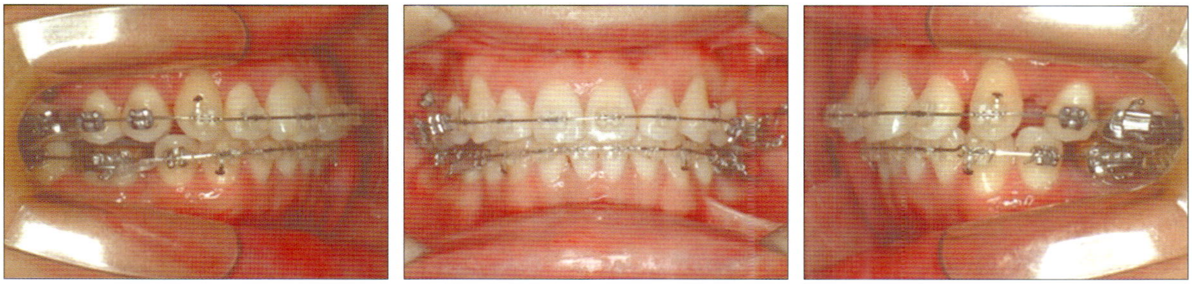

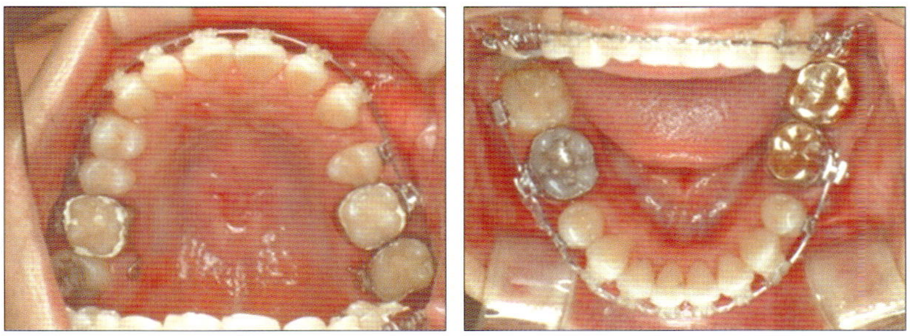

Fig. 3-13 공간이 폐쇄됨에 따라 전치가 retraction 되었다. #16 발치공간이 많이 폐쇄된 모습을 볼 수 있다.

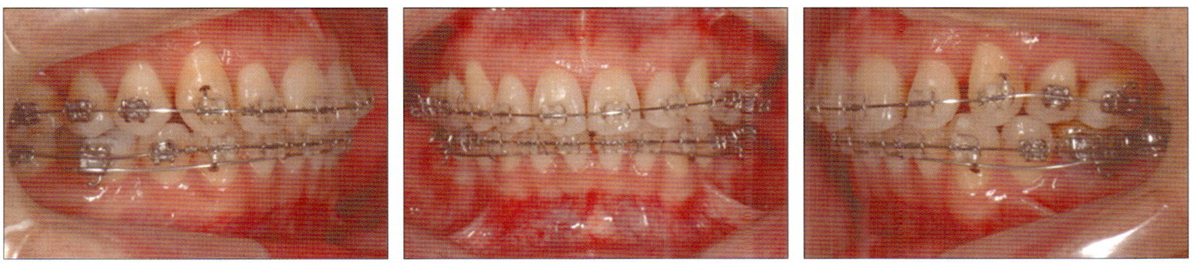

Fig. 3-14 치축을 조절하면서 deep bite 해결을 위해 하악에 intrusion arch를 장착하였다.

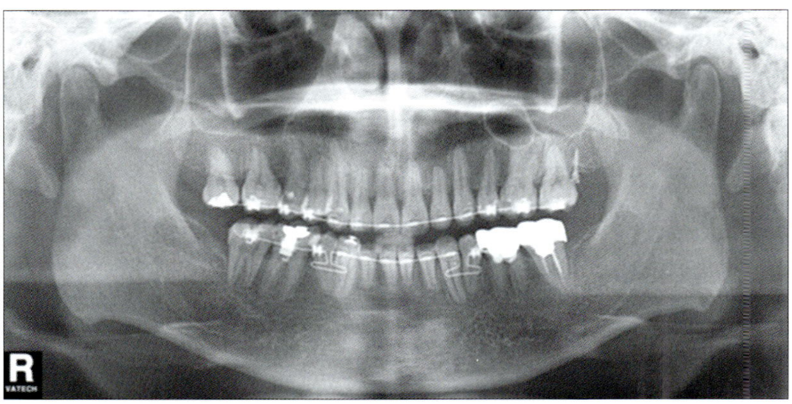

Fig. 3-15 공간 폐쇄 초기엔 #27이 tilting 되었으나 지금은 많이 개선되었다.

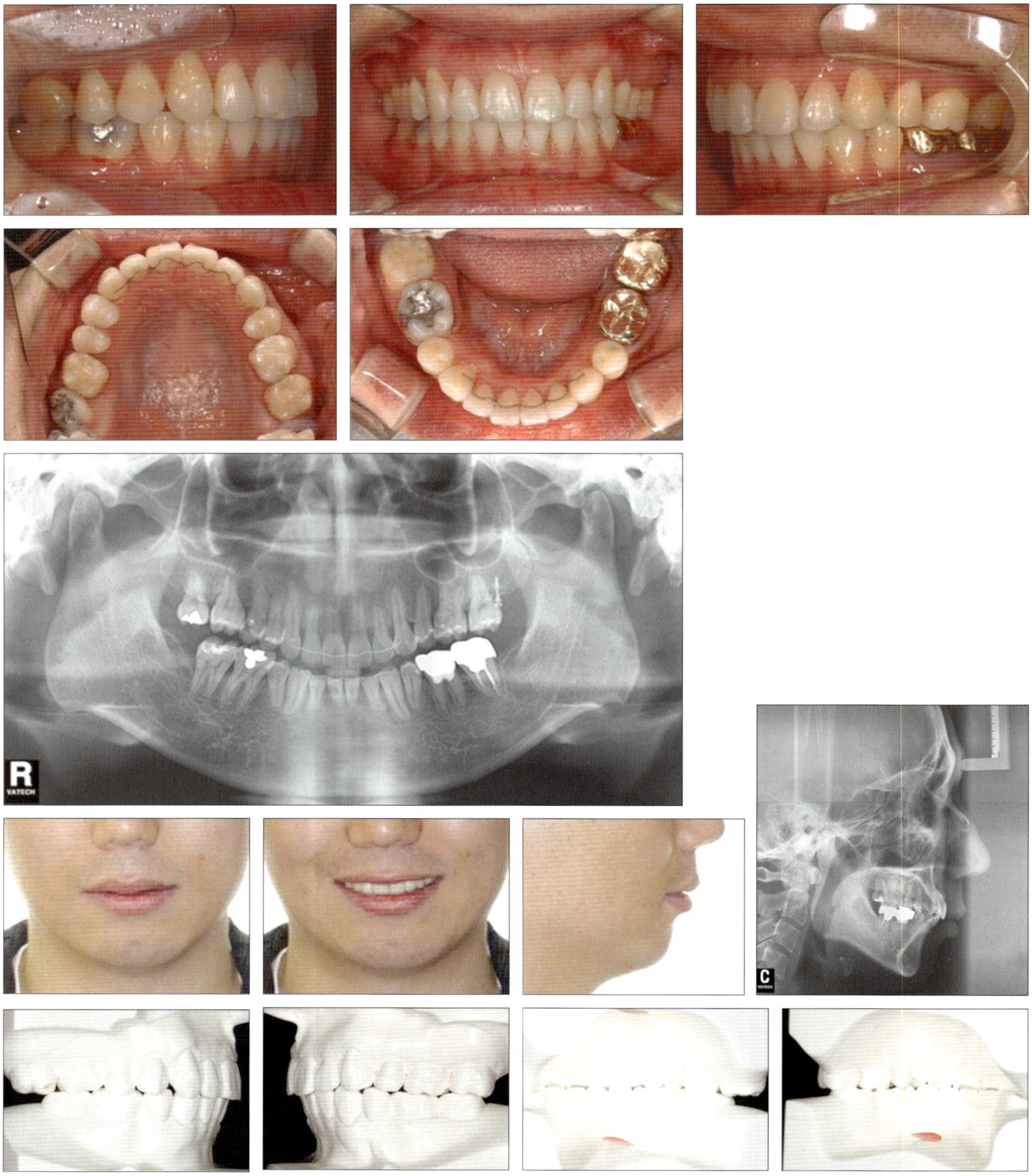

Fig. 3-16 Debonding; 우측은 Class III, 좌측은 Class I molar relation을 이루었다. 역시 지금이라면 하악 우측은 소구치를 발치하지 않고 en mass distal movement를 하던지 혹은 사랑니를 유도하였을 것이다. #35의 치축 조절이 부족하다.

A

B

A

B

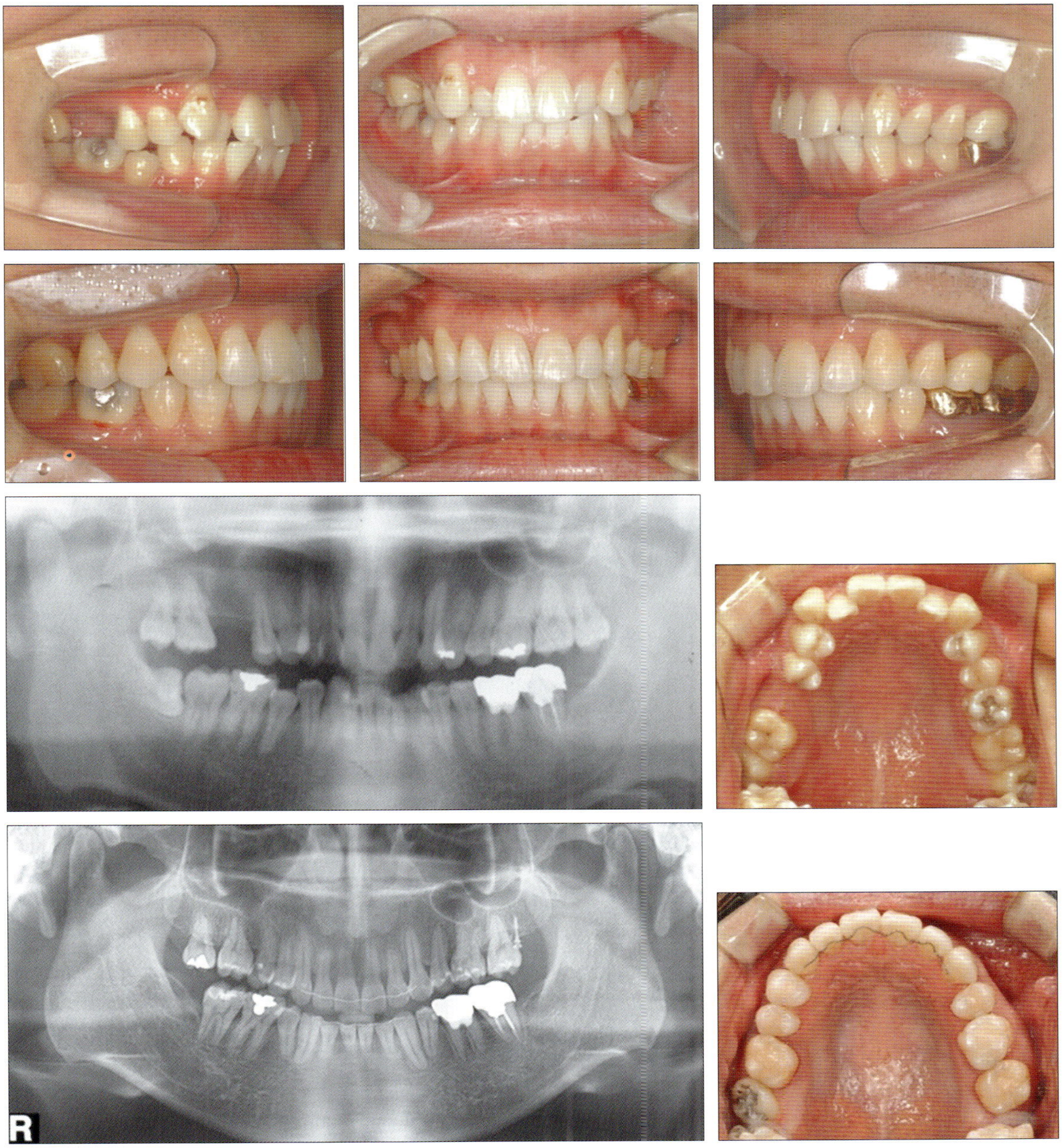

Fig. 3-17 Changes (A; initial B; Debonding)
crowding이 해소됨과 동시에 돌출되어 있던 전치가 retraction 되었다. 사탕니가 잘 유도 되었다.

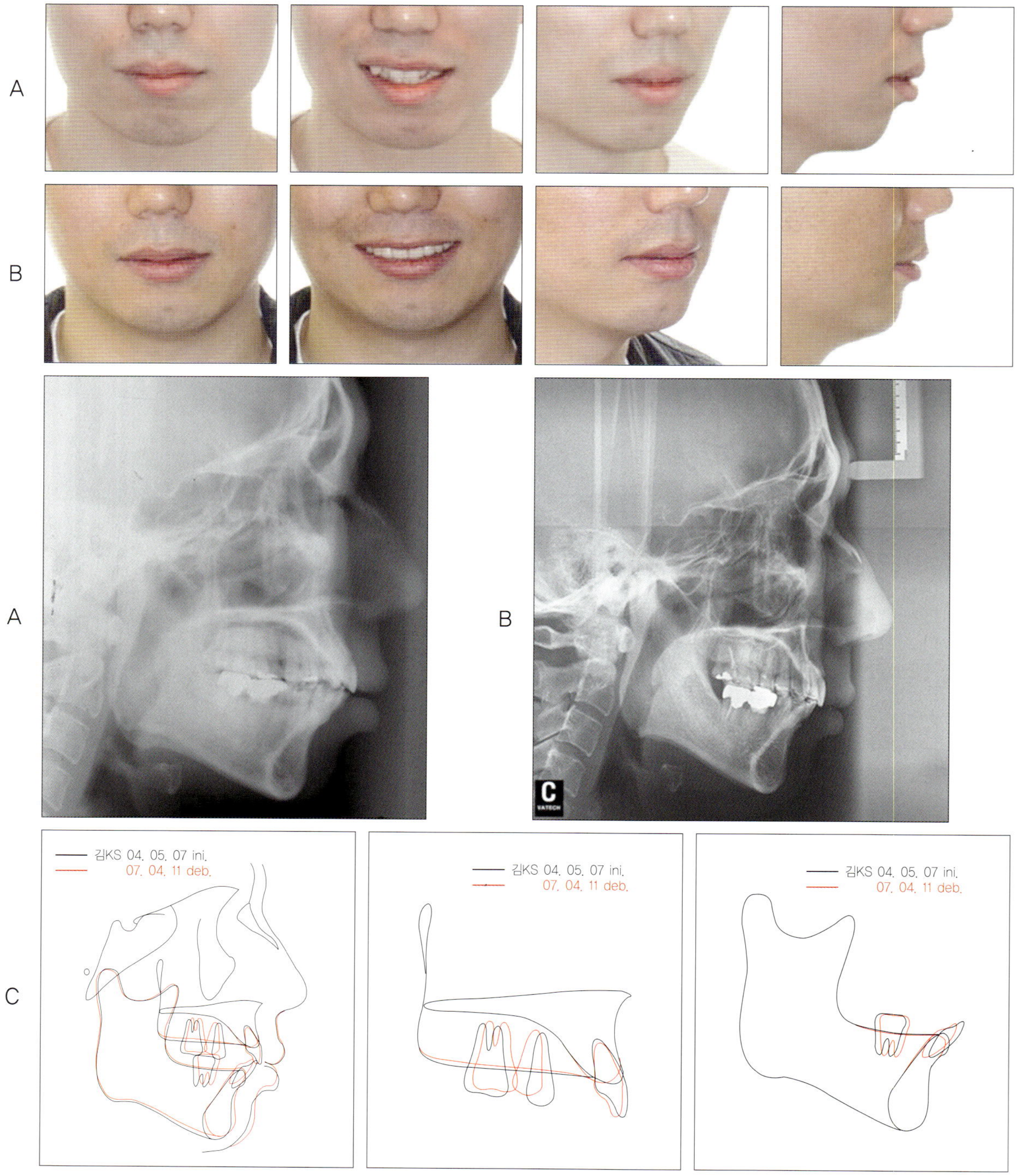

Fig. 3-18 Changes (A; Initial B; Debonding C; Superimposition: 상악은 우측만 그림)
전치가 retraction 되어 lip protrusion이 개선되었다.

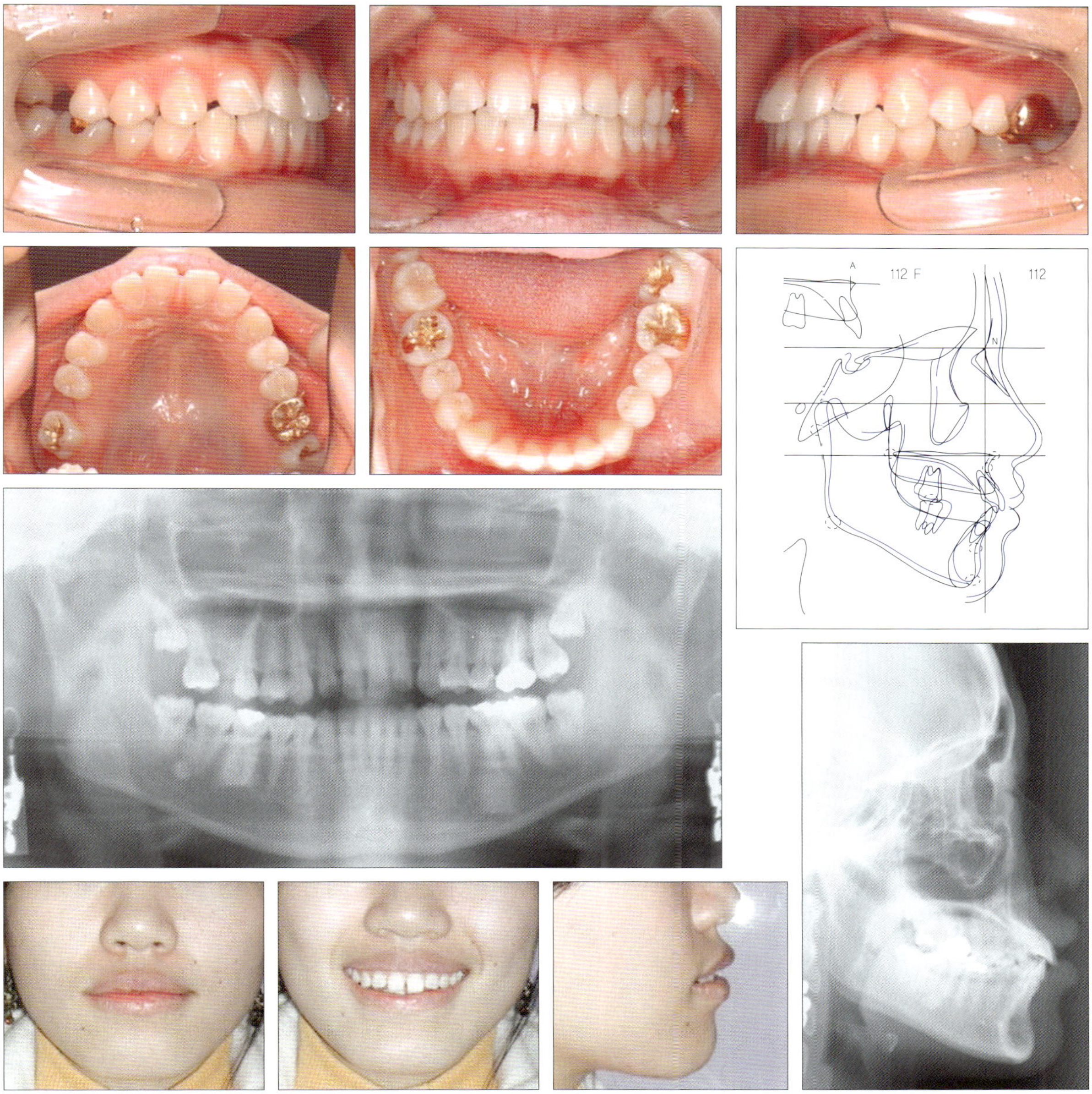

Fig. 3-20 초진; 전치부에 spacing이 있고 #16 치아가 결손된 상태이다. 전치부의 spacing은 약간의 전치부 retraction으로 폐쇄되어야 하고 #16의 결손 공간은 7번 및 8번의 순수한 전방 이동으로 폐쇄되어야 한다.

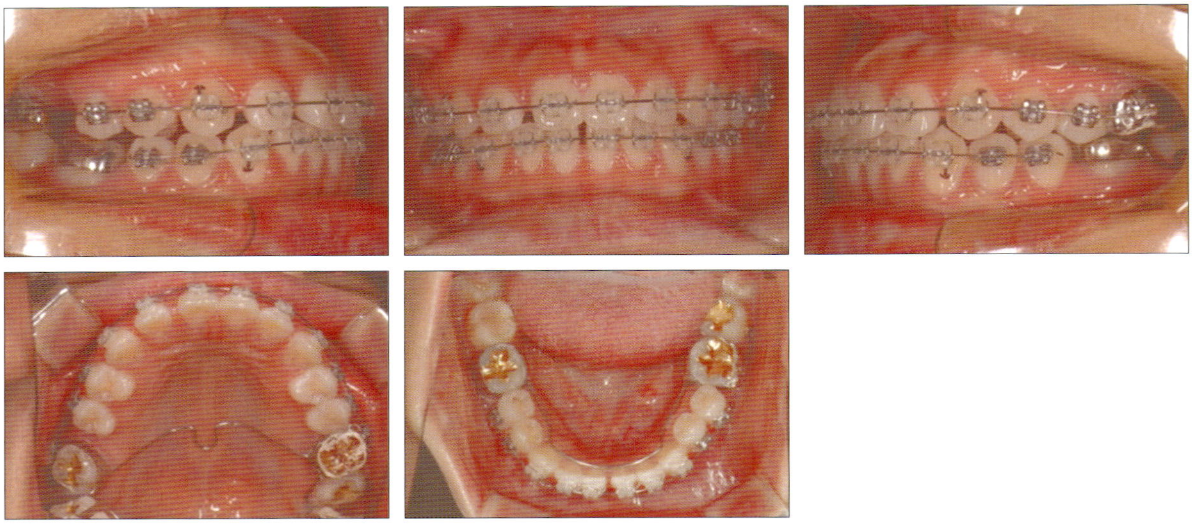

Fig. 3-21 처음엔 #16 공간에 임플란트를 계획하였기 때문에 TPA가 장착되어 있다.

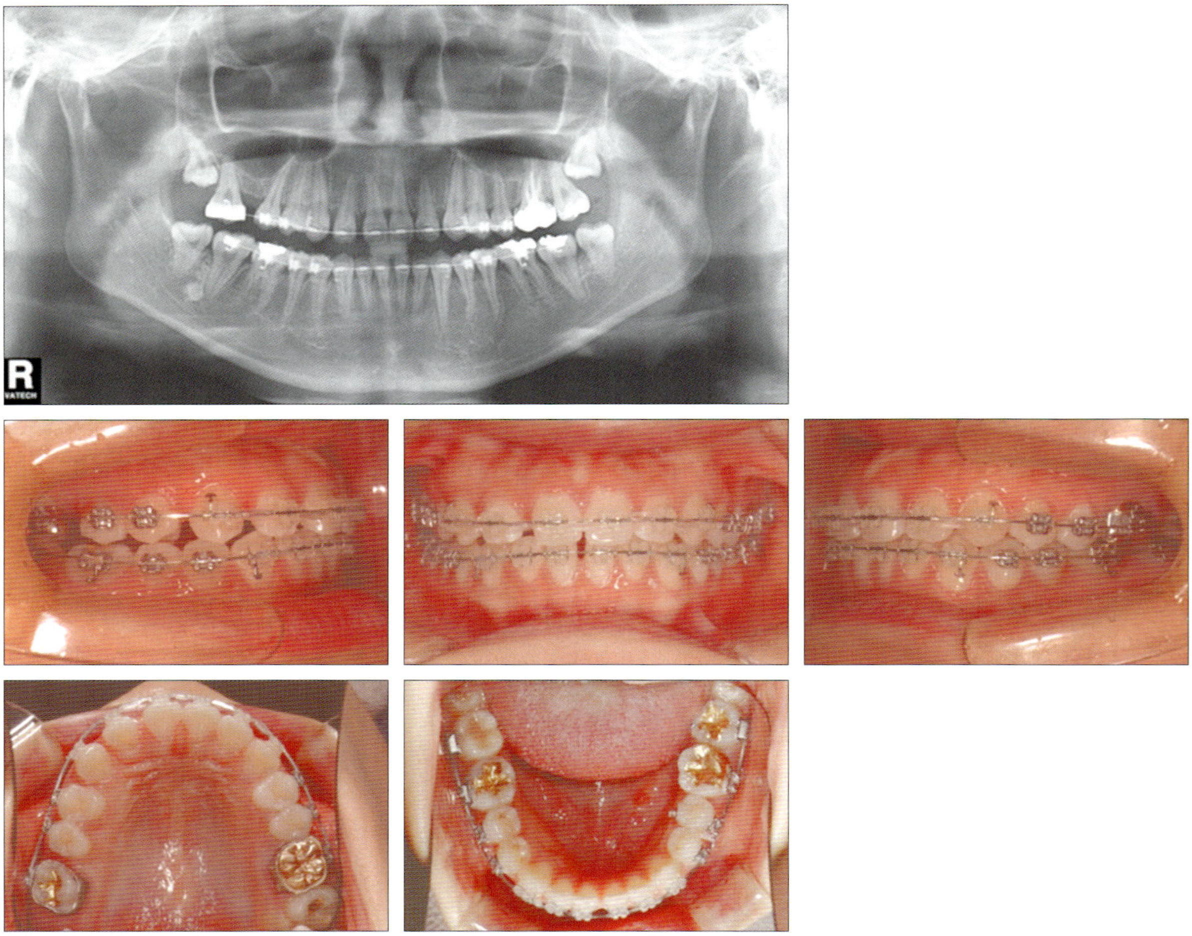

Fig. 3-22 치료 중간에 계획을 바꾸어 공간을 모두 폐쇄시키기로 하였다.

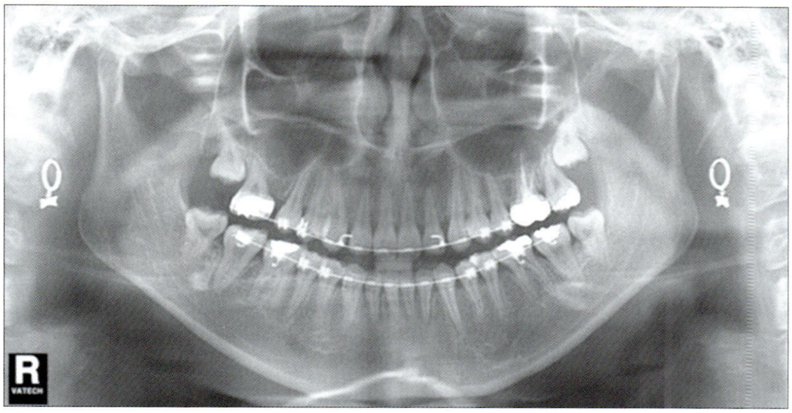

Fig. 3-23 상악 우측 7번이 전방이동 하면서 매복되었던 8번이 내려오는 모습을 볼 수 있다.

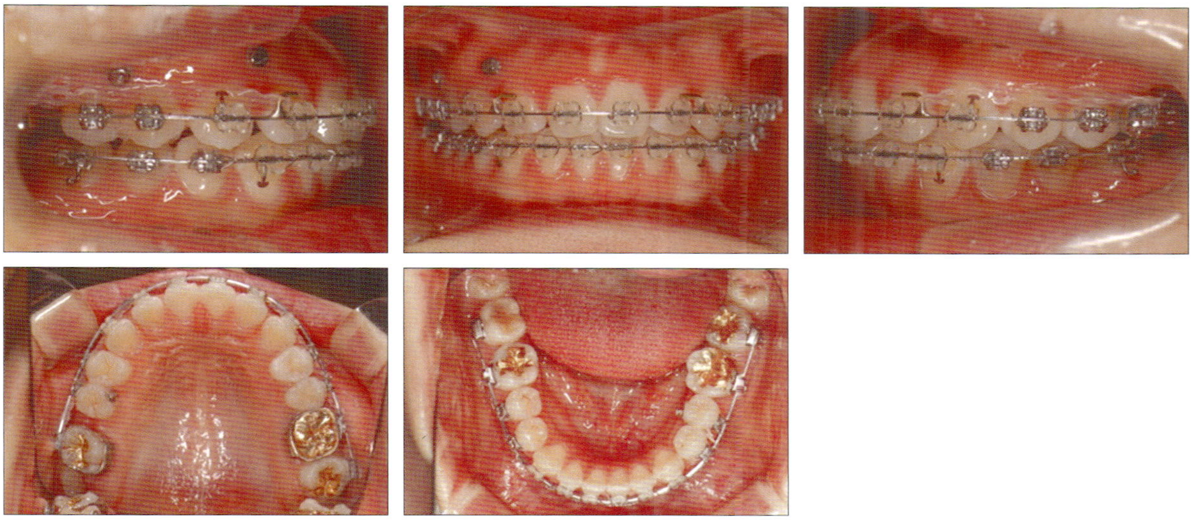

Fig. 3-24 #17 치아를 전방이동 시키기 위해 screw에서 당기고 있다. screw는 1개를 여분으로 심었다.

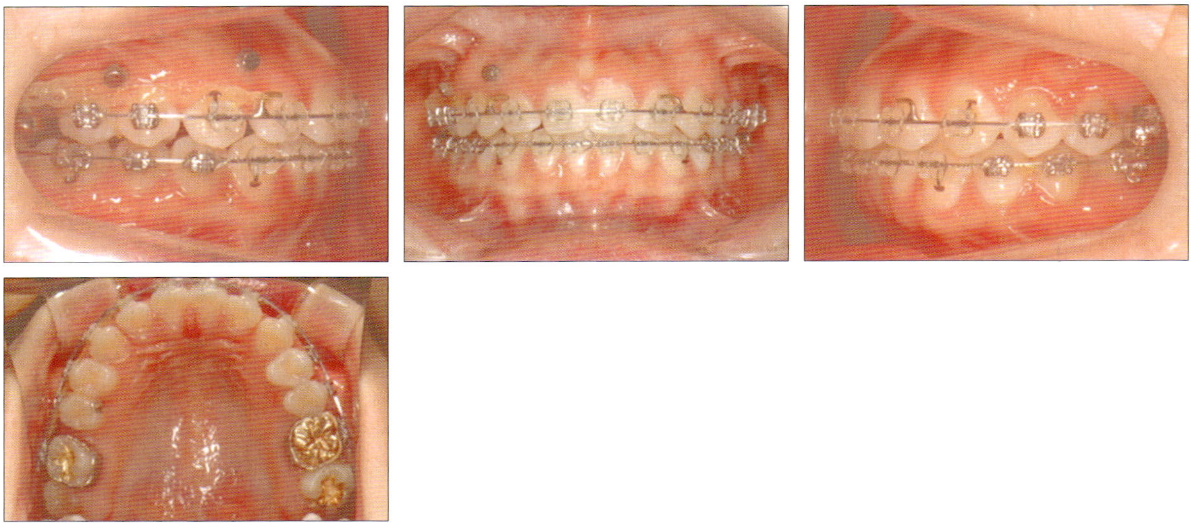

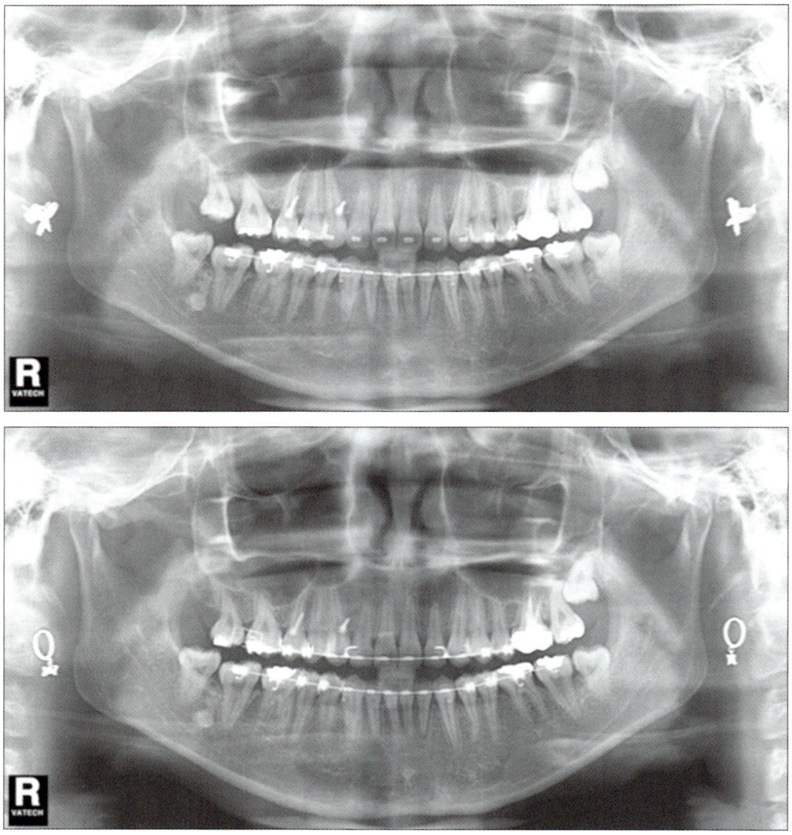

Fig. 3-25 사랑니가 거의 자리를 잡아가고 있다. 상악의 사랑니는 하악보다 더 잘 내려온다고 보고되고 있다.

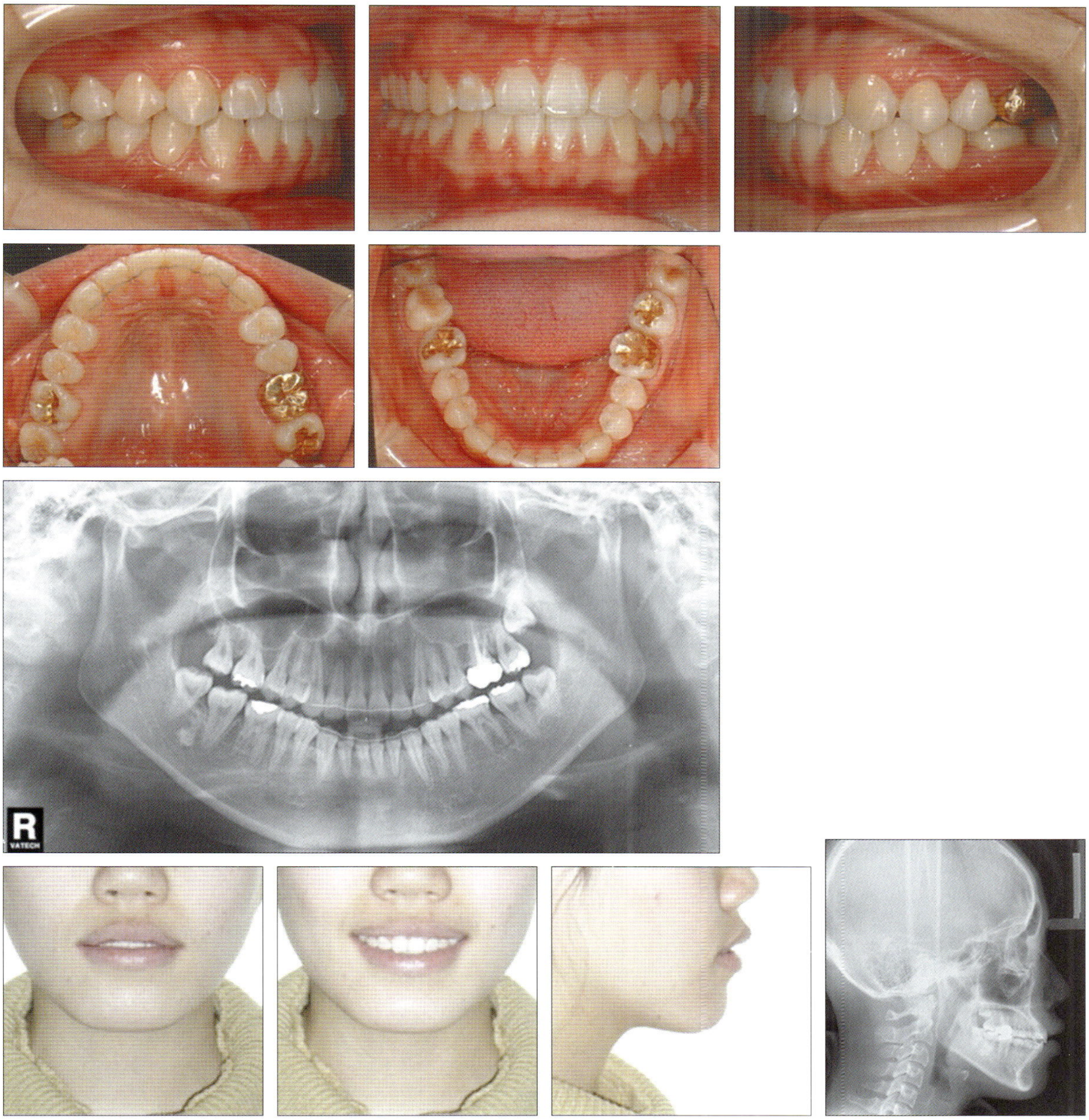

Fig. 3-26 치료 종료; #16 결손 공간이 모두 폐쇄되었다. #17, 18 치아가 전방으로 이동하여 #16, 17번처럼 보이게 되었다. 구치 및 견치 관계는 class I 을 보이고 있다.

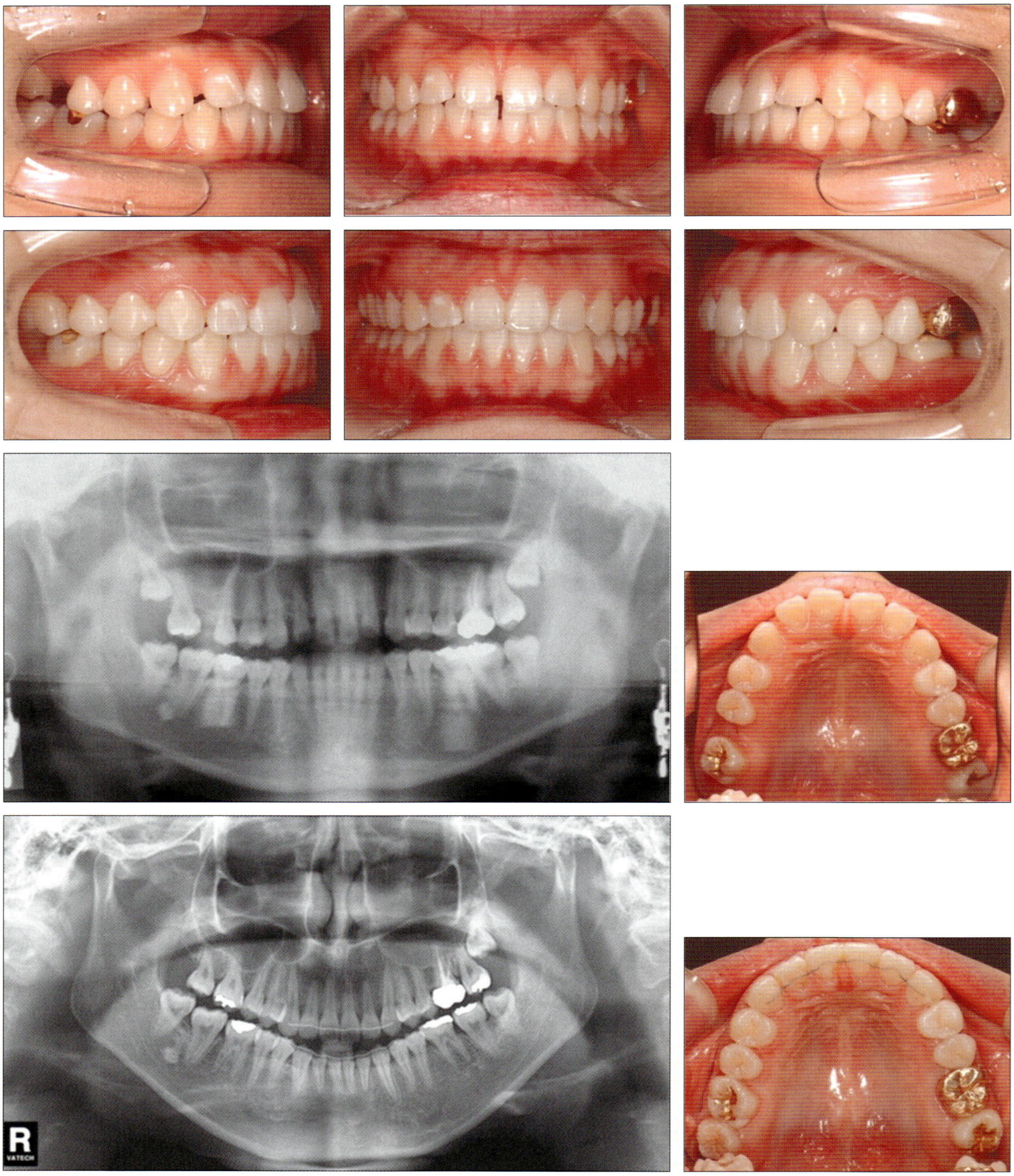

Fig. 3-27 Changes (A; 치료 전 B; 치료 후)
전치부 spacing이 개선되면서 약간 retraction 되었고 #16 결손 공간이 모두 폐쇄되었다. #17, 18 치아가 전방으로 이동하여 마치 #16, 17번처럼 보이게 되었다.

A

B

A B

C

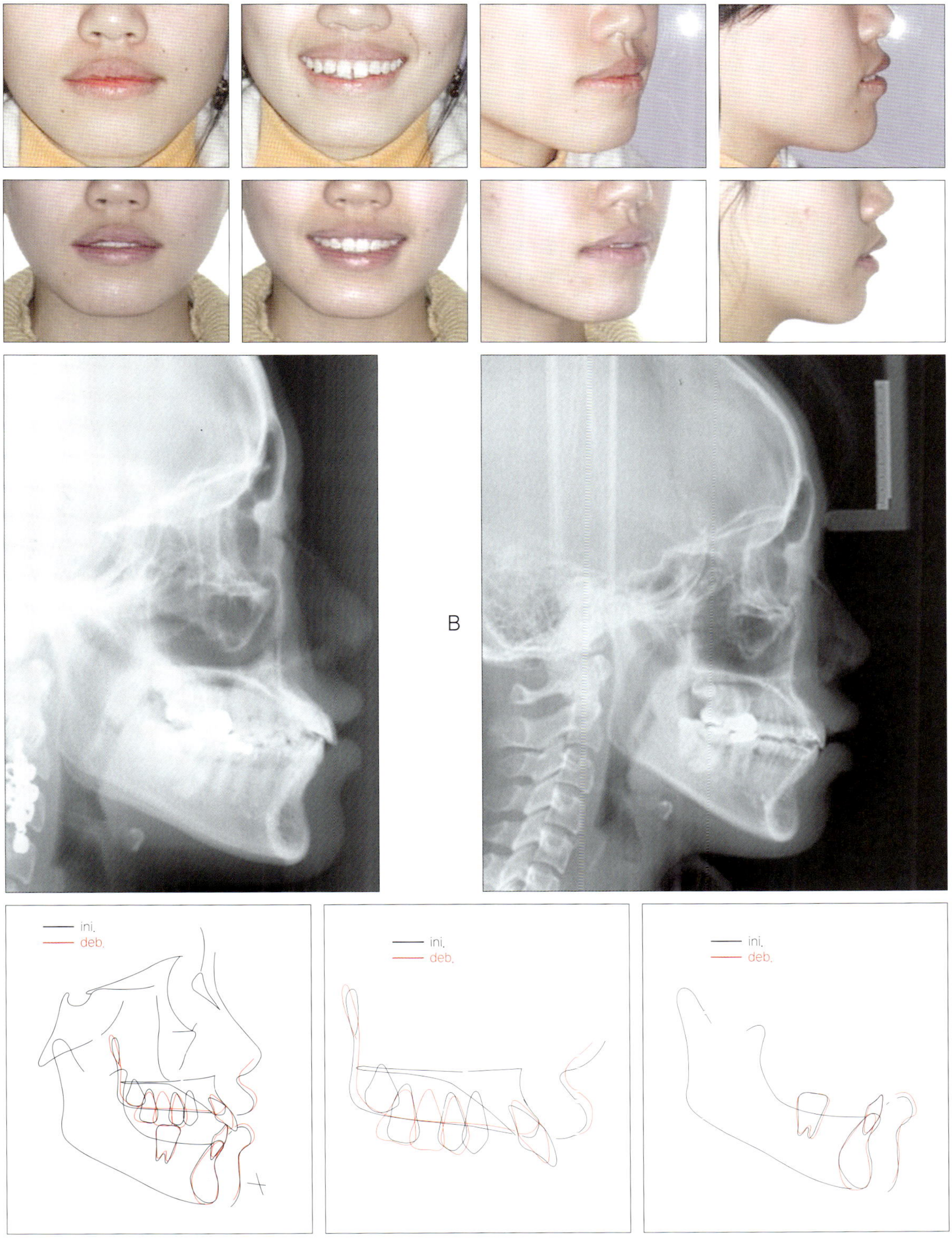

Fig. 3-28 Changes (A; 치료 전 B; 치료 후 C; Superimposition) 및 중합 (상악 치아는 우측만을 그린 그림); 전치가 약간 retraction 되어 lip protrusion이 개선되었다. 상악 우측 6번 결손 공간은 7, 8번의 전방이동으로 폐쇄되었다. 5번 치아는 전방으로 약간 이동하였으며 7번 치아는 6번의 결손공간을 모두 메운 후 약간 더 전방으로 이동하였다.

Chapter 4

하악 E번 잔존(5번 결손)공간의 폐쇄

1. 증례-1

   증례-2

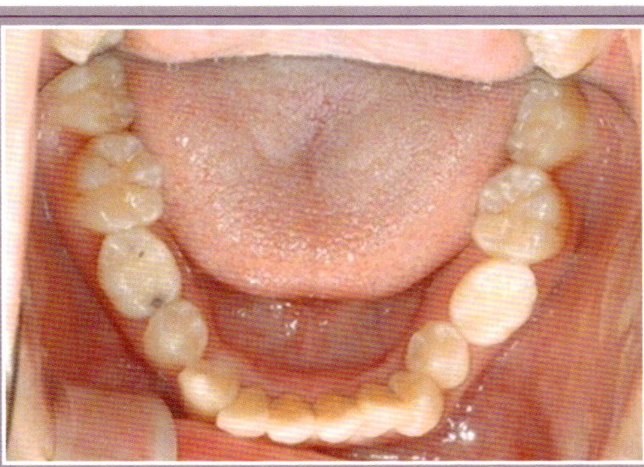

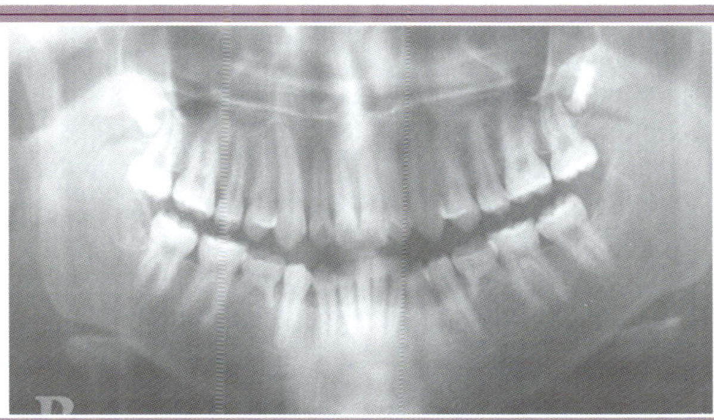

Chapter 4

하악 E번 잔존(5번 결손)공간의 폐쇄

1. 증례-1

15세 11개월의 고교 2년생의 남자환자로 anterior protrusion을 주소로 내원하였다. 하악 양측에 E번(제2유구치) 이 잔존되어 있었고 영구치 2개 (#35, #45) 가 결손되어 있었다 (Fig. 4-1).

분석

Skeletal pattern은 Class I bialveolar protrusion 이었다 (ANB: 4, Wits:0.5 mm). midline은 상 하악이 모두 facial midline에 일치하였다. CO-CR discrepancy는 없었으며 전치 각도는 상 하악 전치 모두 약간 labio version 된 양상을 보이고 있었다 (U1 to SN: 114.5°, U1 to FH: 117°, L1 to MP: 108°).

치료 계획

crowding이 거의 없었고 protrusion도 심하지 않아 소구치를 발치하고 moderate anchorage 정도로 전치를 적절하게 retraction 할 증례라고 보여진다. 그러나 잔존된 하악 E번의 상태가 좋지 않아 반드시 발치를 할 수 밖에 없는 상황이었다. Lee way space에 의하여 하악 E 번의 근 원심 길이는 그 계승치인 소구치보다 길므로 전치부를 retraction 하고서 남는 상당량의 공간은 구치부를 전방 이동시켜서 폐쇄시켜야 한다.

치료

상악은 양측 4번, 하악은 양측 E번을 발치하고 space closure를 시행하였다 (Fig. 4-2). 전치를 retraction 하고서 남은 공간은 screw를 심어 구치를 전방이동 시켰다. Screw를 한쪽은 발치 공간 전방부에, 한쪽은 3, 4번 사이에 식립한 것은 특별한 이유가 있어서는 아니고 bone이 확보될 수 있고 전방으로 당길 수 있는 위치이면 어디든지 가능하다고 본다. 구치부를 전방으로 당길 때 문제되는 것은 구치가 정출되어 open bite가 발생할 수 있다는 것이다 (Fig. 4-2). 세심한 Bite control이 요구된다고 하겠다.

Debonding 시점에서는 긴 발치 공간이 모두 폐쇄되었고 양측 Class I molar & canine relation을 보이며 lip protrusion이 개선되었다 (Fig. 4-4).

평가

이 경우 주의해야 할 것은 anchor 조절이다. 전치가 너무 들어가면 profile이 flat 해질 뿐 아니라 전치를 감싸고 있는 alveolar bone housing을 넘어서기 때문에 적절하게 넣는 것이 중요하다. Screw를 사용함으로써 이런 조절을 자유롭게 할 수 있게 되었다.

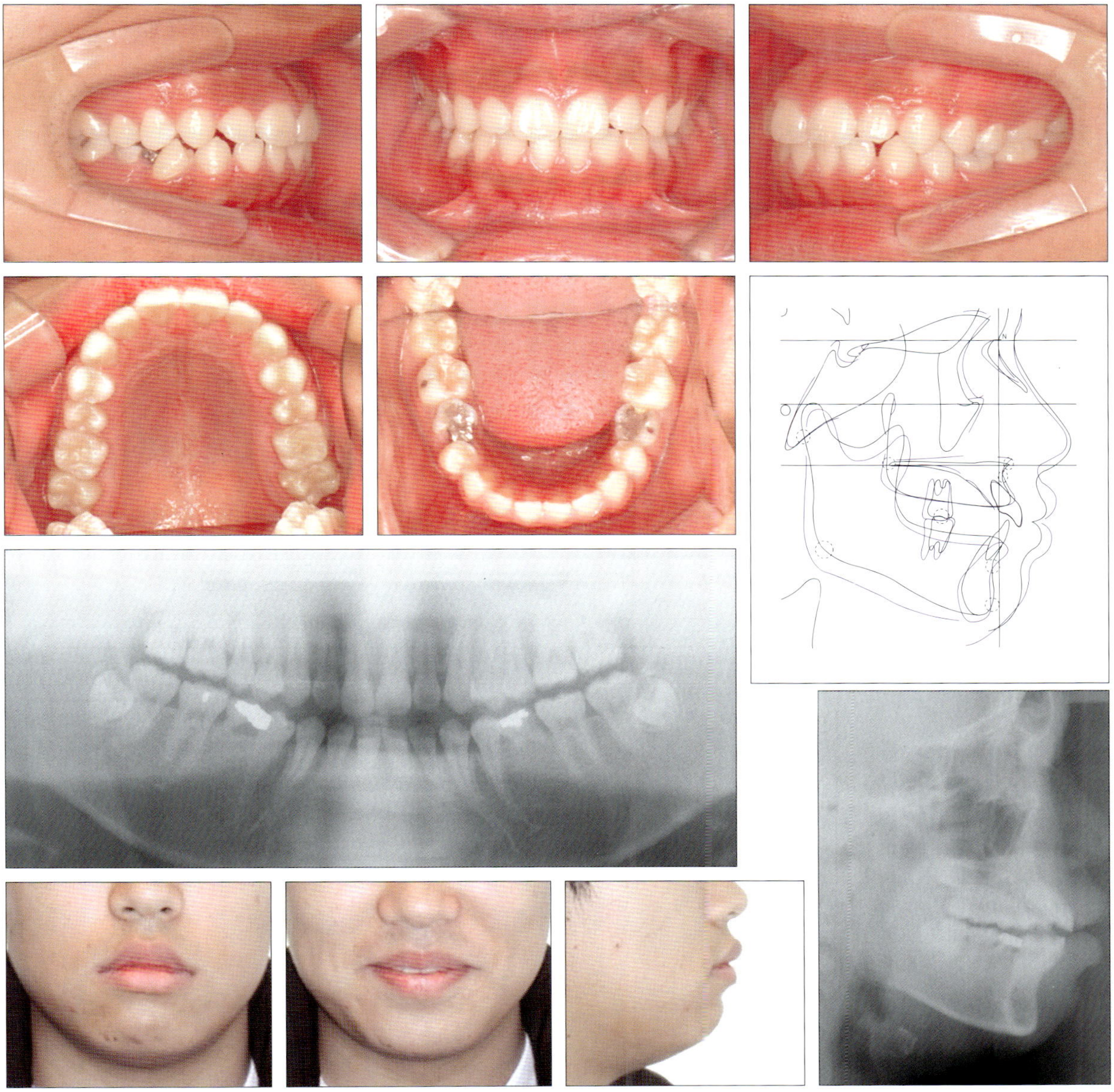

Fig. 4-1 초진; anterior protrusion을 주소로 내원하였다. 하악 양측에 E번이 잔존되어 있었고 영구치 2개 (#35, #45)가 결손되어 있었다. Lee way space에 의하여 하악 E번의 근 원심 길이는 그 계승치인 소구치보다 길다.

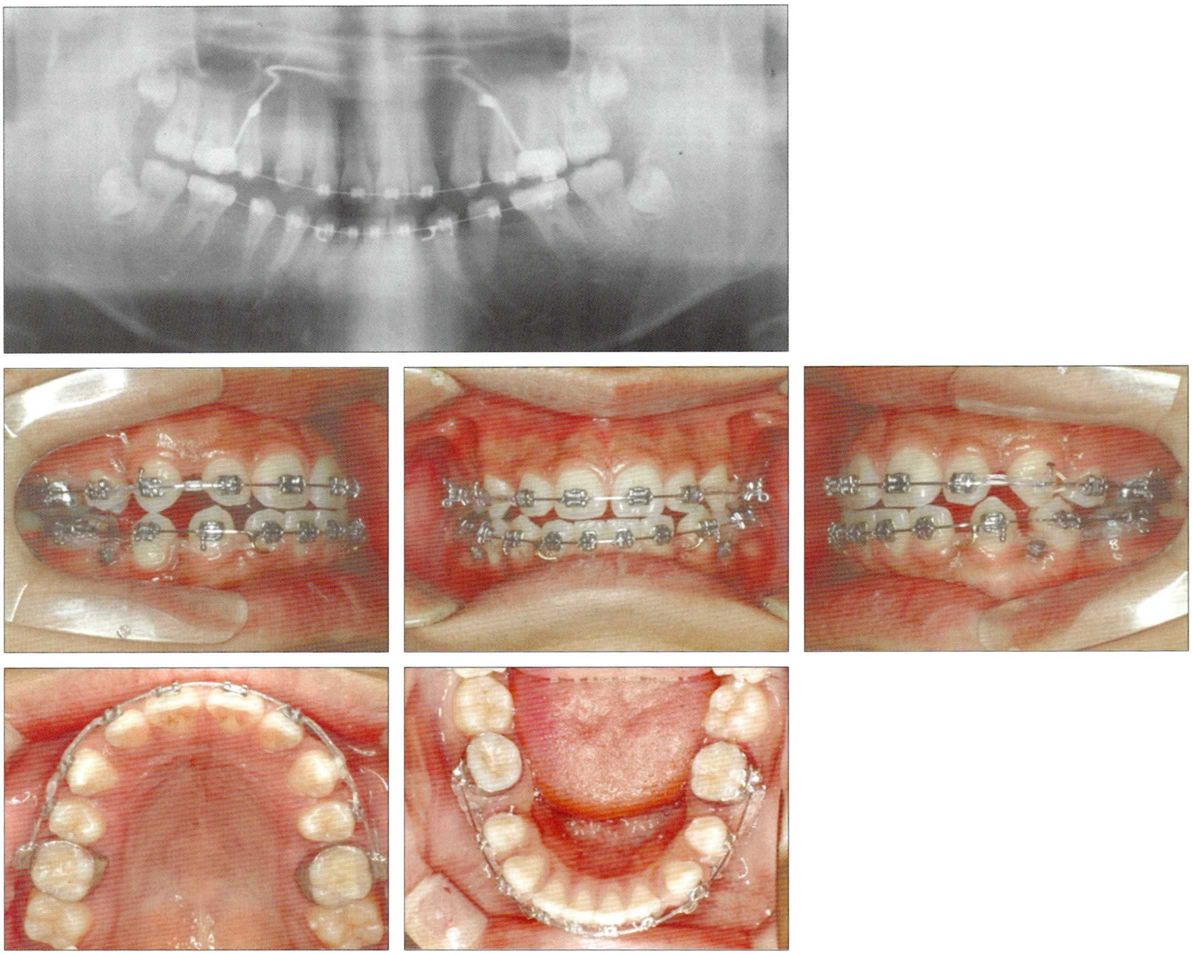

Fig. 4-2 상악은 양측 4번을 발치하였고 하악은 우측은 양측 E번을 발치하였다. 앞니의 위치를 가늠해 가면서 retraction 양을 조절해야 한다. 견치 관계는 항상 Class I 을 이루도록 해야 한다. 하악 구치의 전방이동에 따라 bite open 되는 것을 알 수 있다.

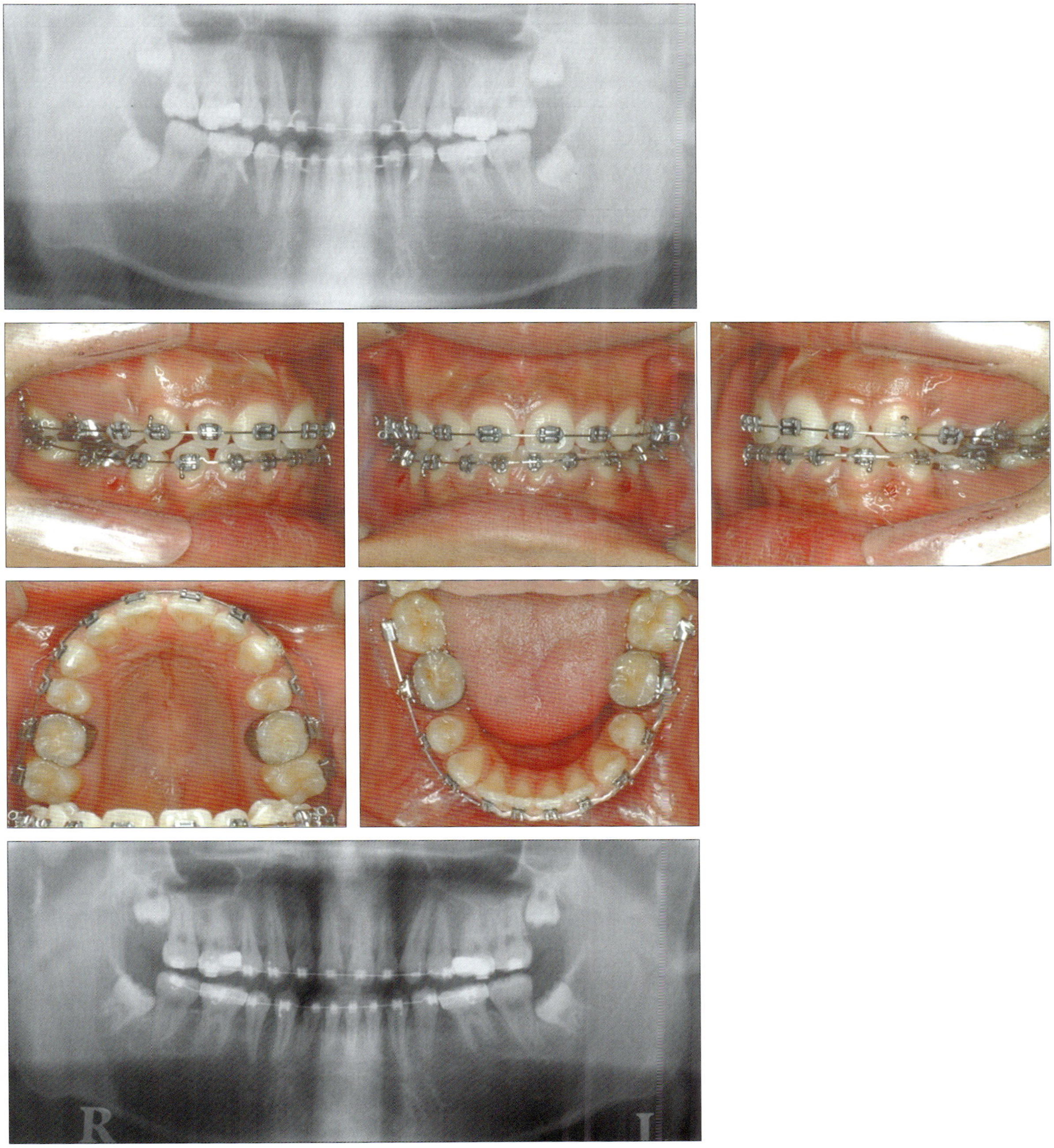

Fig. 4-3 Space closure가 많이 진행된 상태. 견치가 거의 Class I 으로 되어간다. X-ray 사진은 root angulation을 control 하고 있는 모습을 보인다.

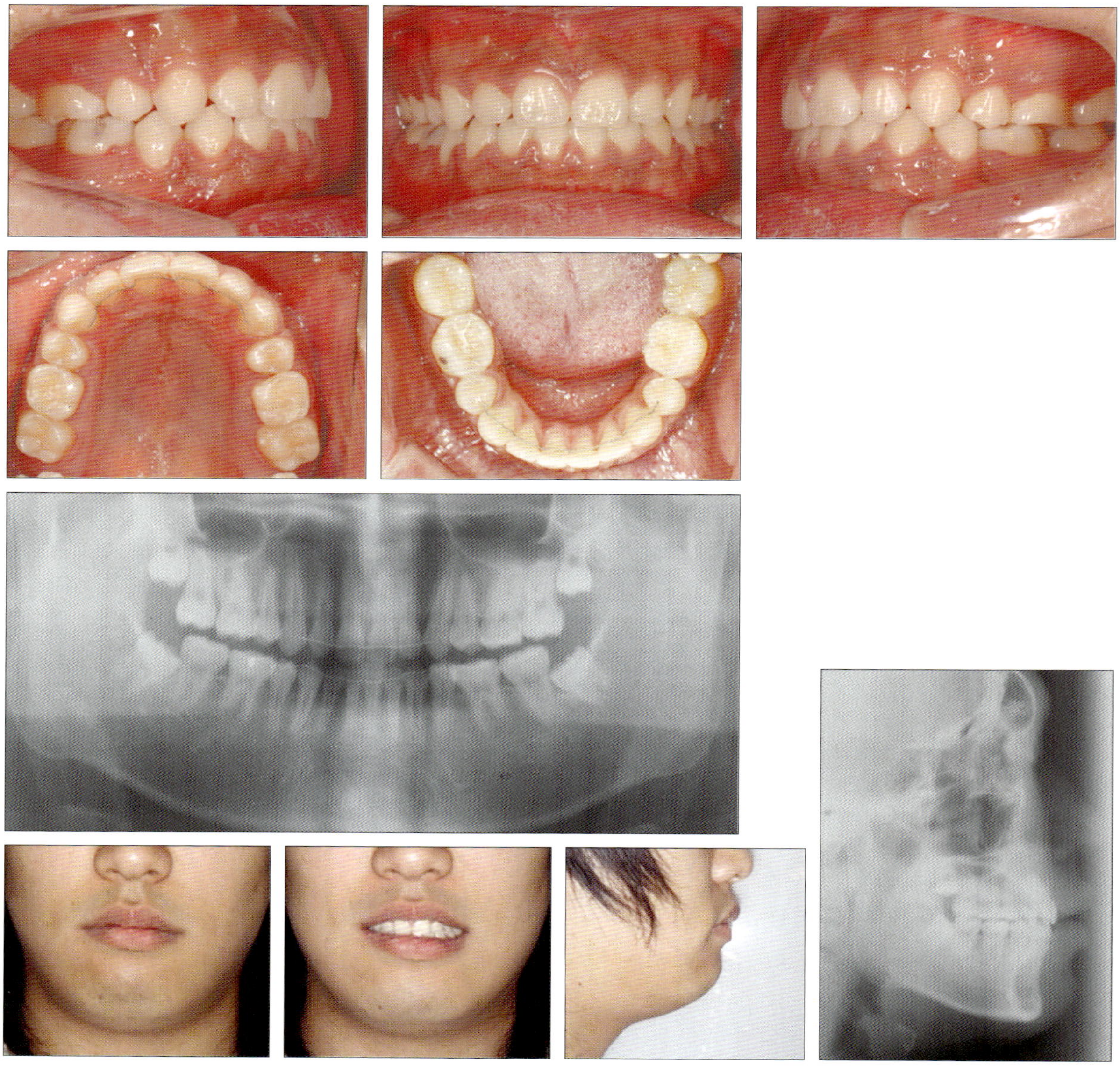

Fig. 4-4 Debonding; 양측 Class I molar & canine relation을 이루었다. 전치가 들어가 lip protrusion이 개선되었다. 필자는 앞니를 넣는 양을 가급적 많이 하지 않는 편이다. 그것은 나이가 들수록 입술이 얇아져 더 들어가 보일 수 있기 때문이다.

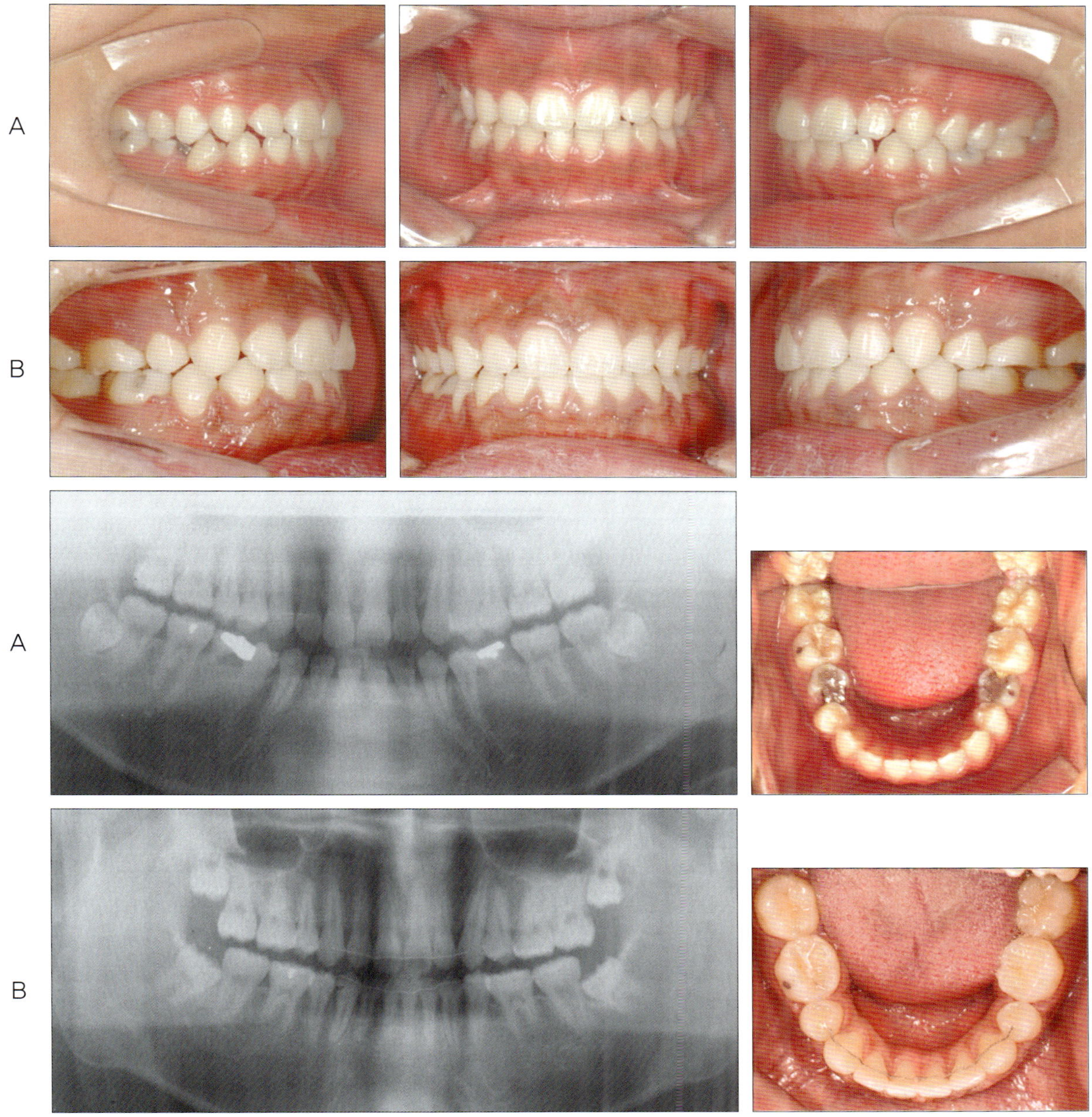

Fig. 4-5 Changes (A; Initial B; Debonding)
돌출되어 있던 전치가 retraction 되었다. Panorama 사진에서 #23 및 #36 치아의 angulation control이 약간 부족한 것이 아쉬움으로 남는다.

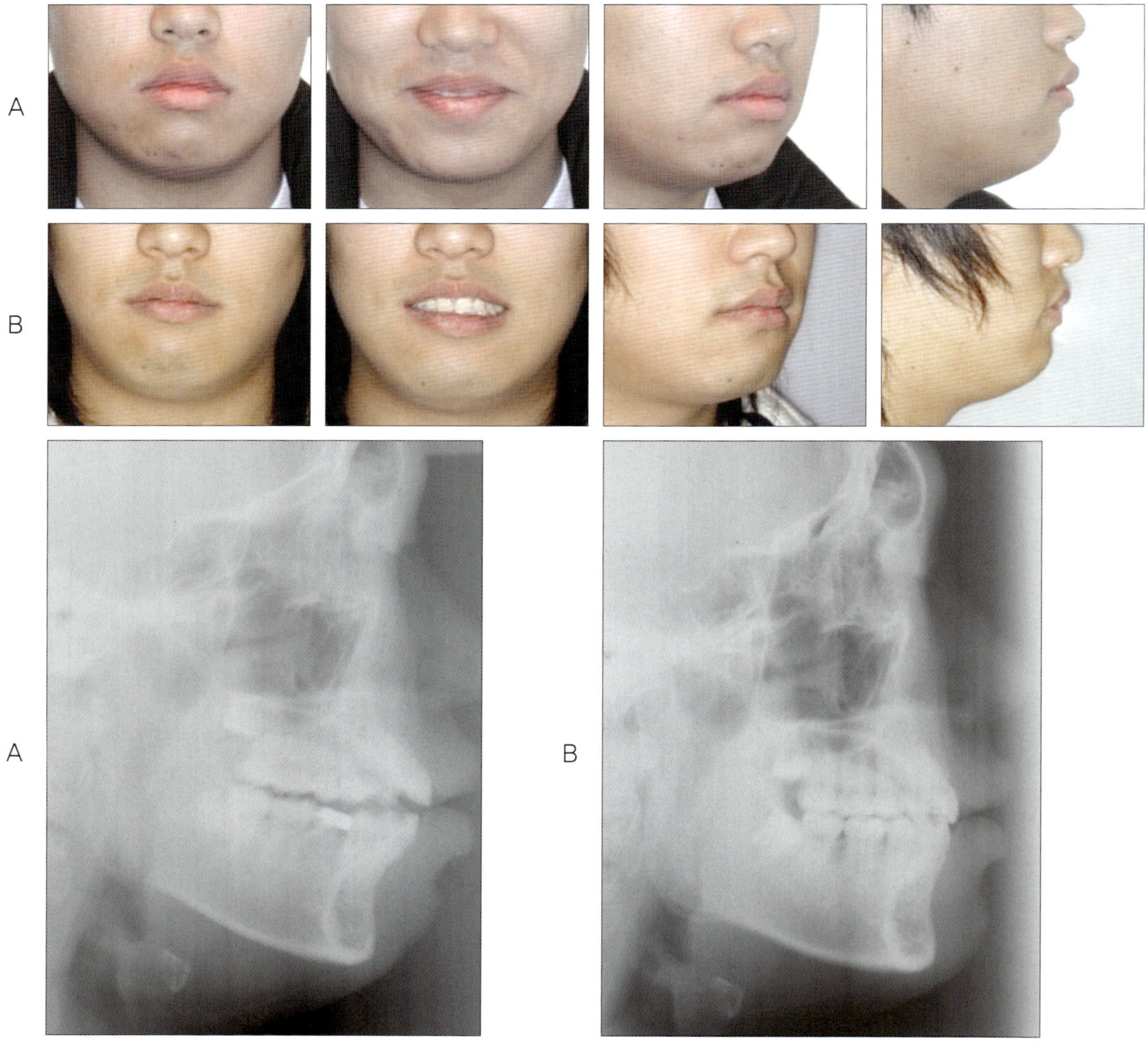

Fig. 4-6 Changes (A; Initial B; Debonding)
전치가 retraction 되어 lip protrusion이 개선되었다. 연조직만 생각하고 계속 전치를 넣으면 옥니처럼 보일 수도 있다.

책에서 제시하는 이들 증례가 이렇게 6번 결손을 사랑니로 대치하는 최초의 성공 증례는 아닐 것이다. 또한 이것이 교정의 특별한 한 장르라고 얘기할 수도 없다. 교정을 하신다고 하는 분들이라면 모두들 이런 생각을 안 해보신 분이 없을 것이고 이런 증례도 모두 갖고 계실 줄 안다. 다만 자료가 잘 정리된 많은 증례를 모으는 것이 힘들지 않겠나 하는 생각이다.

한편 이런 증례를 보여드리면 많은 분들이 장거리 치아 이동에서 어떻게 치아가 쓰러지지 않을까 하는 의문을 제시하는 분들이 계신다. 그에 대한 답은 의외로 간단하다. 후방 구치를 전방으로 당기면 힘이 center of rotation 상방에서 작용하므로 구치는 tilting 되게 된다. 따라서 당기는 힘을 천천히 하여 쓰러지는 것을 면밀히 관찰해야 하며 만일 쓰러지는 경우에는 power arm을 장착 한다던지 혹은 bracket을 도중에 떼고 angulation을 맞추어 다시 부착하는 것이 좋다. Fig. 4-7은 이런 원인에 의해 7번이 쓰러진 경우이다. 이 상태라면 교합력이 치축에 경사지게 작용하여 근심면에 periodontal defect가 생기게 되므로 주의가 필요하다.

mesial tilting의 문제 뿐 아니라 또 한가지 간과해서는 안될 것이 mesial rotation의 문제이다 (Fig. 4-8). 이것 또한 도중에 항상 발생할 수 있는 문제임을 염두에 두고 치료를 진행해야 하겠다.

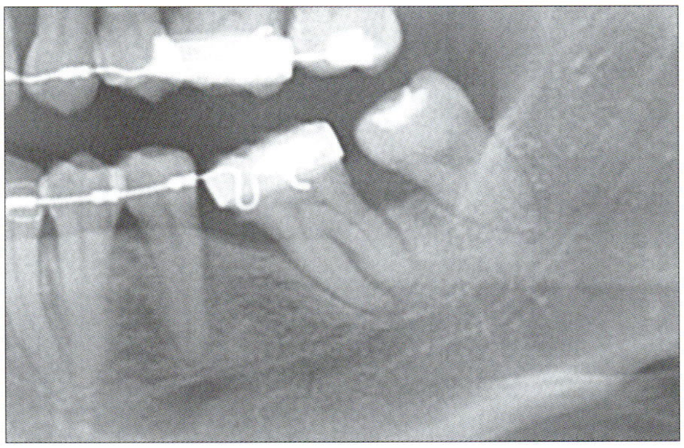

Fig. 4-7 screw에서 전방으로 당기는 힘은 center of rotation (A) 의 상방에서 힘이 작용하므로 후방 구치는 extrusion 된다 (B). (타원 의뢰 증례)

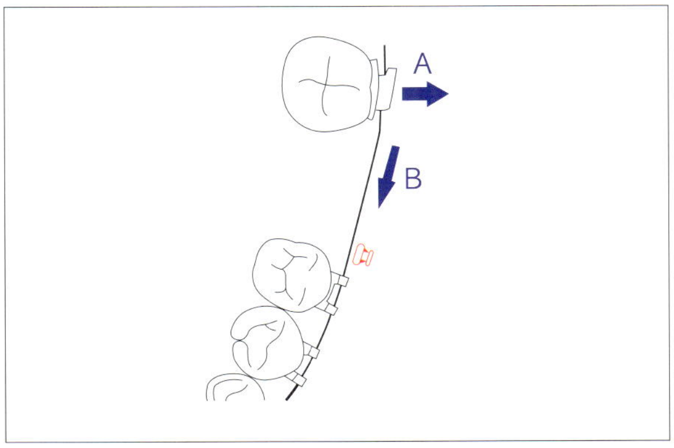

Fig. 4-8 screw에서 전방으로 당기는 힘은 (B) 후방 구치를 협측으로 나가게 하고 mesial rotation을 발생시킨다.

증례-2

16세 2개월의 남자 고교 1년생 환자로 anterior crowding과 protrusion을 주소로 내원하였다. #35, 45 치아는 congenital missing이었고 하악 양측 유치 E번이 잔존되어 있었다 (Fig. 4-9).

분석

Skeletal pattern은 상악골이 약간 돌출되어있고 하악골은 약간 후퇴되어 있는 Class II를 보이고 있었다 (ANB: 5, Wits: 3mm). midline은 상 하악 모두 facial midline에 일치하였다. CO-CR discrepancy는 없었으며 전치 각도는 상악은 labioversion 되어 있었고 하악은 약간 linguoversion 되어 있었다 (U1 to SN: 120°, U1 to FH: 126°, L1 to MP: 90°). Overjet 이 10.5mm로 과도하였다.

치료 계획

일반적인 경우라면 상악 소구치 2개를 발치하고 하악은 비발치로 하여 상악 전치를 retraction 할 증례라고 생각된다. 이렇게 하면 구치 관계는 Class II molar relation이 된다. 그러나 잔존된 하악 유치 E번의 치근이 좋지 않았기 때문에 어차피 교정을 하는 상황이므로 발치하고 공간폐쇄를 하기로 계획하였다. 이 경우 유치 E번의 mesio-distal width가 매우 클 뿐 아니라 하악 전치가 후방으로 많이 당겨지면 안되기 때문에 후방치아를 전방으로 당겨 공간의 대부분을 폐쇄시켜야 하므로 치료가 그리 쉽지는 않을 것으로 예상되었다.

치료

상악은 4번을 발치하고 전치부 retraction을 진행하였고 하악은 L&A가 끝난 후 후방 치아를 전방으로 당기기 위하여 screw를 식립하였으나 1차로 식립한 screw가 탈락되어 2차로 여분의 screw까지 식립하였다 (Fig. 4-10, 12). 하악 구치를 전방으로 당길때 bite가 open 되는 것은 이렇게 deep bite 증례에서는 좋은 방향으로 작용할 수도 있다. 치료 종료 시에는 입술이 많이 들어가 개선된 profile을 볼 수 있었으며 구치 및 견치관계는 Class I 을 이루었고 root parallel도 잘 이루어졌다.

평가

상당히 긴 공간을 구치의 전방으로 폐쇄한 증례로서 치료가 성공적으로 이루어졌다고 보여진다. 좌측 구치부의 marginal ridge가 약간 맞지 않는 것은 아쉬움으로 남으나 final model을 보면 구치부 교합은 잘 맞는다. 보통 7번을 전방이동 시키면 사랑니가 잘 따라오나 이 경우는 거의 따라오지 않았다. 아마도 사랑니의 발육 초기 단계인 것이 원인이 아닐까 생각된다.

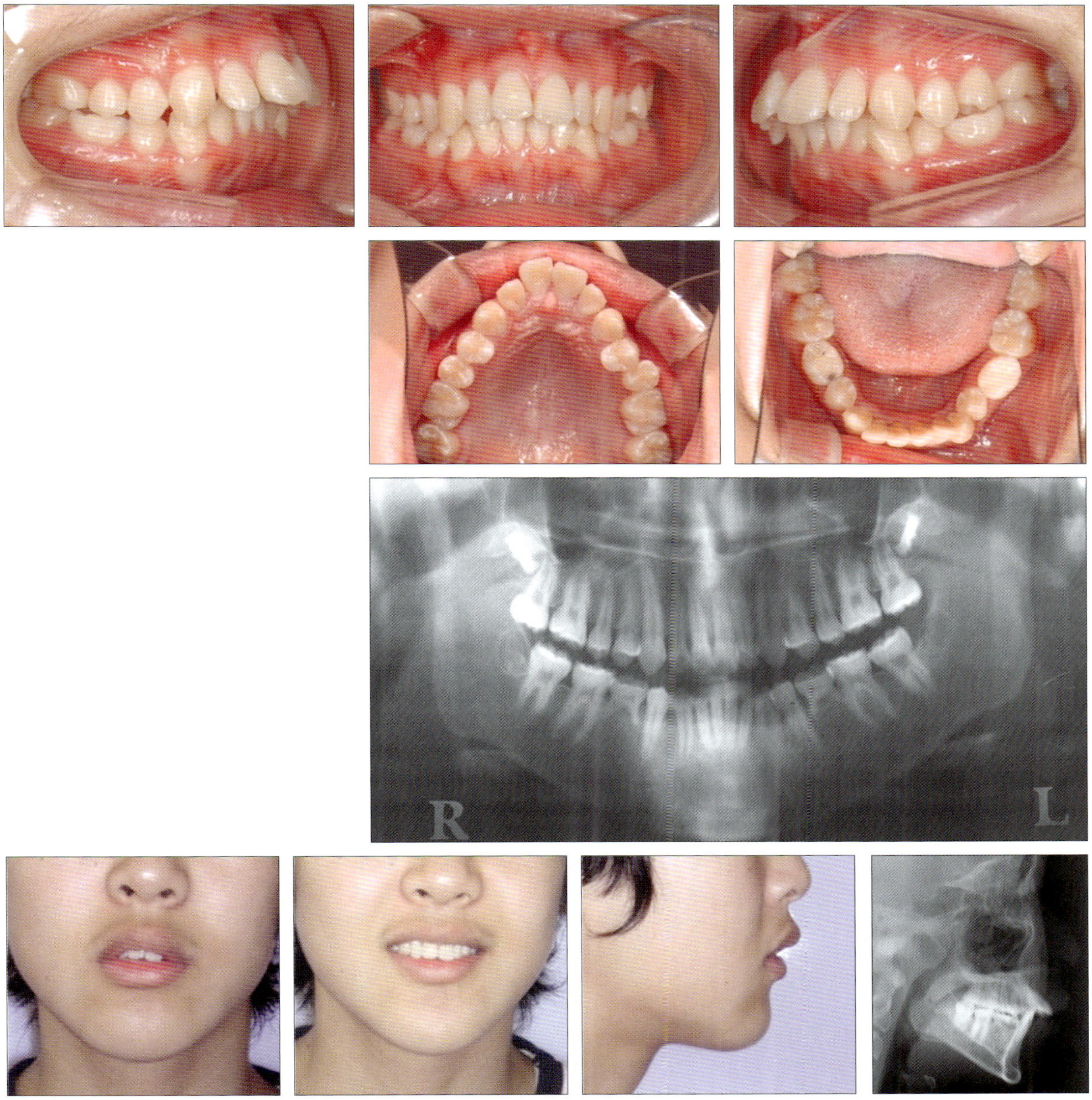

Fig. 4-9 초진; anterior crowding과 protrusion을 주소로 내원하였다. 하악 양측에 E번이 잔존되어 있었고 5번이 결손되어 있었다. 얼굴 골격은 하악이 후퇴되어 있는 Class II 를 보인다.

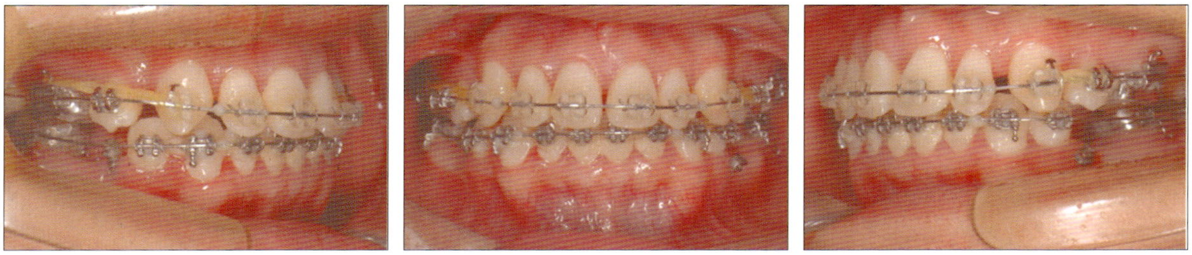

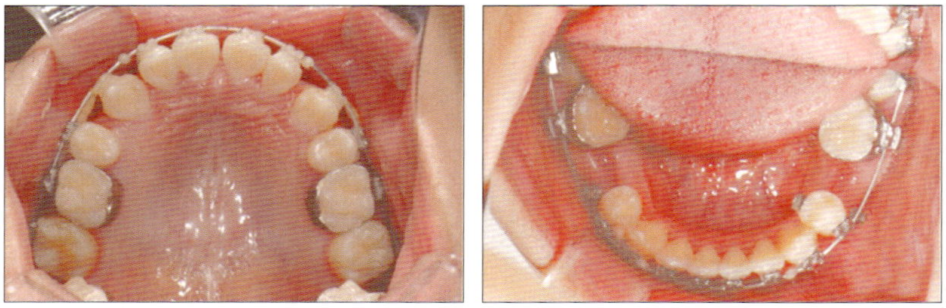

Fig. 4-10 상악은 양측 4번 하악은 양측 E번을 발치하였다. Screw로 구치를 전방 이동 시키고 있다.

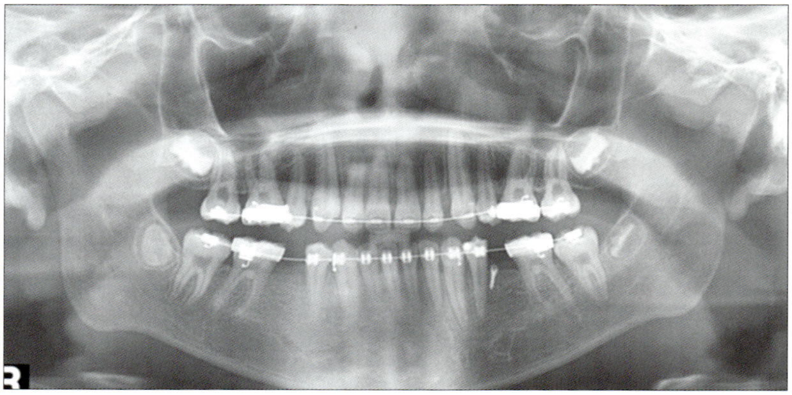

Fig. 4-11 하악 6번의 약간 쓰러지는 모습을 보인다.

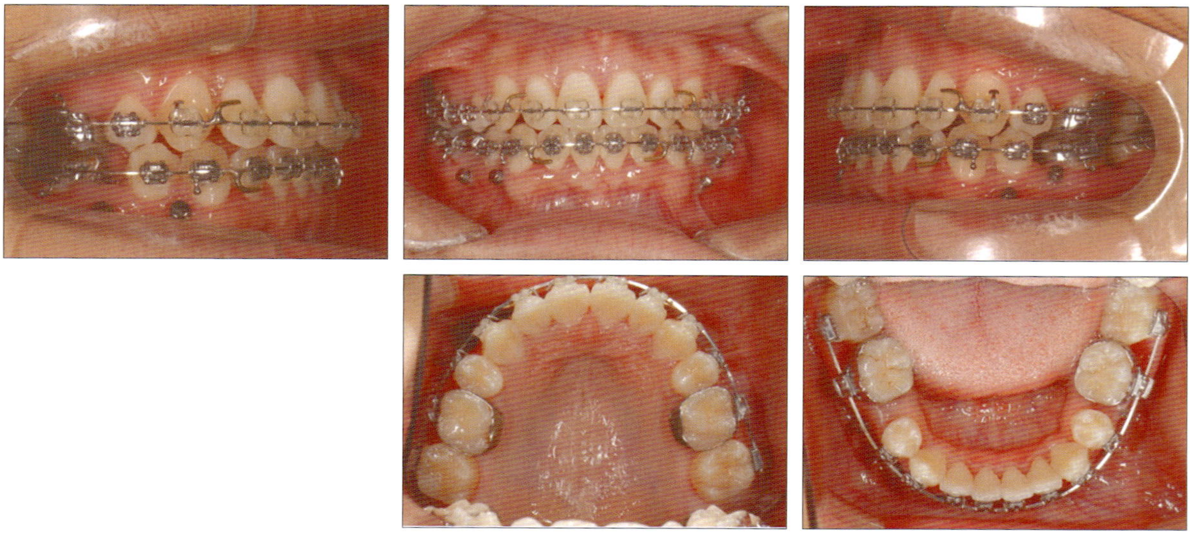

Fig. 4-12 하악 전치는 더 retraction하면 안된다. 처음 식립한 screw가 탈락되어 재 식립하였다. 2개씩 심은 것은 여분으로 더 심어둔 것이다.

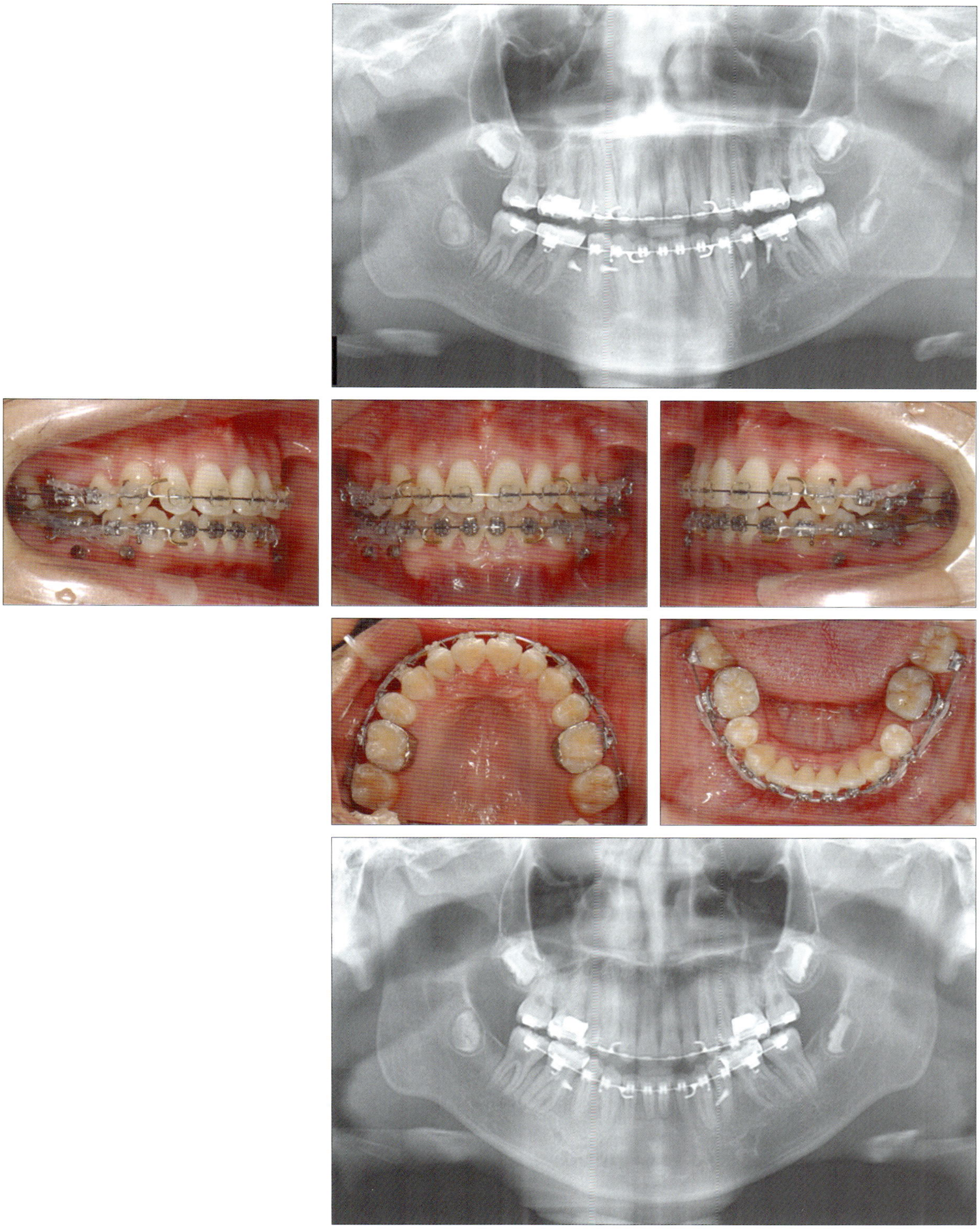

Fig. 4-13 Finishing 단계; 공간은 거의 폐쇄되었다. 초진시의 Deep bite가 개선되었다. 하악 구치를 전방으로 당길 때 정출이 일어나 bite가 open 되는 현상은 이렇게 deep bite 증례에서는 좋은 방향으로 작용할 수도 있다. 하악 구치부가 근심이동 하였으나 사랑니는 따라오지 않고 있다.

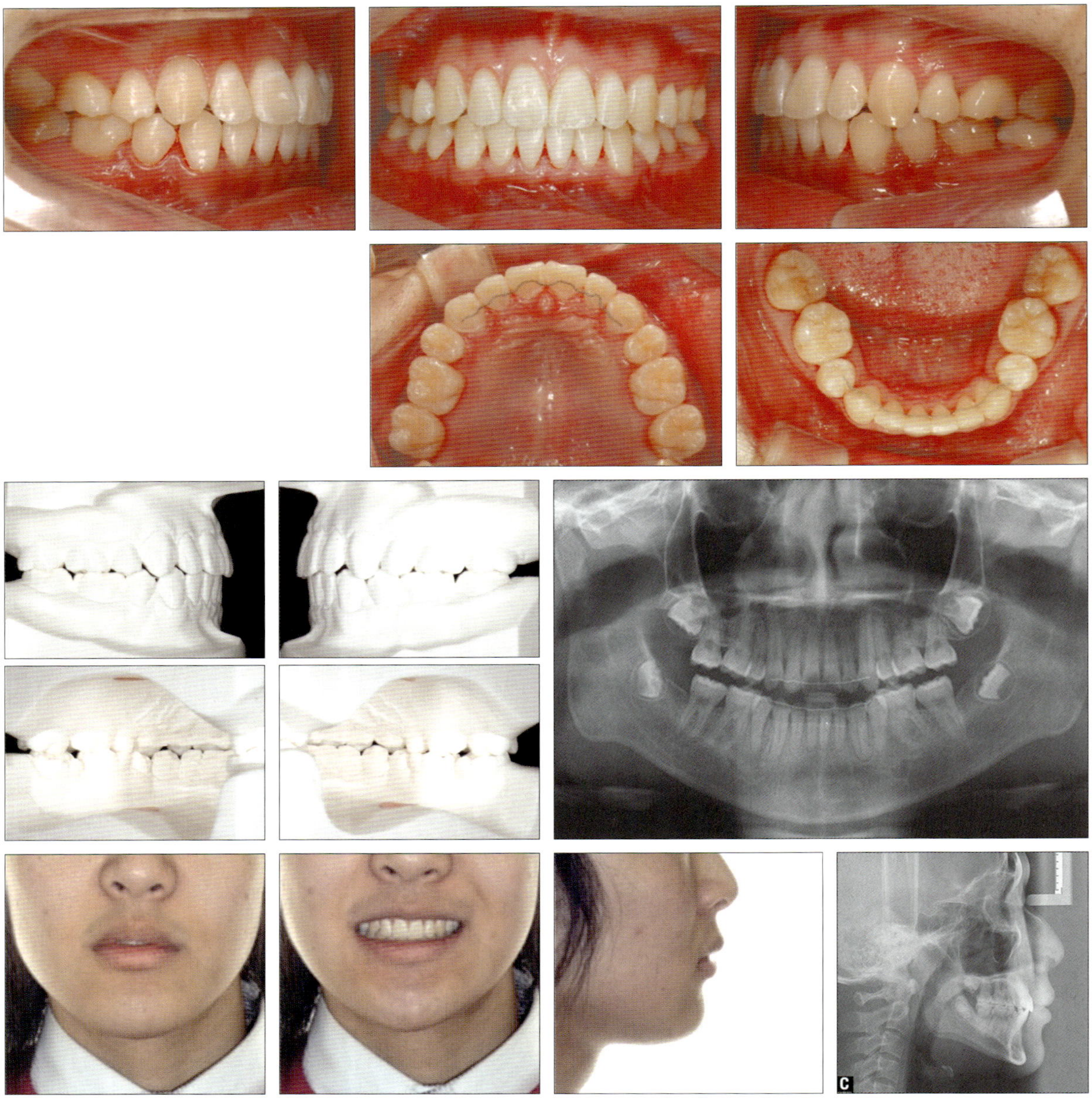

Fig. 4-14 Debonding; 양측 Class I molar & canine relation을 이루었다. 구강내 사진에서는 하악 좌측 구치부의 marginal ridge가 잘 맞지는 않으나 모델을 보면 상하간의 교합은 양호한 편이다.

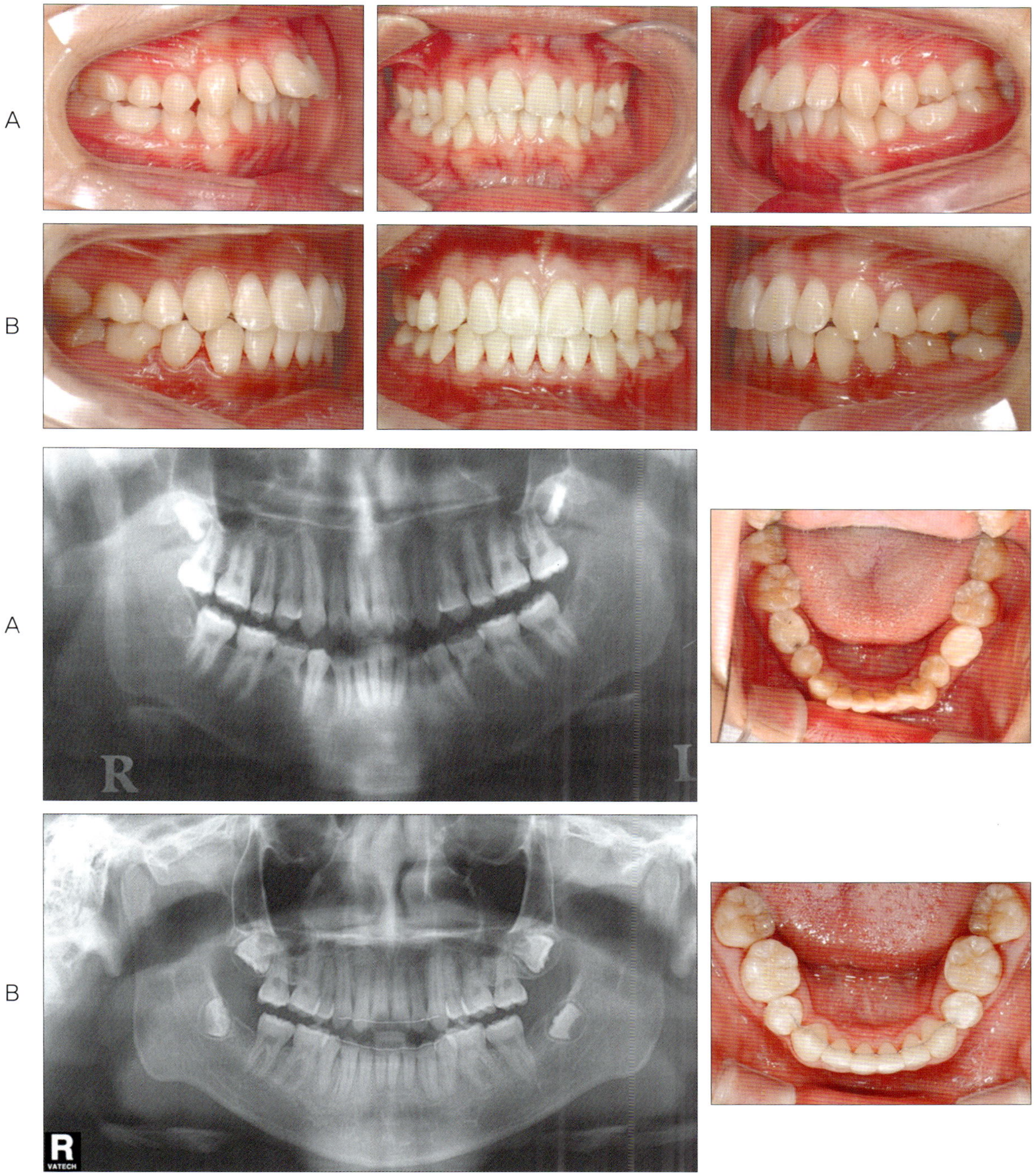

Fig. 4-15 Changes (A; Initial B; Debonding)
crowding이 해소됨과 동시에 돌출되어 있던 전치가 retraction 되었다. 아래 사랑니는 계속 따라오지 않았다.

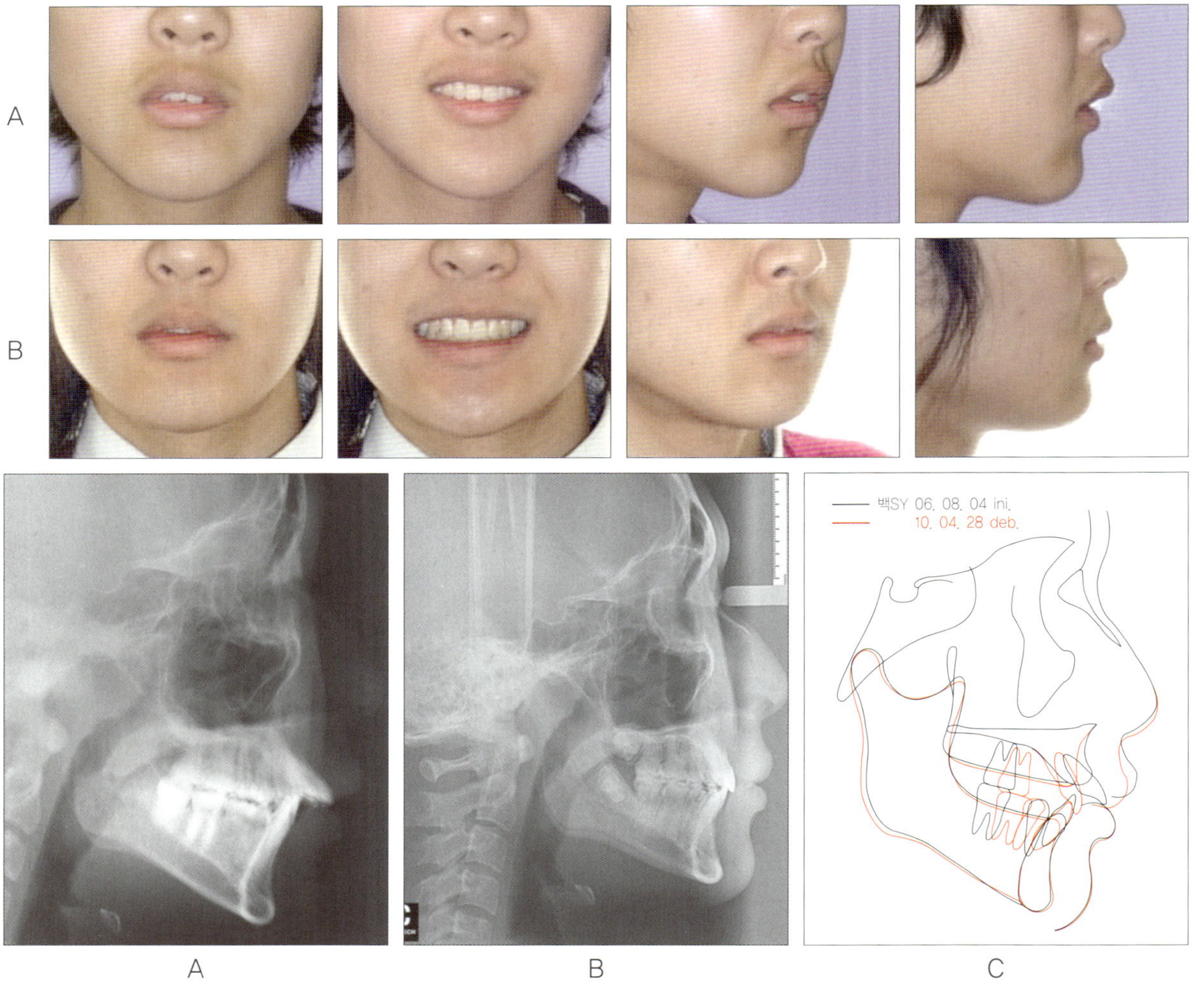

Fig. 4-16 Changes (A; Initial B; Debonding C; Superimposition)
전치가 retraction 되어 lip protrusion이 개선되었다. 초진시 하악 전치가 나와있는 상태는 아니었기 때문에 E번을 발치한 긴 공간은 거의 대부분 구치부의 전방이동에 의해 폐쇄되었다.

Chapter 5

관련 Case Reports

- 이렇게 6번을 사랑니로 대치시키는 치료에 대한 보고를 검색해 보면 그 수가 그다지 많지 않다.
- 이것은 이 치료를 위해선 TADs 즉, miniscrew가 절대적으로 필요한데 다른 나라에서는 TADs가 아직 그렇게 많이 사용되지 않고 있기 때문일 것으로 생각된다.

Chapter 5

관련 Case Reports

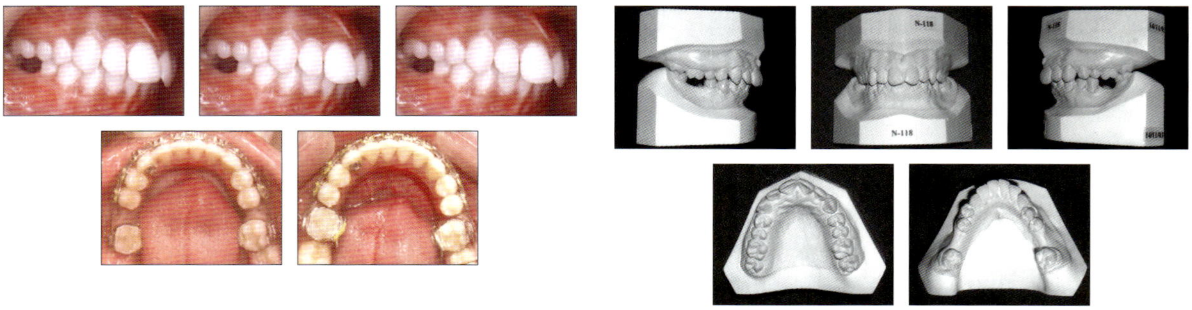

A

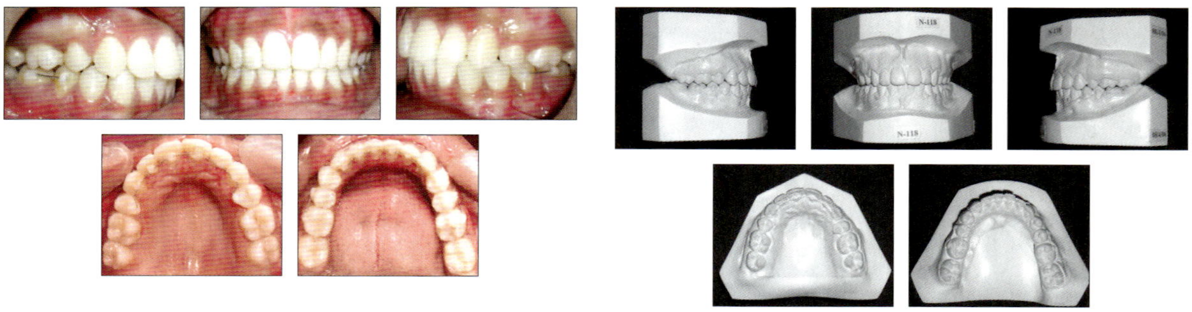

B

Fig. 5-1 관련 논문-1
Titanium screw anchorage for protraction of mandibular second molars into first molar extraction sites. Nagaraj K, Upadhyay M, Yadav S. Am J Orthod Dentofacial Orthop. 2008 Oct;134(4):583-91)
A; 치료 전 B; 치료 종료

가장 최근의 유사한 보고로는 2008년 인도의 K. Nararaji가 AJODO에 보고한 유사한 증례가 있다. 하악 양측 6번 결손공간을 폐쇄한 증례였다.

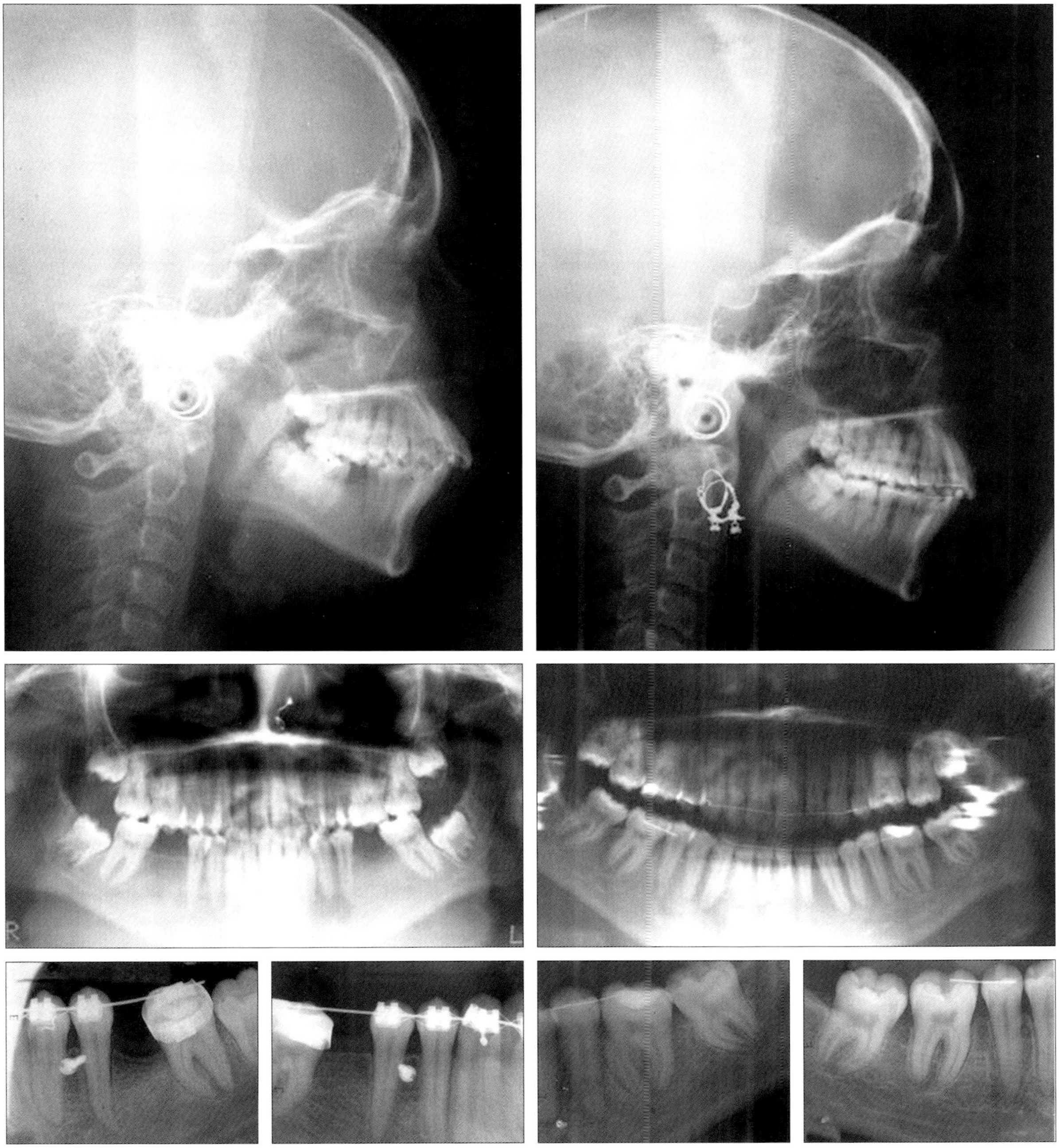

A B

Fig. 5-2 (Fig. 5-1 의 증례) A; 치료 전 B; 치료 종료
사랑니가 이동해와서 결손 공간이 폐쇄되었다. 전치부 protrusion이 개선된 모습을 보여준다. 전치부가 retraction 되면 그만큼 후방 치아가 전방으로 이동할 양은 줄어들게 된다. 따라서 전치부에 crowding이나 protrusion이 있는 경우 공간 폐쇄는 더 용이하다고 볼 수 있다.

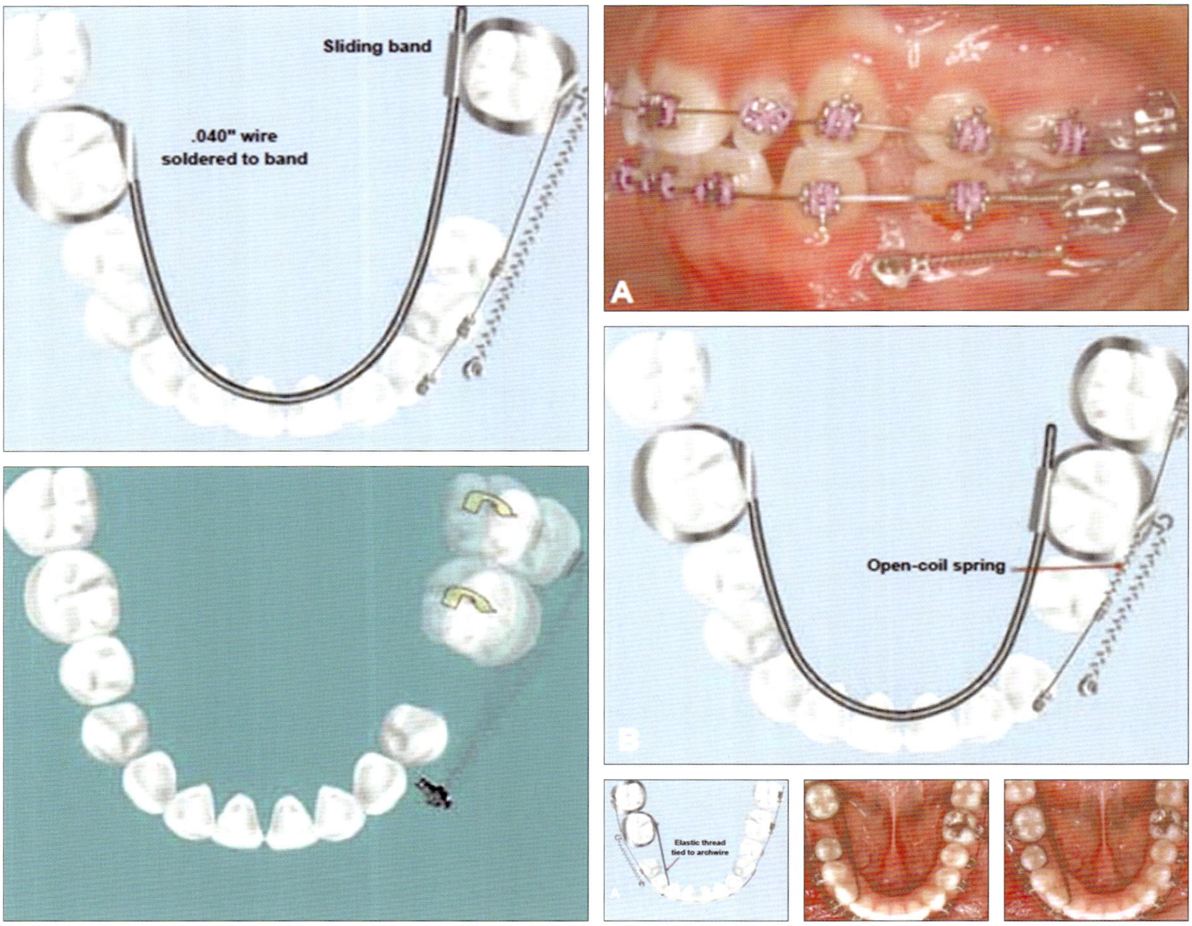

Fig. 5-3 Kravitz ND, Jolley T. Mandibular molar protraction with temporary anchorage devices. J Clin Orthod 2008 Jun; 42(6): 351-5

2008년에 Kravitz ND가 JCO (Journal of Clinical Orthodontics) 에 이런 치료와 관련한 biomechanical aspect에 관하여 보고하였다. 6번 결손 공간은 길기 때문에 tipping, rotation 등의 부작용이 발생하기 십상이다. Lingual arch 등의 장치를 이용하여 이런 부작용을 줄이면서 결손 공간을 폐쇄하는 방법을 보고하였다.

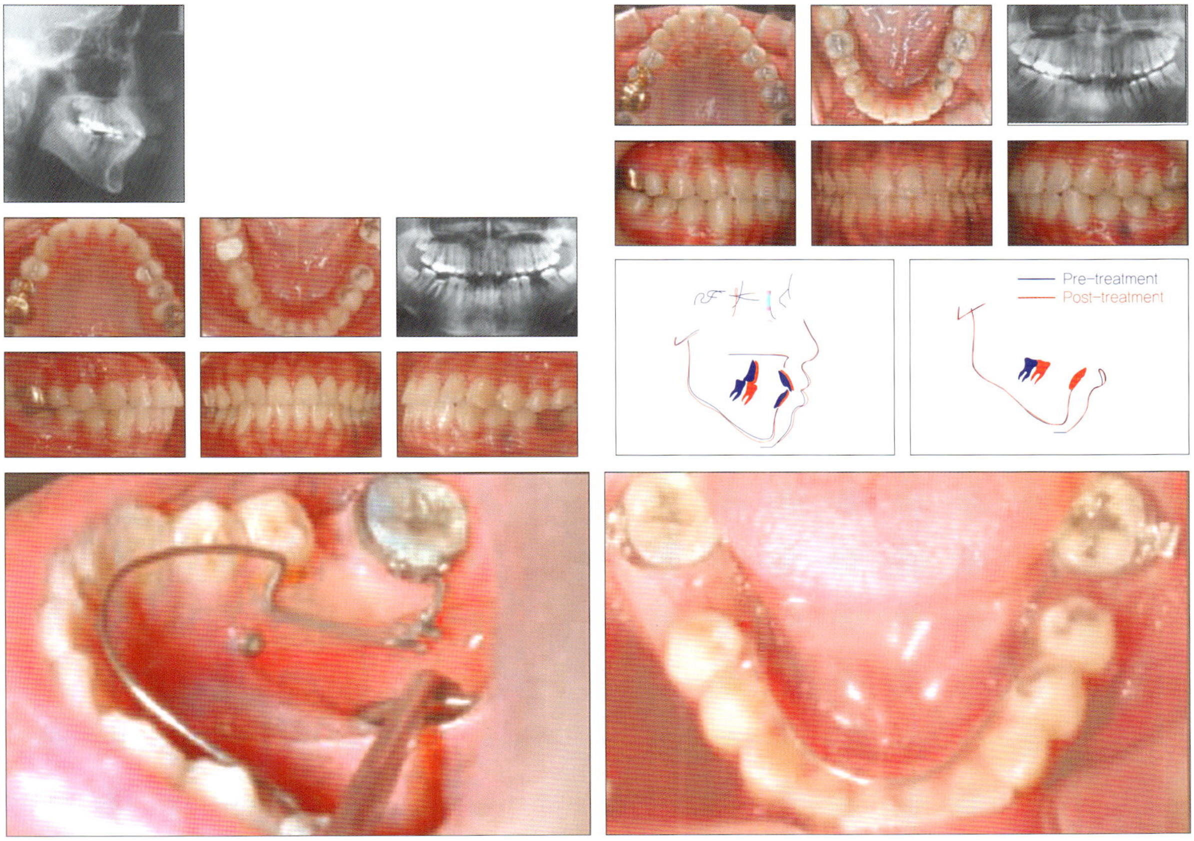

Fig. 5-4 SH Kyung, JH Choi, YC Park. Miniscrew anchorage to protract lower second molars into first molar extraction sites. JCO 2003

2003년 경승현 교수님이 하악 6번의 결손 증례를 보고한 바 있다. 설측에 screw를 심어 치료한 훌륭한 증례였다. 이러한 치료에 있어 screw는 절대적이다. Screw mechanic의 눈부신 발달로 과거에는 생각지도 못했던 이런 치료들이 이루어질 수 있다. 한국은 TADs (screw) 분야에 있어서는 미국, 일본, 유럽 등 기타 선진국을 압도하는 수준에 있다.

Chapter 6

비 적응증 및 주의해야 할 증례

1. 치료에 걸리는 시간 문제
2. 발음, 심미, 불편함의 문제
3. Periodontal problem
4. Narrow ridge
5. 8번이 존재하지 않고 7번만 존재하는 경우

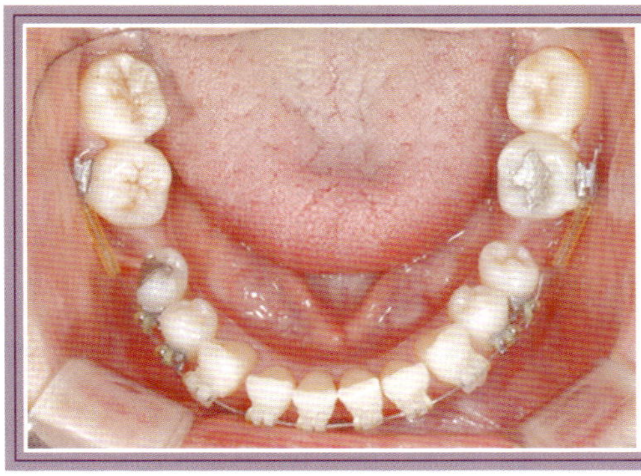

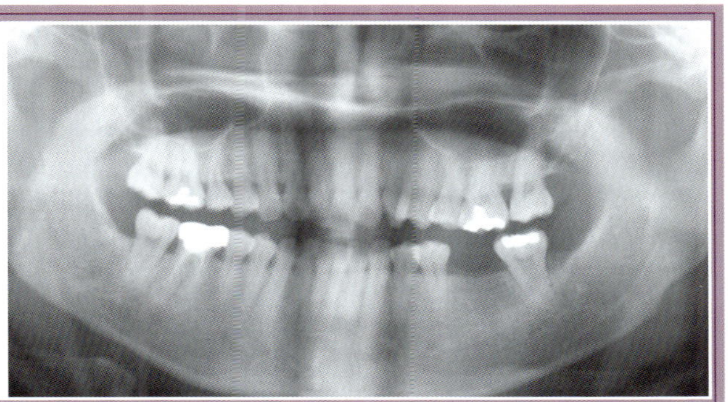

Chapter 6

비 적응증 및 주의해야 할 증례

모든 치료가 그러하듯이 이러한 치료도 모든 경우에 잘 되는 것만은 아니다.

이 글을 쓰면서 가장 우려되었던 사항은 000 게 된다더라 하면 그것이 마치 모든 경우에 해당되는 것처럼 오도 되는 것이다. 특히 환자분의 입장에서 경우 왜 다른 사람은 되는데 나는 안 되는가 하는 의문을 가질 수도 있다.

치료라는 것은 물건을 동일하게 찍어내는 것이 아니며 재료를 진열해 놓고 그대로 판매하는 것이 아니다. 의료진이 직접 손을 대어 치료가 이루어지는 것이고 개개인이 처한 상황은 모두 다르다. 치아도 모두 다르고 치아를 지지하고 있는 뼈와 주위 조직도 다르며 교합 등등 같은 것이 하나도 없다. 똑같은 치료 결과를 원하는 것은 저 사람과 똑같은 얼굴을 갖게 해 달라고 하는 것과 마찬가지다. 의사와 환자가 최대의 노력을 기울여 현재 처한 상황에서 최선의 결과를 도출해 내야 하는 것이다.

이번 장에서는 어떤 경우에 어려움이 있고 어떤 경우에 더욱 주의해야 하는가를 살펴보도록 하겠다.

1. 치료에 걸리는 시간 문제

일반 Bridge는 첫날 치아를 삭제하고 본을 뜨고 다음 내원해서 접착하면 되니까 1~2주가 걸린다. 임플란트는 뼈에 구조물을 식립하고 그것이 뼈와 붙는 기간이 필요하여 2~3 개월 걸리므로 Bridge 보다는 오래 걸리나 교정보다는 짧게 걸린다.

교정은 시간이 많이 걸린다. 2년도 걸리고 3년이 걸리는 경우도 있다. 치아가 이동해서 공간이 없어지려면 앞쪽의 뼈는 흡수되고 뒤쪽의 뼈는 생성되어야 한다. 몸에서 자연스럽게 대사가 일어나야 하는 것이다. 어느 정도 시간이 걸릴 수 밖에 없다. 간혹 "자주 내원할 테니, 아파도 되니까 세게, 빨리 빨리 치료해 주세요" 라고 하시는 분이 계시다. 그런다고 치아가 빨리 움직일 일이 아니다. 부작용만 커지게 된다.

일반적으로 교정은 2년 전후가 걸리게 된다. 사랑니를 이용한 어금니 결손 교정은 그 공간이 크기 때문에 일반 교정보다 시간이 약간 (3~6개월 정도?) 더 걸리는 경우가 많다.

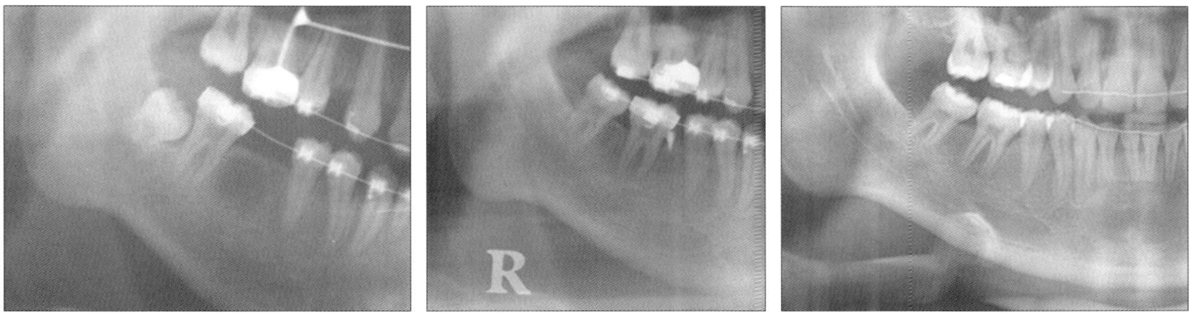

Fig. 6-1 교정으로 결손 공간을 메우려면 긴 거리를 치아가 이동해야 한다. 치아는 뼈에 심어져 있는데 치아가 이동한다는 것은 한쪽의 뼈는 흡수되고 반대쪽 뼈는 새로 생겨나야 하는 과정이기 때문에 어느 정도의 시간이 필요하다.

2. 발음, 심미, 불편함의 문제

40세의 남자 환자분으로 제1대구치가 3군데 결손되어 있었다. 교정으로 공간을 메울 수 없을까 하고 내원하셨다. 성공만 한다면 매우 큰 득이 될 것이다.

장치를 부착하고 교정을 시작하였으나 막상 시작하고 보니 사회생활이 가장 왕성한 시기여서 출장 등의 문제로 1달에 한번씩 시간 맞추어 내원하시기가 힘들었다. 또한 사업상 여러 사람을 만나야 하는데 불편함이 예상보다 심하였다.

어쩔 수 없이 장치 부착 약 2개월 만에 교정을 중단하고 원래 계획대로 implant를 하기 위해 장치를 철거하였다. 치료 초기에는 많은 치아이동이 없기 때문에 장치를 철거하면 치아는 원래 위치로 돌아가게 된다.

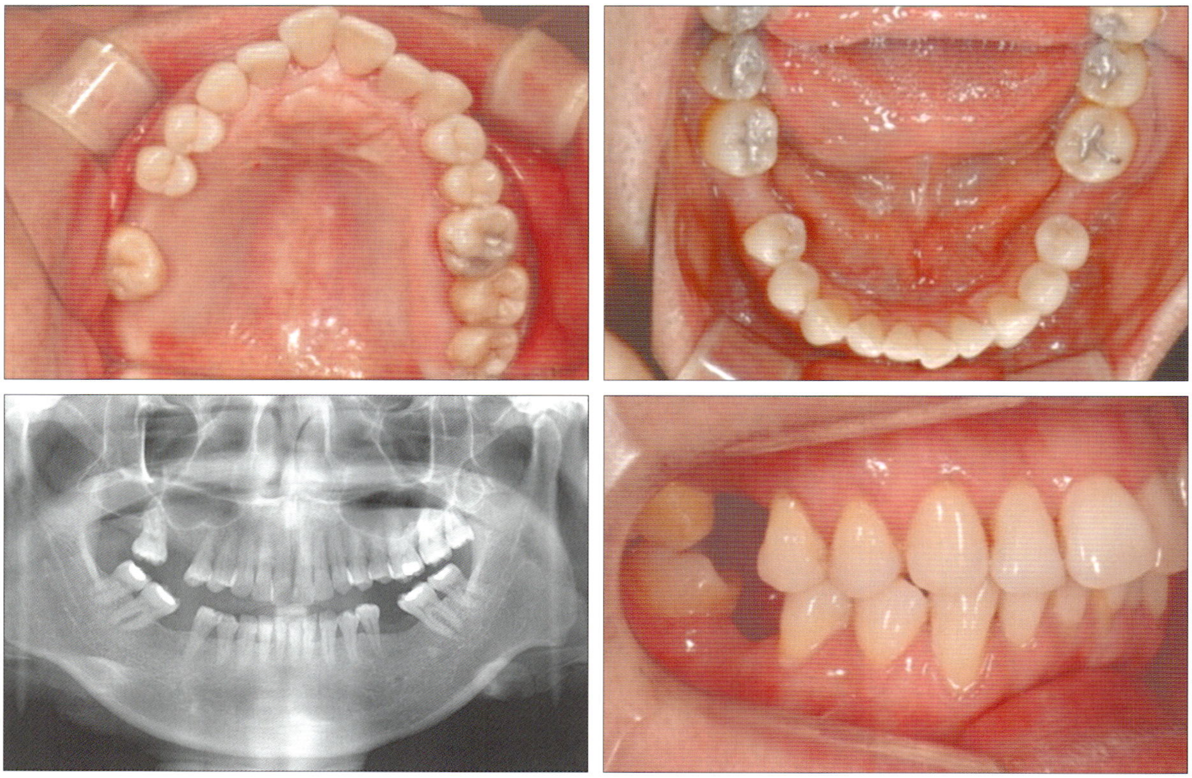

Fig. 6-2 교정 장치로 인한 불편감은 나이가 드실수록 약간은 더 심한 것 같다. 대구치 결손부가 3군데나 되어 교정으로 공간을 메우면 가장 좋은 치료가 될 수 있었으나 도중에 중단하였다.
치료 초기에 중단하면 교합에 큰 변화를 주지 않으므로 빨리 판단하여 결정 하여야 한다.

3. Periodontal problem

아래 큰 어금니의 결손 공간을 교정으로 메우기를 원하신 분이었으나 워낙 잇몸 상태가 좋지 않아 교정으로 결손 공간을 폐쇄하기는 힘들 것으로 판단되었다.

잇몸 처치 및 임플란트가 필요한 예이다.

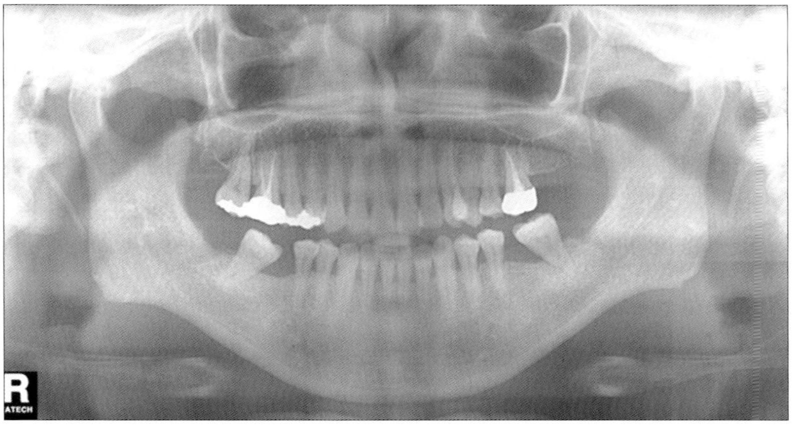

Fig. 6-3 아래 양측 구치의 bone level이 많이 내려가 있다.
교정은 전치부에 존재하였던 crowding만 가볍게 펴는 정도로 끝내고 perio treatment 및 implant에 중점을 두기로 했다.

4. Narrow ridge

치아가 발치되고 시간이 경과하면 ridge의 퇴축이 일어난다. 심하게 좁아진 ridge로 치아가 이동할 수 있을까?

이 환자는 20년 전에 하악 양측 6번이 발치되었다.

Dr. Kokich는 좁은 ridge에서 치아의 이동이 가능하고 그렇게 하여 치아가 통과된 새로운 ridge는 그 폭경과 높이가 우수하여 implant 식립도 가능하다고 한 바 있다. 그러나 실제 많은 임상가들은 그 이론을 모두 적용시키는 것은 무리가 있다고 생각한다. 심하게 퇴축된 ridge로 치아를 이동시키면 치아가 잘 움직이지 않을 뿐더러 root dehescence가 발생할 우려가 높다.

필자도 이와 같이 심하게 퇴축된 경우에 무리한 계획을 세우는 것은 반대하는 입장이다.

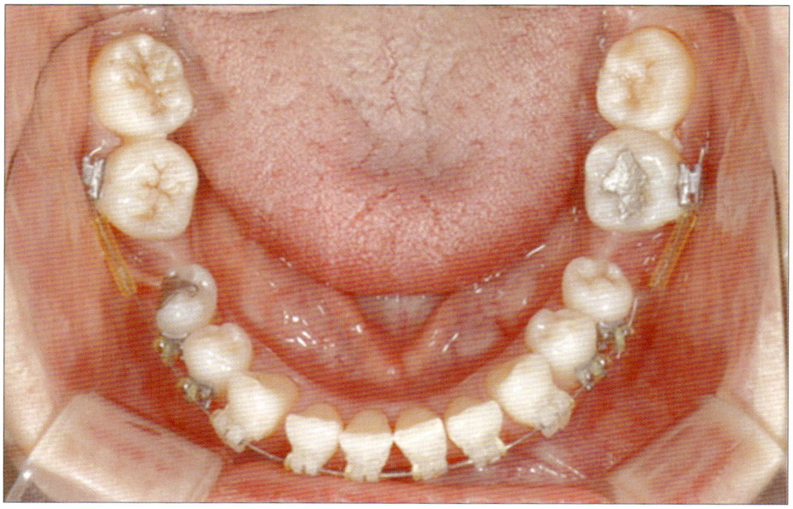

Fig. 6-4 20년 전에 하악 양측 6번이 발치되어 edentulous ridge가 심하게 좁아져 있다.

5. 8번이 존재하지 않고 7번만 존재하는 경우

아래 X-ray와 같이 6번이 결손인데 사랑니가 없는 경우가 있다. 물론 전체적으로 비발치인 경우라면 교정을 하더라도 당연히 임플란트를 해야 하기 때문에 7번을 당기는 교정은 성립되지 않을 것이다.

그런데 만약 다른 부위가 소구치를 발치해야 하는 경우라면 어떨까? 필자의 경험으로는 크게 2가지 어려운 점이 발생한다.

1) 당기는 도중에 치아의 mobility가 8번이 있는 경우보다 심하고 불안정하다.
2) 최종 교합 형성 후 상악 7번과의 교합이 완전하지 않다. 교합이 안되서 상악 7번이 정출될 정도는 아니지만 근심 쪽에 아슬아슬하게 걸린다.

여기서 이에 해당되는 2 증례를 살펴보기로 하겠다.

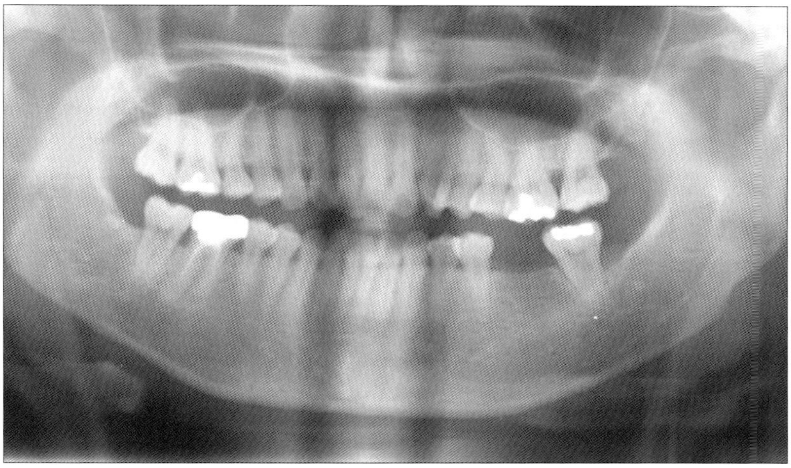

Fig. 6-5 #36이 결손이고 #38이 없다. 이런 경우 사랑니가 존재하는 것이 더 안정적이다.

6. 증례-1

22세 9개월의 여자환자로 anterior crowding과 protrusion을 주소로 내원하였다. #36 치아는 caries로 발치된 상태였고 사랑니는 존재하지 않았다 (Fig. 6-6).

분석

Skeletal pattern은 chin이 돌출되어 있는 Class III 였으나 그 정도는 심하지 않았다 (ANB: 2, Wits: -2mm). midline은 상하악 모두 facial midline에 일치하였다. CO-CR discrepancy 0.5mm 전방 편위가 있었으며 전치 각도는 상 하악 전치 모두 약간 labioversion 된 양상을 보이고 있었다 (U1 to SN: 112°, U1 to FH: 120°, L1 to MP: 98°).

치료 계획

앞의 증례들처럼 #36 결손공간을 이용하면서 나머지는 소구치를 발치하기로 하였다. 다만 이 경우는 8번이 없었다는 것이 다른 증례와 다른 점이라 하겠다. 치주 상태는 큰 문제 없었다.

치료

계획대로 발치하고 치료를 진행하였다. #36 결손공간의 많은 부분이 7번의 근심이동으로 폐쇄되어야 한다. 그러나 치료 중 #37 치아의 동요도가 상당량 존재하였다. 적극적인 근심이동을 유보하면서 공간을 폐쇄할 것인지 아니면 폐쇄를 포기하고 implant를 식립할 것인지 고민하였다 (Fig. 6-9, 10). 결국은 공간 폐쇄를 포기하고 implant를 식립하였다 (Fig. 6-13). Debonding 시에는 양측 Class I molar relation을 이루었고 안정된 구치 교합을 볼 수 있다 (Fig. 6-13). 치료 종료 시에는 입술이 적절히 들어가 개선된 profile을 볼 수 있었다.

평가

#36 공간을 폐쇄하지 못하였기 때문에 치료가 실패하였다고 표현할 수도 있겠으나 이러한 시도가 아니었다면 처음 부터 당연히 implant를 해야 하는 증례였기 때문에 손해볼 것은 없다고 할 수 있겠다. 도중에 문제가 있다고 판단되면 무리하게 치료를 지속하는 것 보다는 상황에 맞게 치료계획을 바꾸는 것도 현명한 대처라고 생각된다.

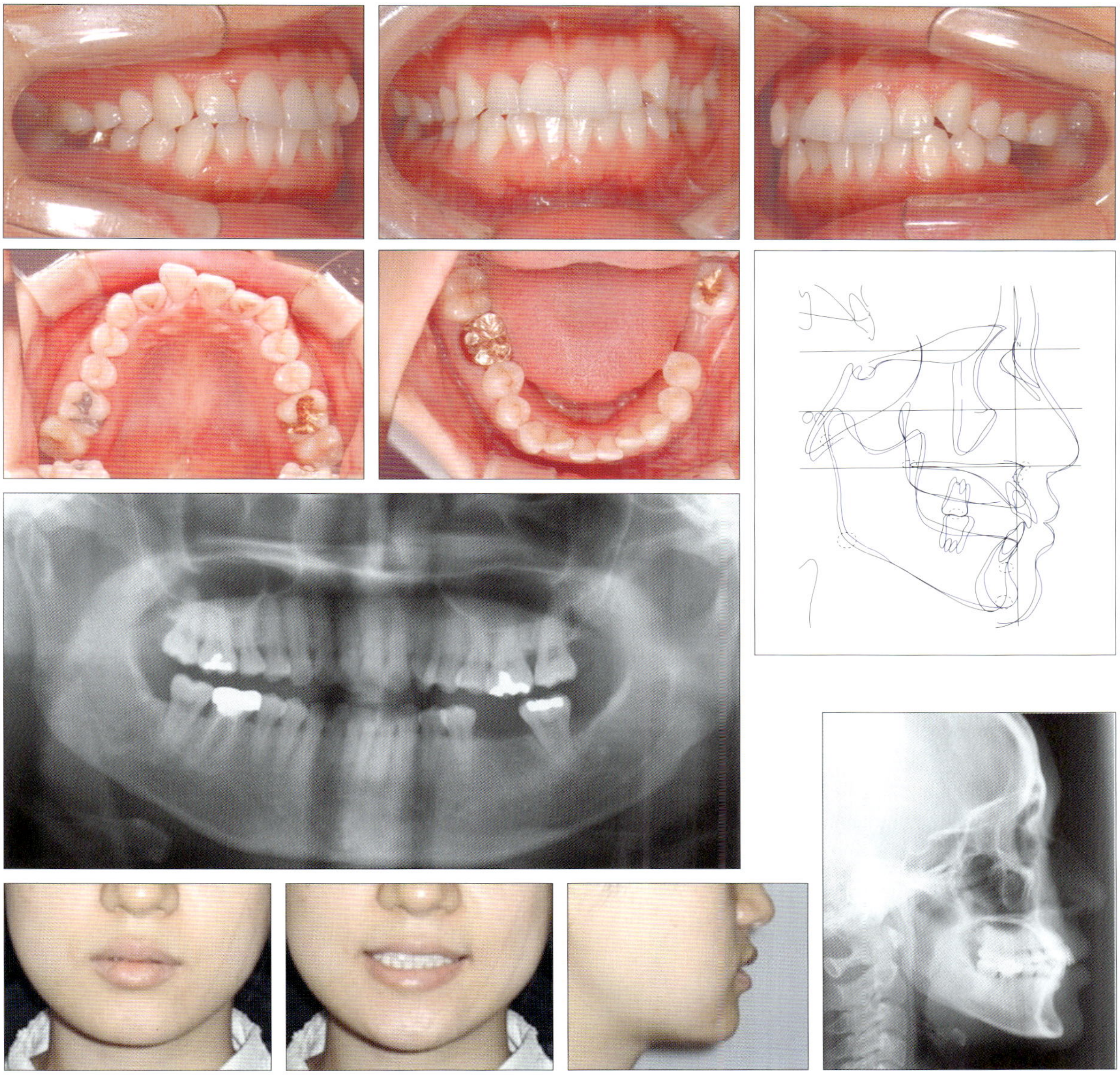

Fig. 6-6 초진; anterior crowding과 protrusion을 주소로 내원하였다. #36은 caries로 이미 발치된 상태였다. 8번이 존재하지 않았다.

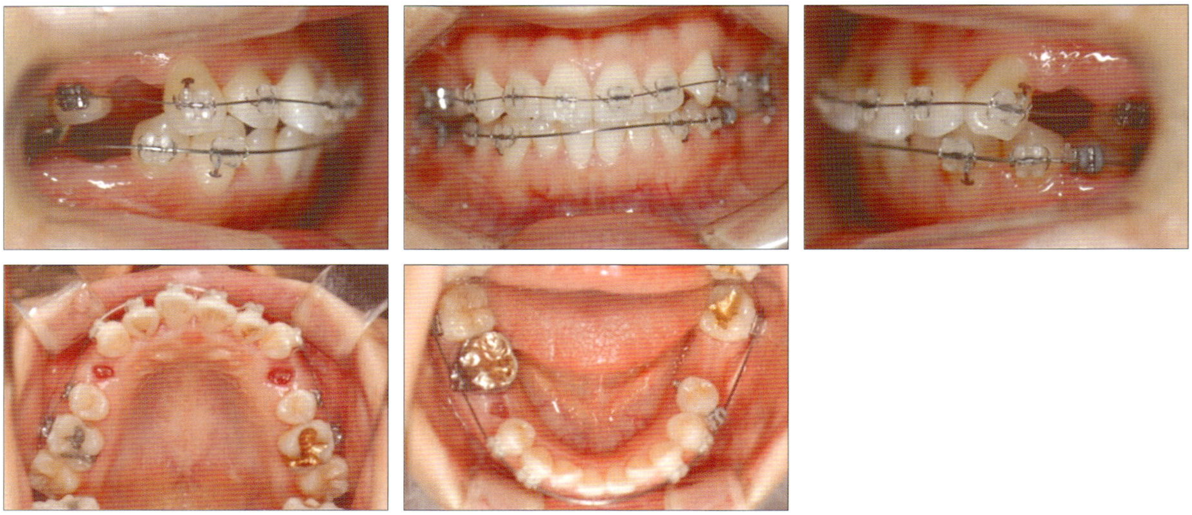

Fig. 6-7 하악 좌측은 6번 결손공간을 이용하였고 나머지는 소구치를 발치하였다.

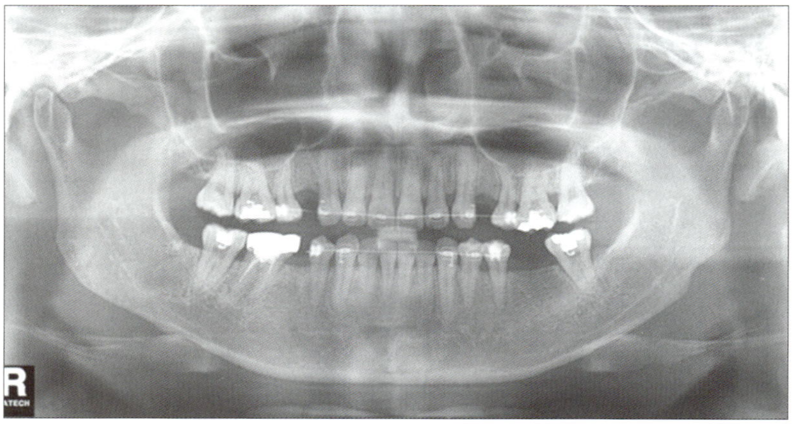

Fig. 6-8 6번이 결손된 상태에서 8번이 없고 7번만 남으면 왠지 불안해 보이고 동요도가 많은 편이다.

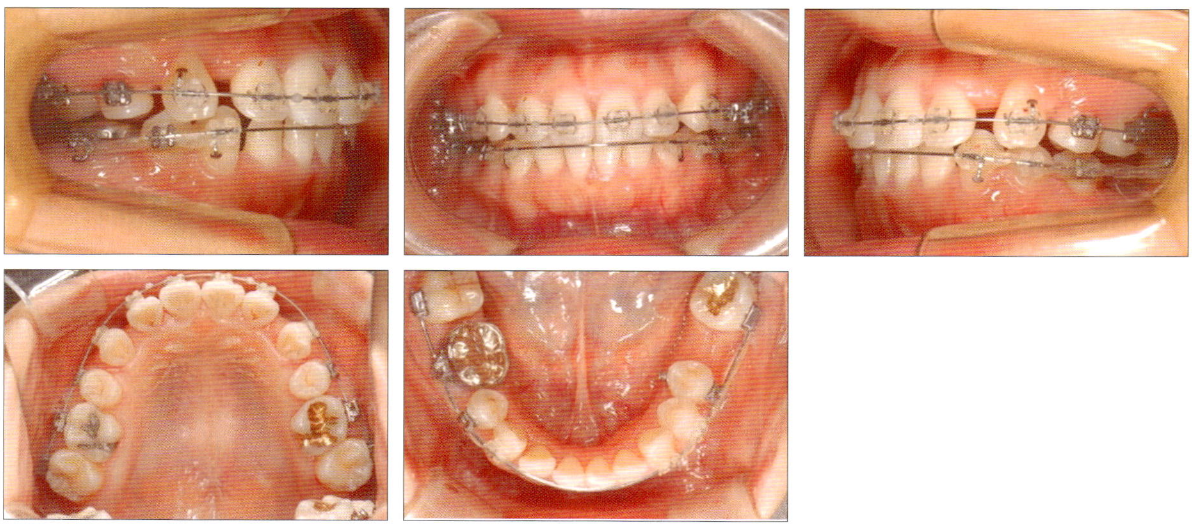

Fig. 6-9 점차로 공간이 폐쇄되면서 앞니가 들어가고 있다.
#36 발치공간의 적극적인 폐쇄는 아직 유보하고 있는 상태이다.

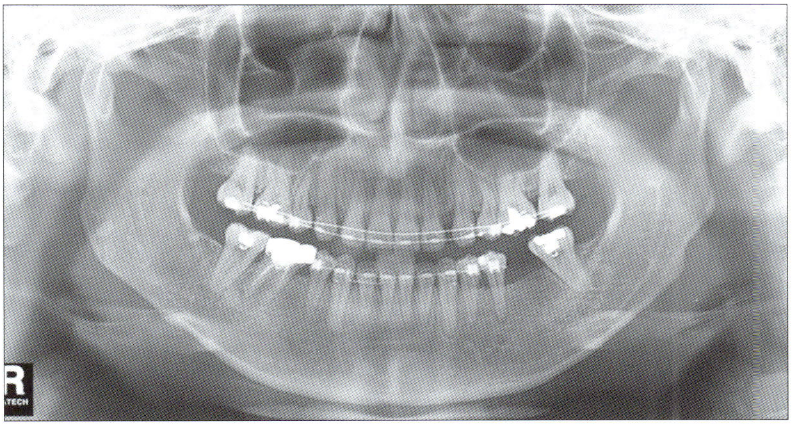

Fig. 6-10 치료 중 #37 치아의 동요가 상당히 존재하여 적극적인 근심이동을 유보하고 있다.

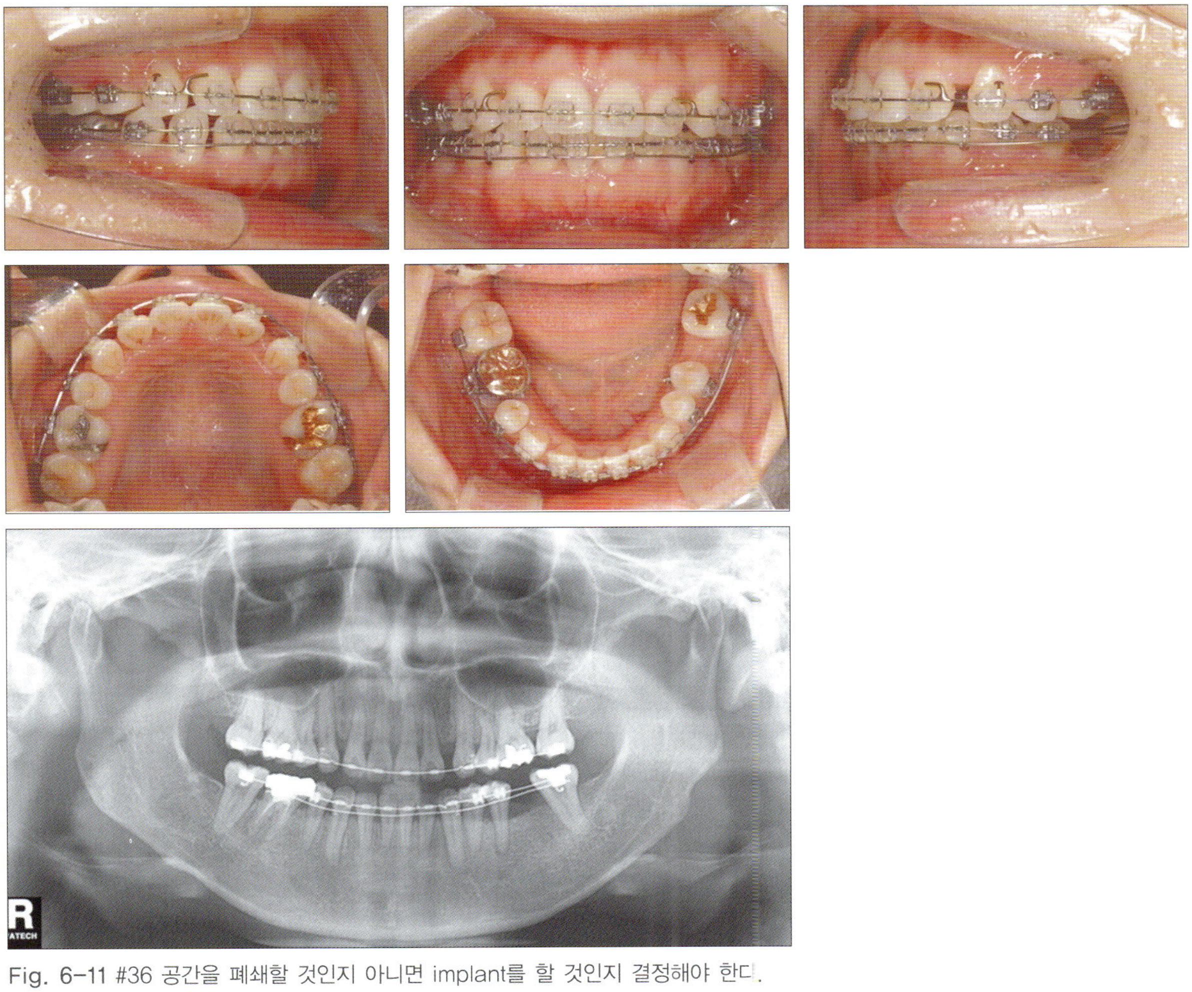

Fig. 6-11 #36 공간을 폐쇄할 것인지 아니면 implant를 할 것인지 결정해야 한다.

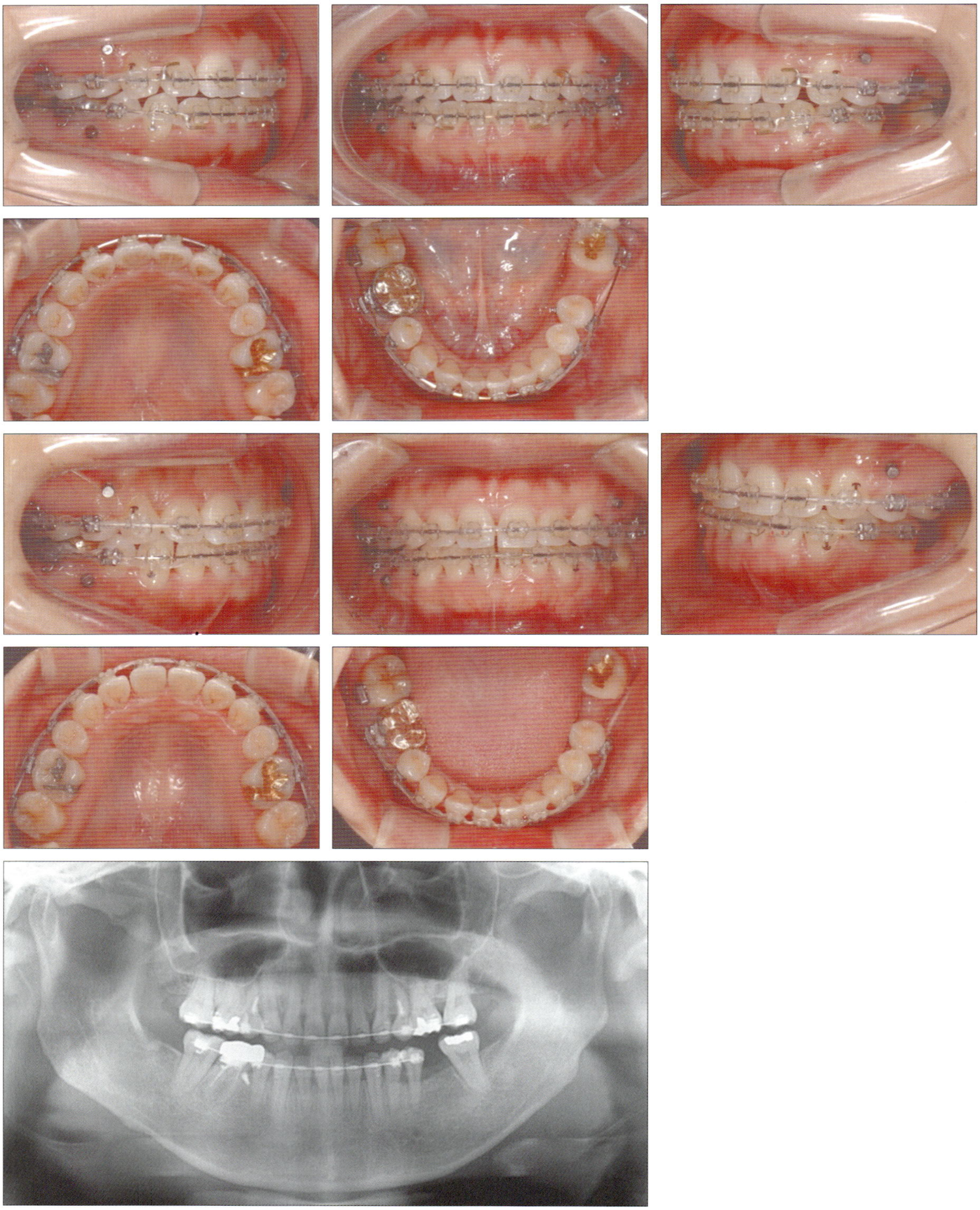

Fig. 6-12 상악에는 maximum anchor를 위해 screw를 심어 전치를 당기고 있다. 하악은 결국 #36 공간 폐쇄를 포기하고 implant를 식립하기로 하였다.

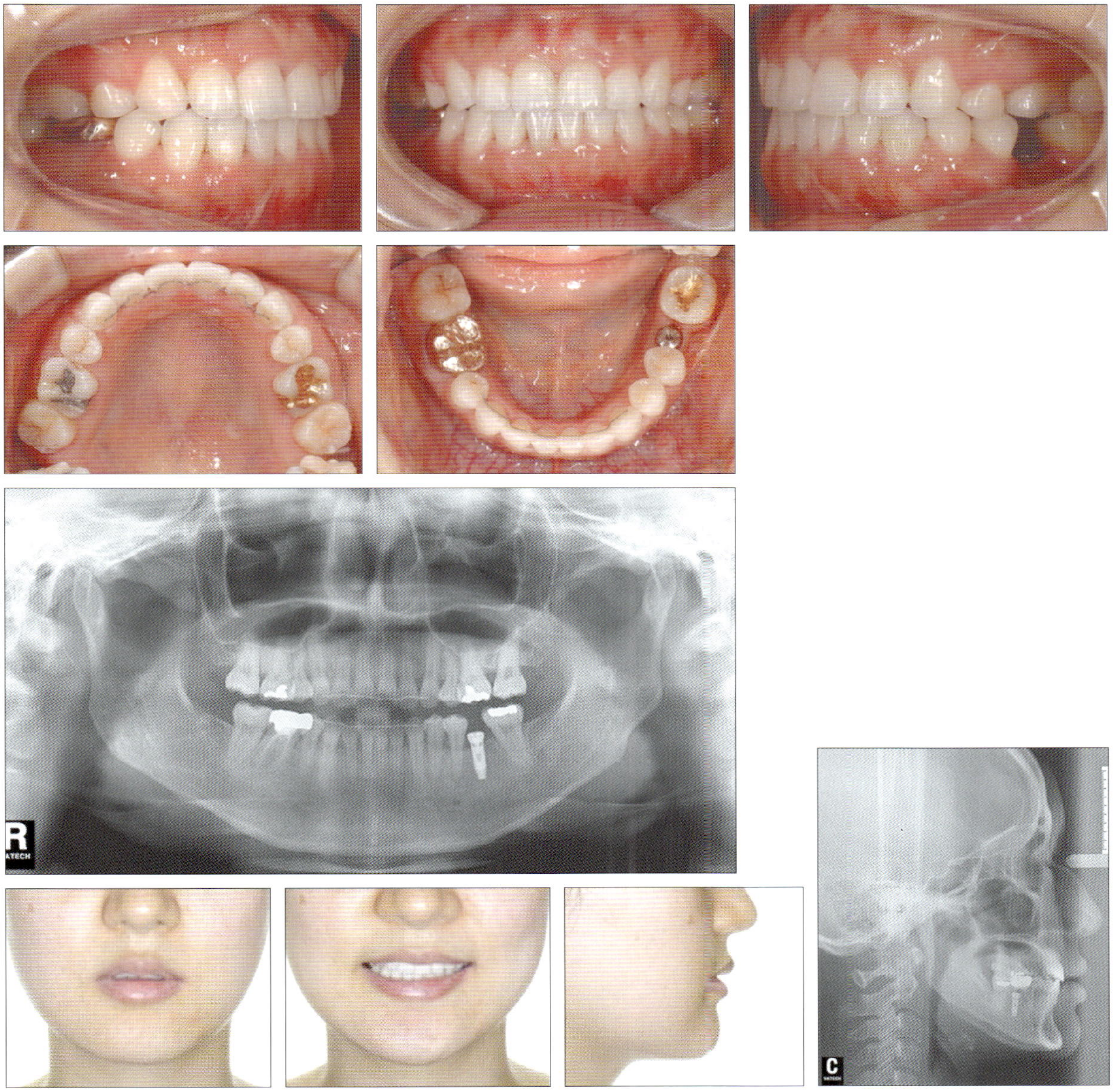

Fig. 6-13 Debonding; 양측 Class I canine, molar relation을 보인다. #36 공간은 결국 implant를 식립하였다. 치료가 실패하였다고 할 수도 있겠으나 다른 곳의 교정을 한 것이므로 손해볼 것은 없다고 할 수 있다. 도중에 문제가 있다고 판단되면 무리하게 치료를 지속하는 것 보다는 상황에 맞게 치료 계획을 바꾸는 것도 현명한 대처라고 생각된다.

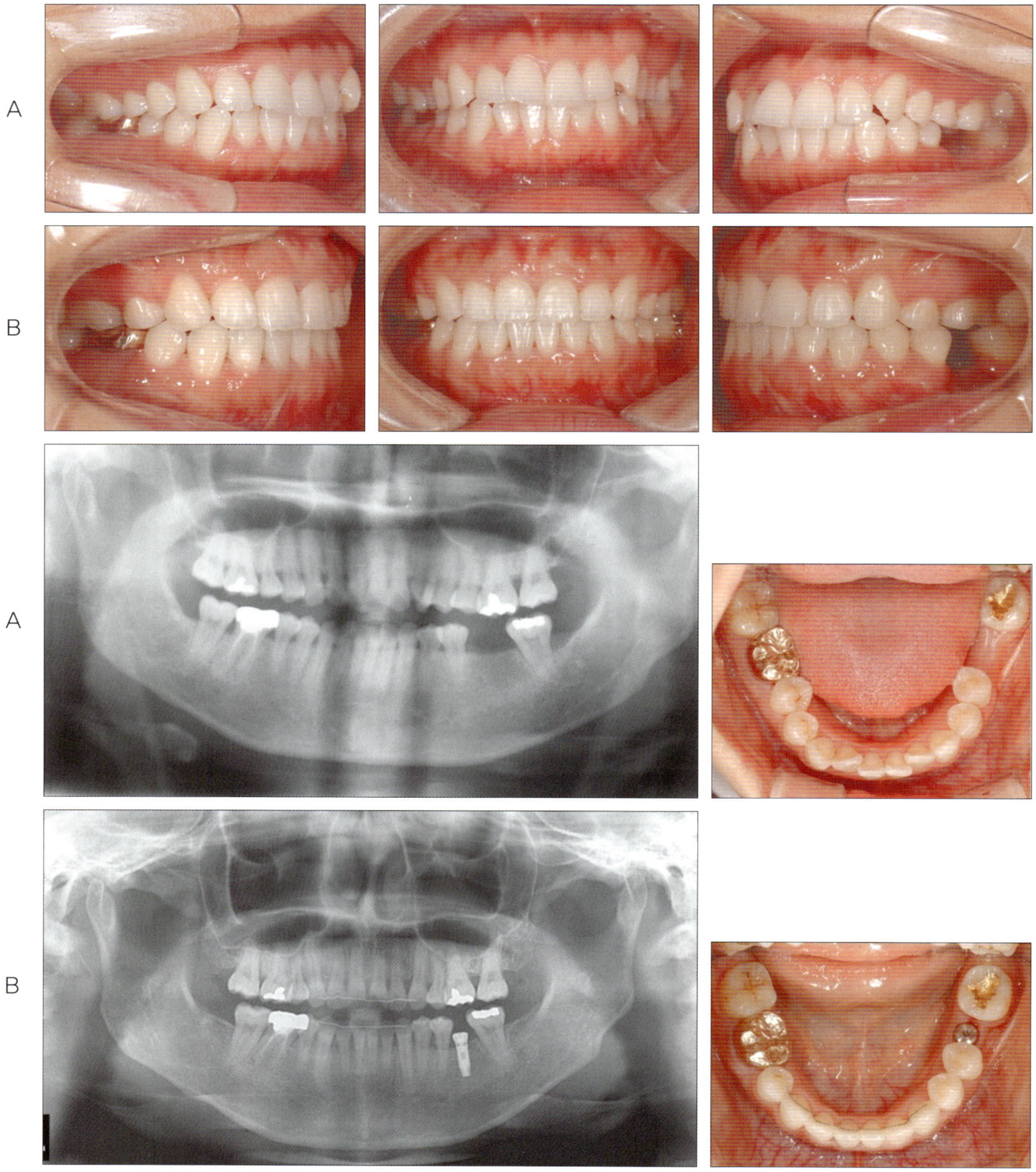

Fig. 6-14 Changes (A; Initial B; Debonding)
Crowding이 해소되었고 돌출되어 있던 전치가 retraction 되었다. 구치는 안정된 교합을 보인다. Implant를 식립할 때에는 적절한 공간 배분을 위해 debonding 하기 직전에 전문의에게 상의하고 있다.

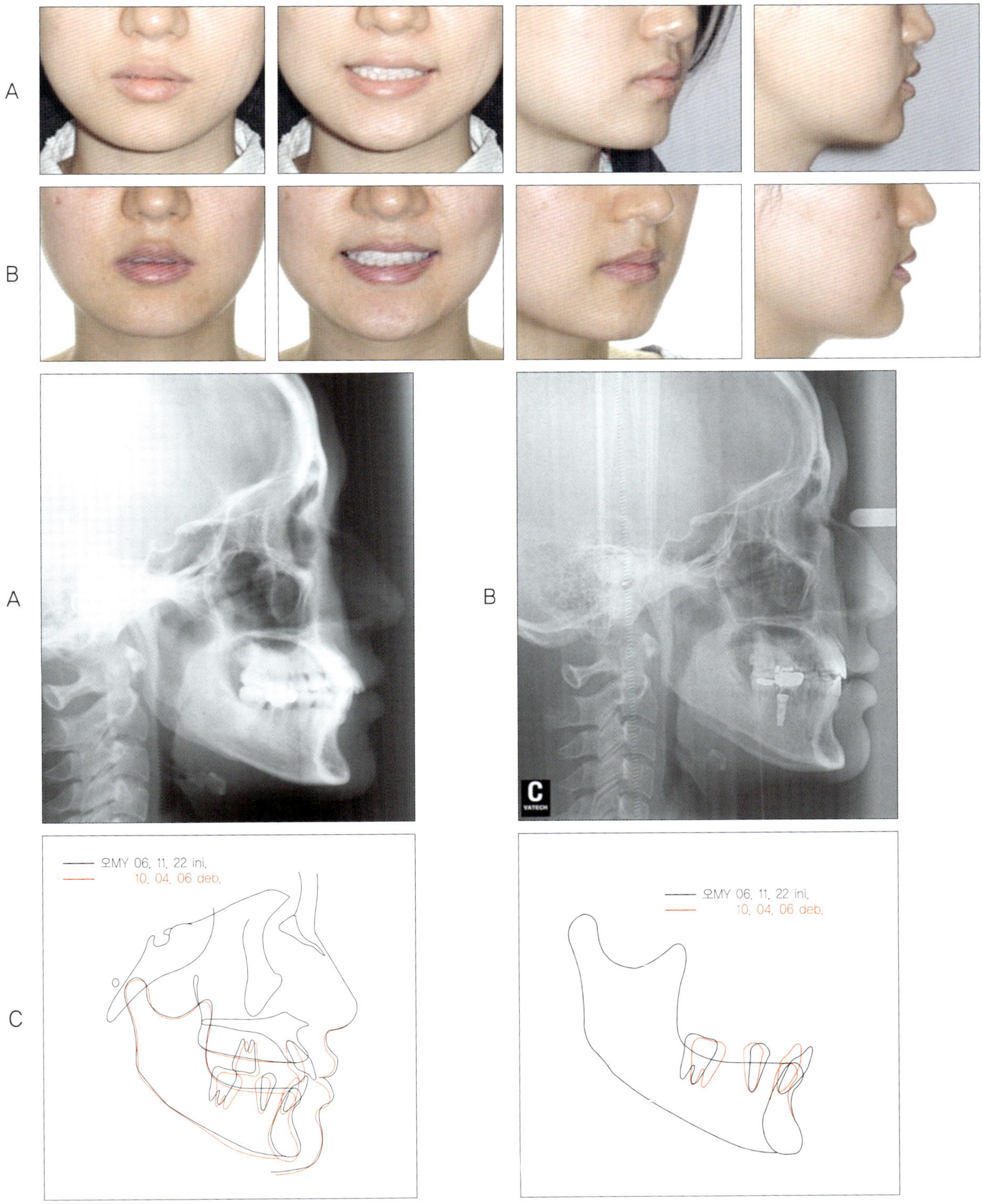

Fig. 6-15 Changes (A; Initial B; Debonding C; Superimposition)
전치가 retraction 되어 lip protrusion이 개선되었다. Chin의 돌출은 수술을 하지 않았기 때문에 개선되지 않는 것은 당연하다. 이 경우 턱에 비해 입이 너무 들어가는 것을 항상 경계해야 한다. 나이가 들 수록 입술은 더 얇아진다는 것도 명심해야 한다.

증례-2

13세 3개월의 여자환자로 Anterior crowding과 spacing을 주소로 내원하였다. #36 치아는 partial endodontic treatment 되어 있었고 periapical lesion이 존재하였다 (Fig. 6-16).

분석

Skeletal pattern은 chin이 약간 후퇴되어 있는 느낌은 있으나 심하지 않아 Class I, bialveolar protrusion으로 볼 수 있는 증례였다 (ANB: 5, Wits: -2mm). midline은 상 하악 모두 facial midline에 일치하였다. CO-CR discrepancy는 0.5mm 전방 편위가 있었다. 전치 각도는 상하악 전치 모두 labio version (0 degree) 된 양상을 보이고 있었다 (U1 to SN: 111°, U1 to FH: 116, L1 to MP: 106°).

치료 계획

일반적인 경우라면 소구치를 발치하고 crowding과 protrusion을 해결하면 되는 증례이겠으나 하악 좌측은 상태가 좋지 않은 #36 치아를 발치하기로 하였다. 앞의 증례처럼 8번이 존재하지 않는 상황이었고 치주 상태는 큰 문제 없었다.

치료

다른 부위는 통상적인 치료가 진행되었다. #37 치아의 동요도는 앞의 증례만큼은 아니었으나 상당량 존재하였다 (Fig. 6-17). 8번이 있는 경우와 비교하면 이런 동요도의 차이는 확실히 존재한다고 하겠다. 힘을 약하게 주고 속도를 늦추어 가면서 공간 폐쇄를 진행하였다. 중간에 하악 우측 7번이 근심 이동하면서 대합치가 없는 상악 8번이 약간 정출되는 모습을 보였다. 상악 8번은 더 정출되어 문제가 되면 발치하여도 되므로 일단은 그대로 두었다. Debonding 시에는 양측 Class I molar & canine relation을 이루었고 Lip protrusion이 개선되었다 (Fig. 6-22).

평가

앞의 증례에서는 동요도 때문에 공간 폐쇄를 포기하였으나 이 증례에서는 치료를 서서히 진행해 가면서 모두 closure 하였다. 어떻게 결정 하느냐는 동요도의 정도, 잇몸 상태, 환자의 교합 습관 등 여러 가지 요인을 보아 신중하게 결정해야 하겠다. 이 경우처럼 공간을 모두 폐쇄하는 경우 교합은 상악 7번이 하악 구치와 대합되기는 하나 충분하지는 못하게 된다. 그래도 약간은 대합이 되므로 상악 7번이 정출되지는 않을 것으로 판단되는 바 이러한 관점에서 하악의 implant 식립은 필요 없다고 볼 수 있다.

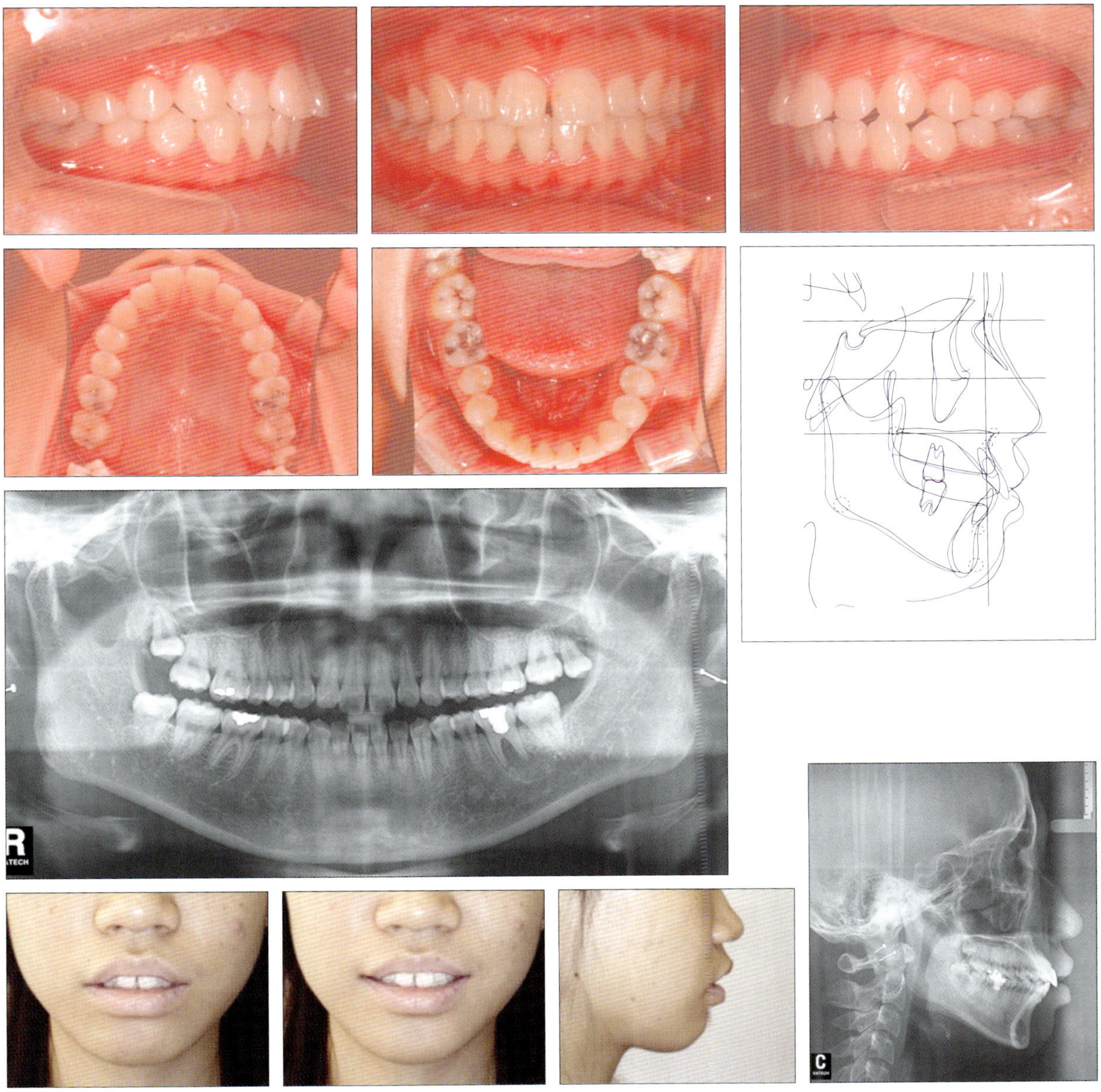

Fig. 6-16 초진; anterior protrusion과 spacing을 주소로 내원하였다. #36이 결손이고 치아는 근관 치료가 불완전 하였고 periapical lesion이 존재하였다.

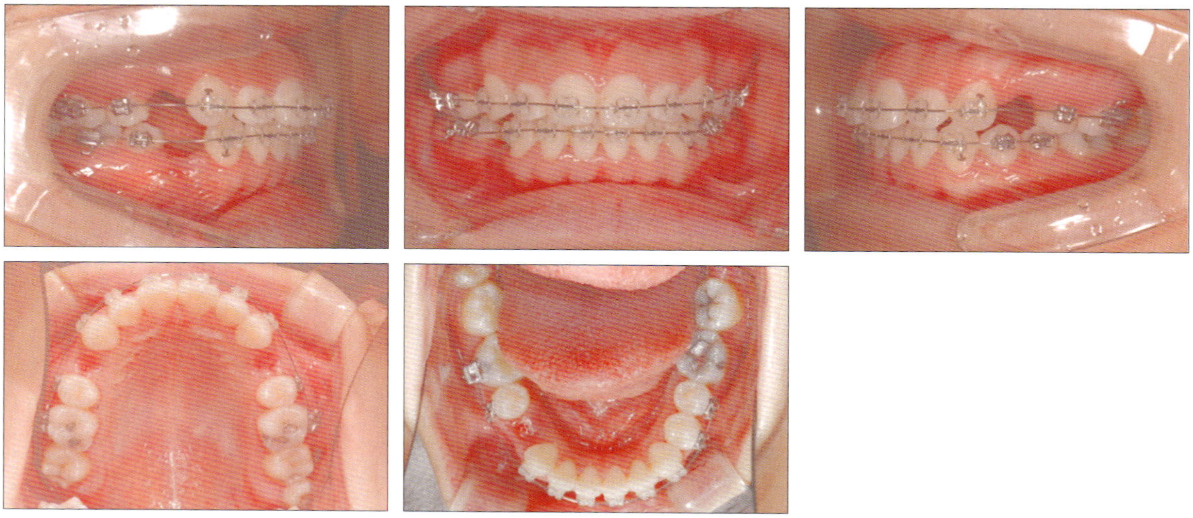

Fig. 6-17 #36 치아를 발치할 예정이고 다른 곳은 소구치를 발치하였다.

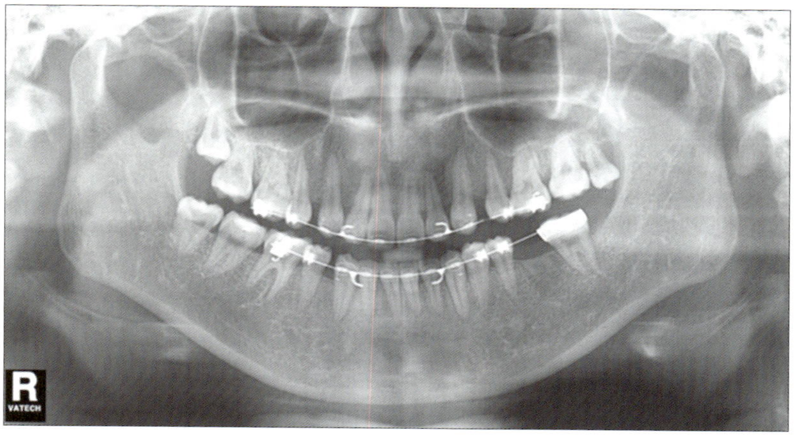

Fig. 6-18 #36 치아도 발치하였다.

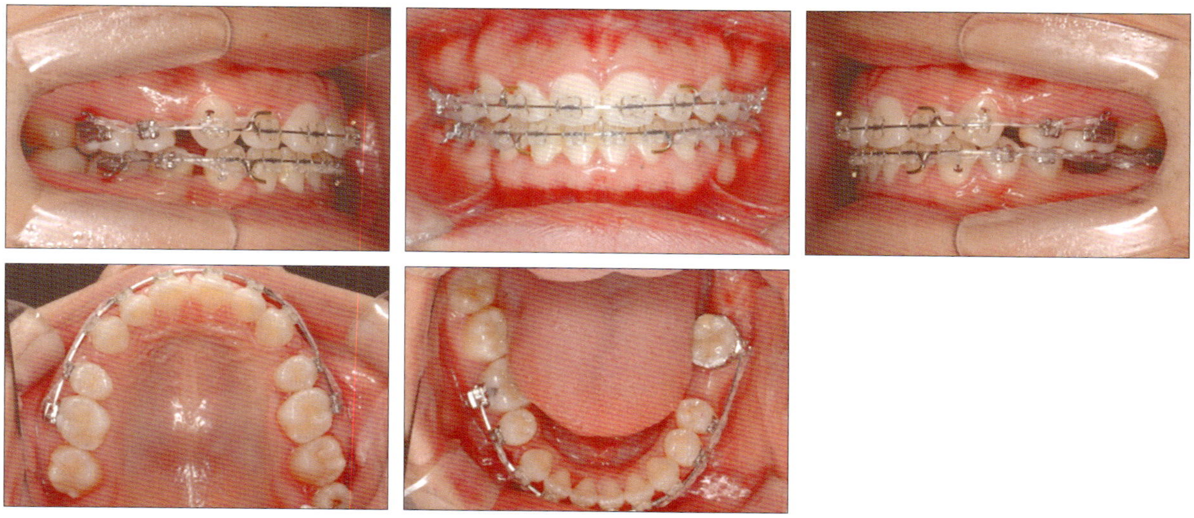

Fig. 6-19 공간 폐쇄가 많이 진행되었다. 역시 #37은 동요도가 상당히 존재하여 매우 천천히 space closure를 진행하고 있다.

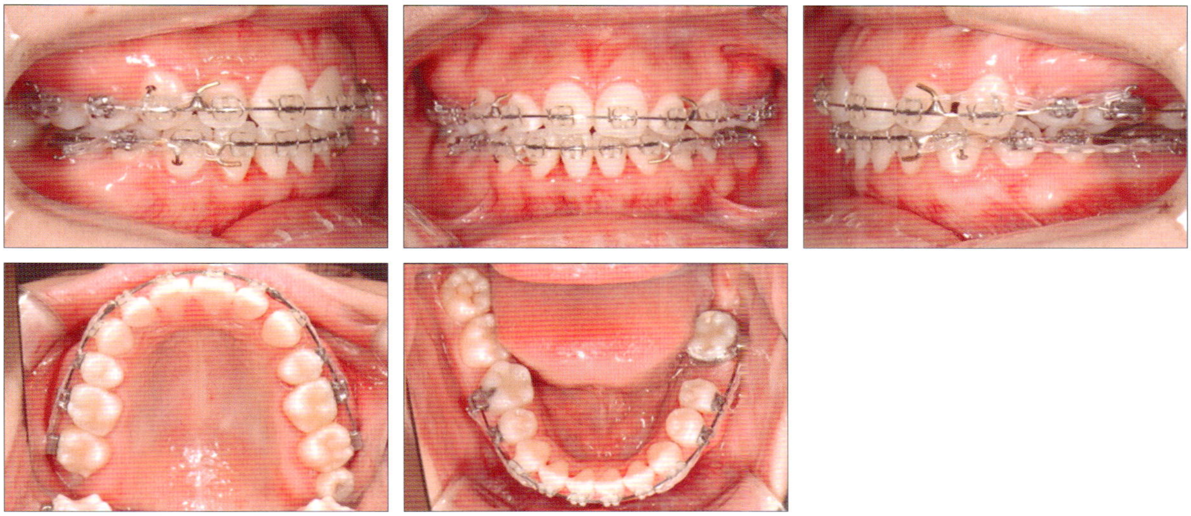

Fig. 6-20 공간 폐쇄가 진행됨에 따라 하악 우측 7번이 근심 이동하고 있다.

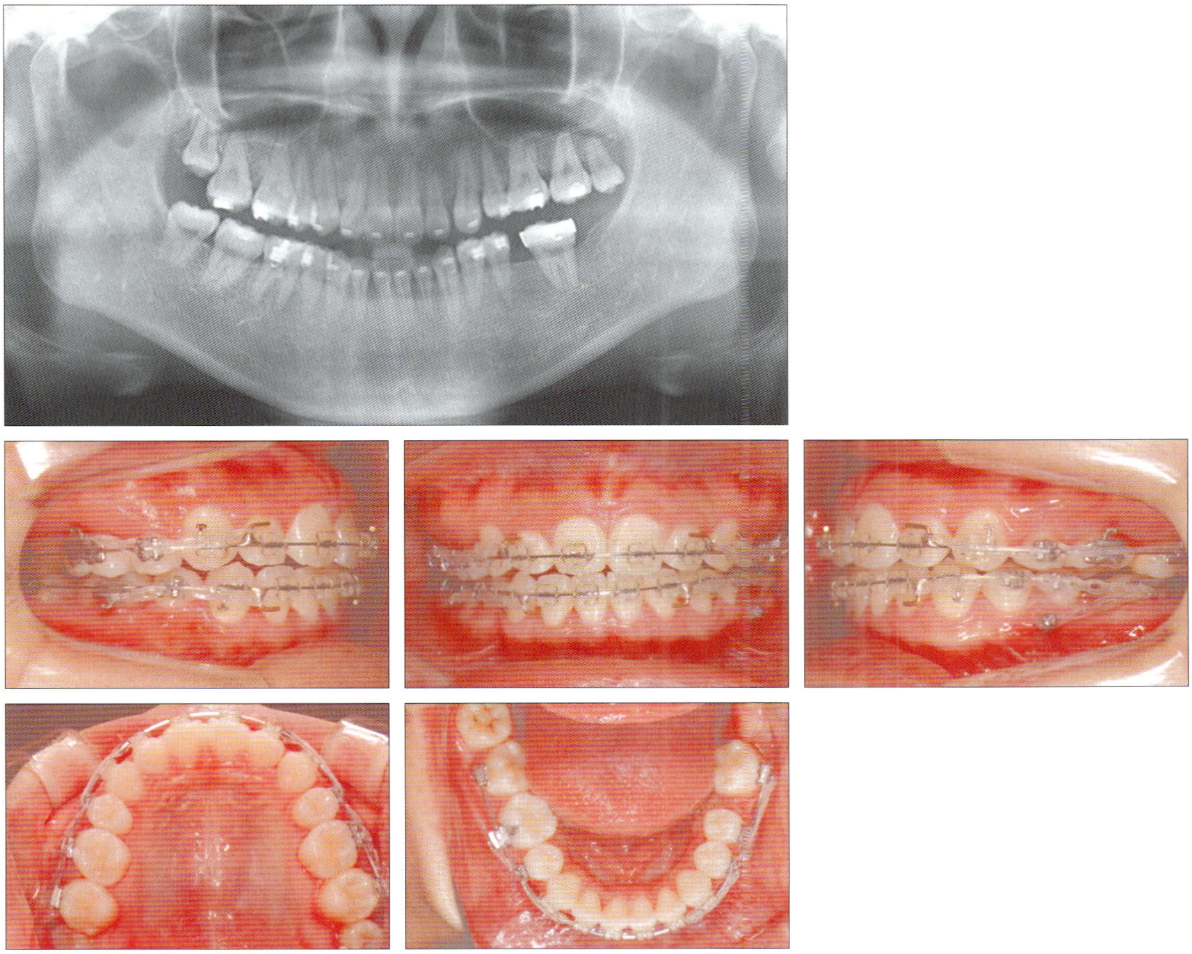

Fig. 6-21 치료 중; #37 치아의 동요는 앞의 증례만큼은 아니었으나 존재하였다. 8번이 있는 경우와 비교하면 동요도의 차이는 확실히 존재한다고 하겠다.

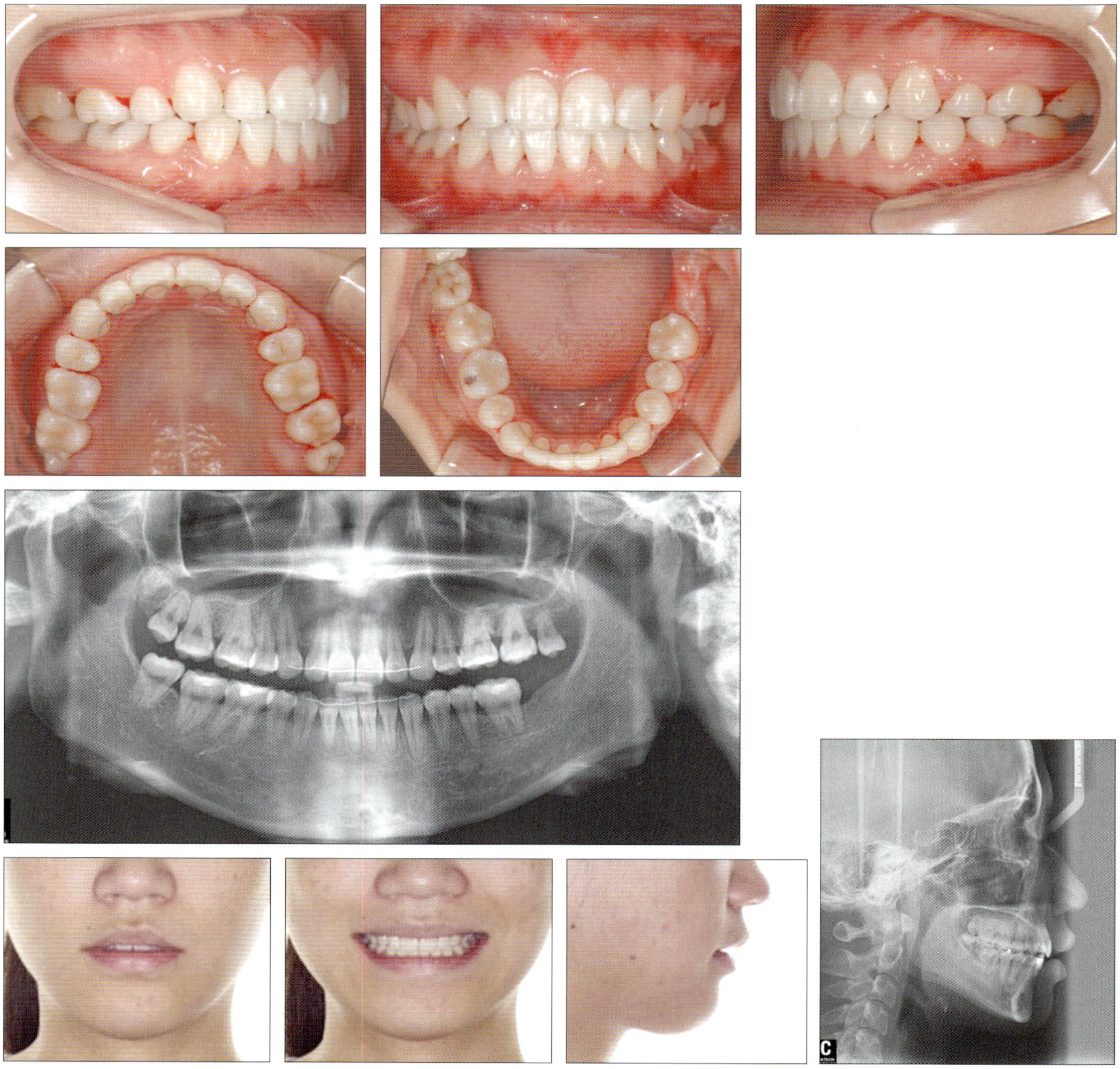

Fig. 6-22 Debonding; 양측 Class I molar & canine relation을 이루었으며 Lip protrusion이 개선되었다. 좌측 구치관계를 보면 상악 7번이 하악 구치와 대합되기는 하나 충분하지는 못하다. 다만 상악 7번이 정출되지는 않을 것으로 판단되어 하악에 implant 식립은 하지 않기로 하였다. 상악 8번은 그대로 사용하다가 문제가 될 정도로 정출되면 발치하면 된다.

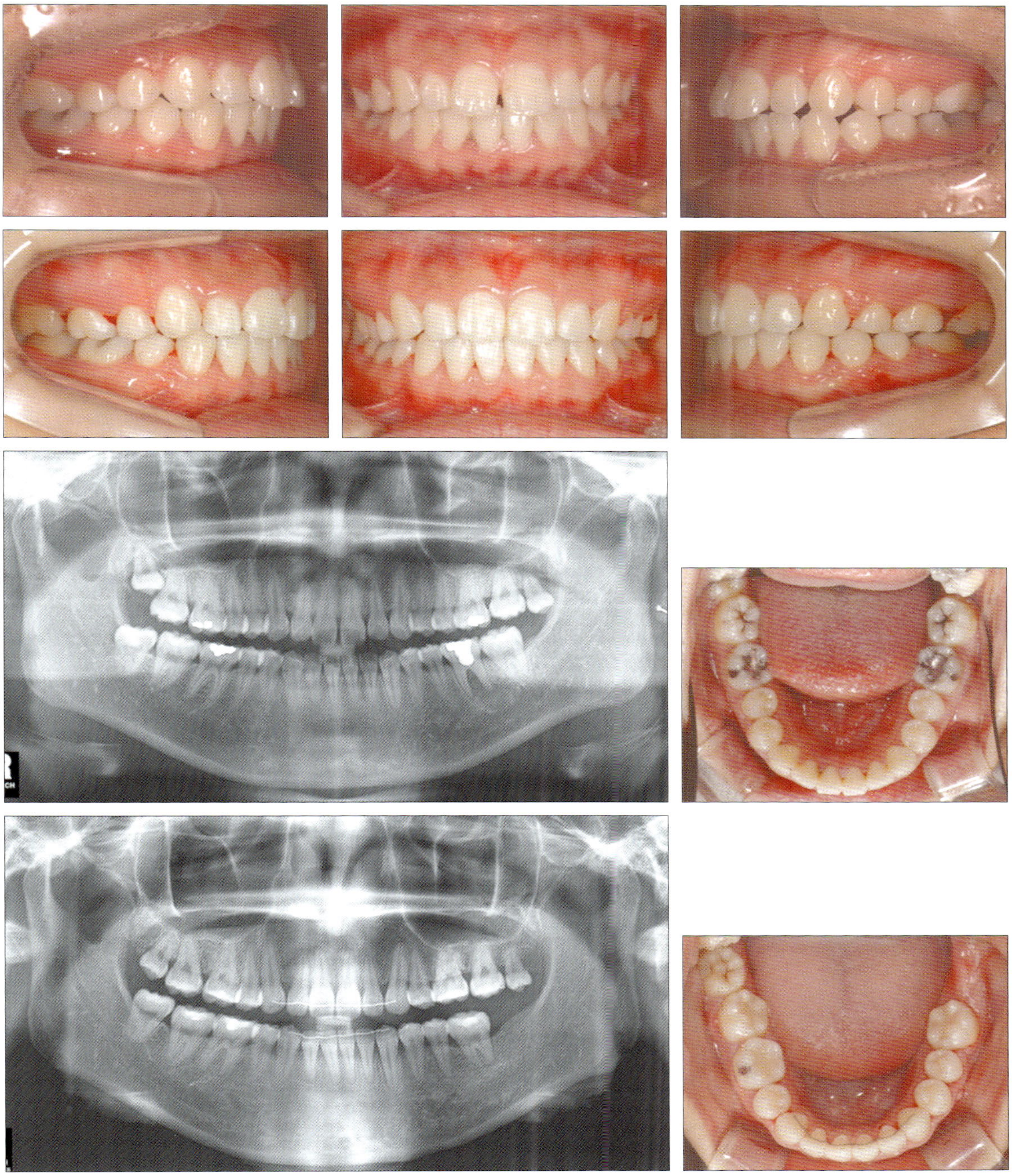

Fig. 6-23 Changes (A; Initial B; Debonding)
Spacing과 protrusion이 해결되었다. Root parallel을 볼 수 있다.

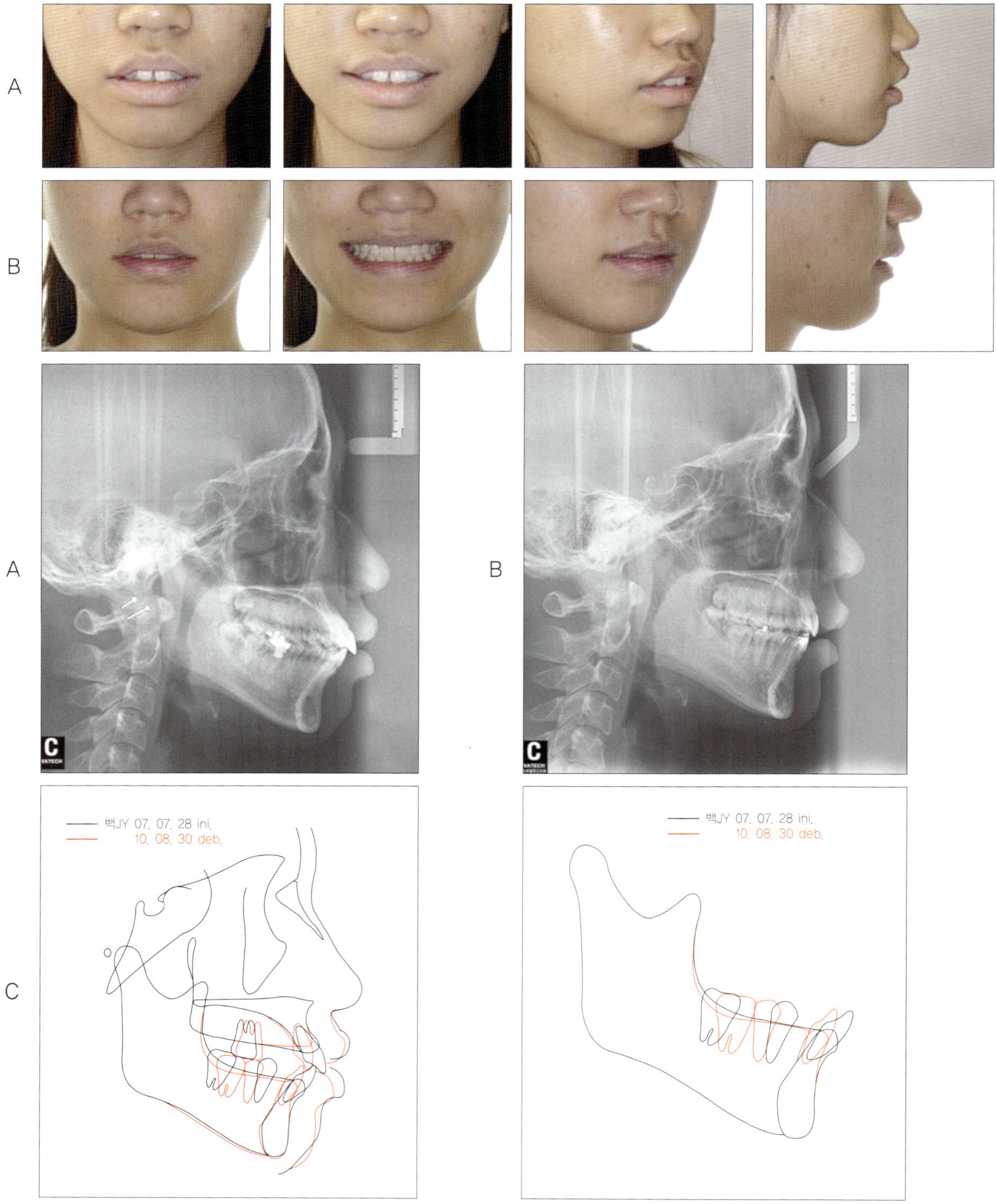

Fig. 6-24 Changes (A; Initial B; Debonding C; Superimposition) 전치가 retraction 되어 lip protrusion이 개선되었다.

Chapter 7

복합 증례, 어려웠던 증례

1. Bridge가 포함된 증례
2. 6번이 2개 결손된 증례
3. 6번이 3개 결손된 증례
4. 6번이 4개 결손된 증례
5. 어려웠던 증례-1, 2

Chapter 7

복합 증례, 어려웠던 증례

1. Bridge가 포함된 증례

19세 1개월의 여자환자로 anterior crowding & protrusion을 주소로 내원하였다. #36 치아는 결손 되어 있었고 Bridge 상태였다 (Fig. 7-1).

분석

Skeletal pattern은 Class I 이었고 입이 돌출되어 있는 bialveolar protrusion 이었다 (ANB:3 Wits:-4 mm). midline은 상하악 모두 facial midline에 일치하였다. CO-CR discrepancy는 없었으며 전치 각도는 상 하악 전치 모두 labioversion 되어 있었다 (U1 to SN: 115°, U1 to FH: 120°, L1 to MP: 94°). 기타 전체적으로 치근이 짧은 모습을 보였으며 그 정도는 특히 소구치 부위에서 심하였다.

치료 계획

다른 부위는 소구치 발치, 하악은 #36 결손 공간을 이용하기로 하였다. 기존의 Bridge는 제거하고 임시 치아를 장착한 후 교정이 모두 끝나고 재 보철을 하는 것이 원칙임을 환자에게 미리 고지하였다.

치료

계획대로 발치를 시행하고 #36 공간을 폐쇄하기 시작하였다 (Fig. 7-2). 치료 초기 짧은 root가 우려되어 정기적으로 X-ray를 check 하였으나 큰 변화는 없었다 (Fig. 7-4). 치료 종료 시에는 입술이 많이 들어가 개선된 profile을 볼 수 있었고 우려했던 root resorption은 큰 문제 없었다 (Fig. 7-5). 우측은 Class I molar & canine relation, 좌측은 Class II molar relation을 이루었다. 1년 3개월 후의 f/u 사진은 안정된 교합을 유지하고 있음을 보여준다 (Fig. 7-9).

평가

이렇게 Bridge가 되어있는 경우 철거하고 재 제작하는 것이 원칙이나 실제로는 Bridge 철거할 때 가운데 pontic을 주의 깊게 절단하여 인접면에 손상을 주지 않도록 한 후 잘 다듬고 교정을 진행하였다. 이런 식으로 많은 치료를 시행한 결과 실제 환자에게 있어 교정 후 재 보철을 시행한 경우는 매우 드물었다.

치료에 의해 돌출된 입도 들어갔으나 입술이 약간 두꺼운 탓으로 치료 후에도 입이 약간 나와 보이는 것 같기도 하다. 하지만 이것만 생각하고 전치를 너무 넣으면 옥니처럼 보이게 되는 문제가 발생할 수도 있다.

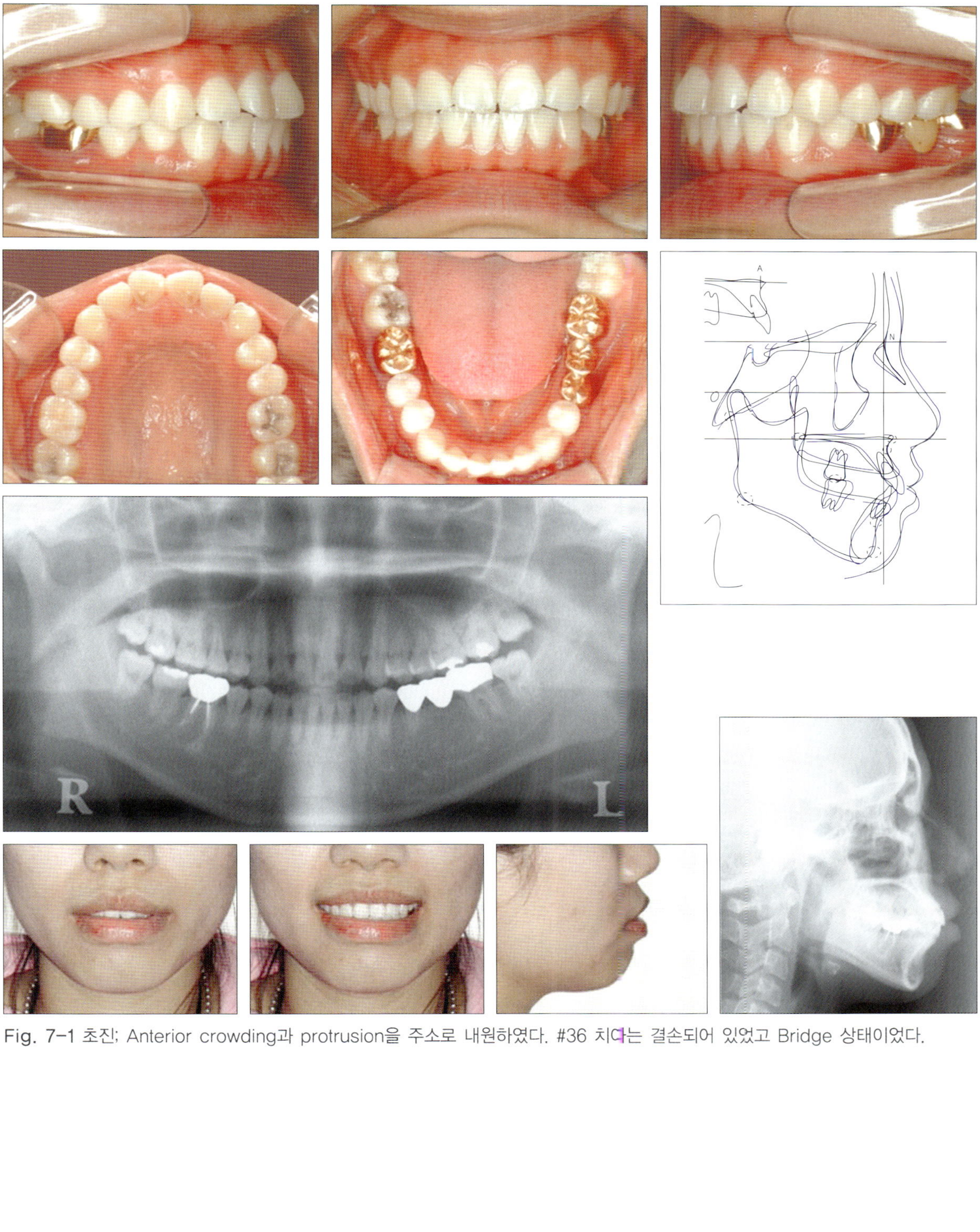

Fig. 7-1 초진; Anterior crowding과 protrusion을 주소로 내원하였다. #36 치아는 결손되어 있었고 Bridge 상태이었다.

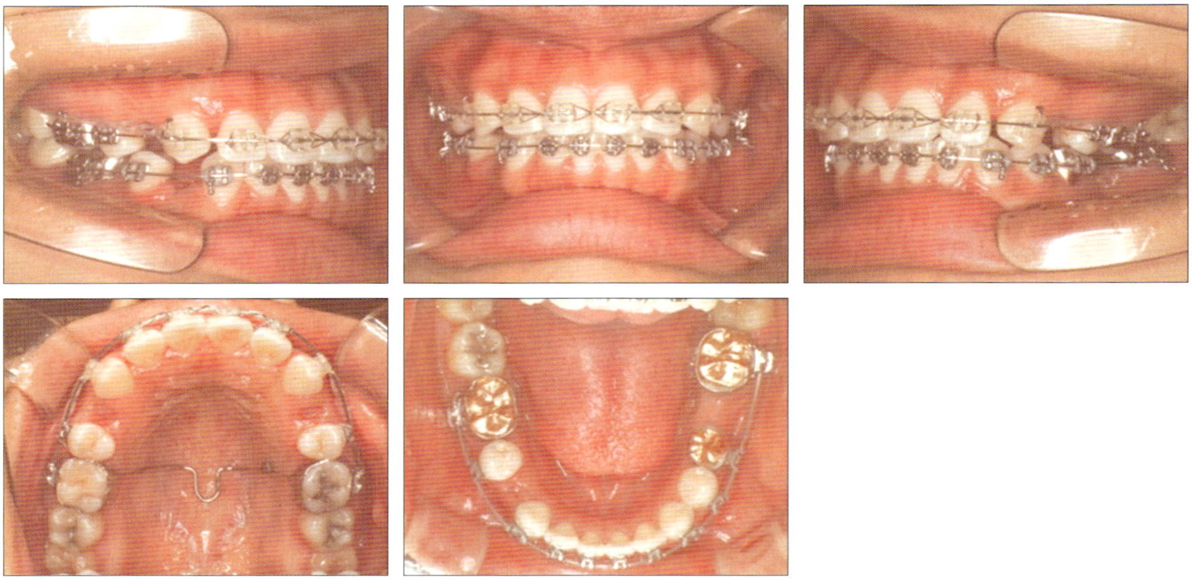

Fig. 7-2 하악 좌측은 6번 결손공간을 이용하였고 나머지는 4번을 발치하였다. Bridge는 조심해서 cut하여 2개의 분리된 crown으로 만들어 놓고 교정을 진행하였다.

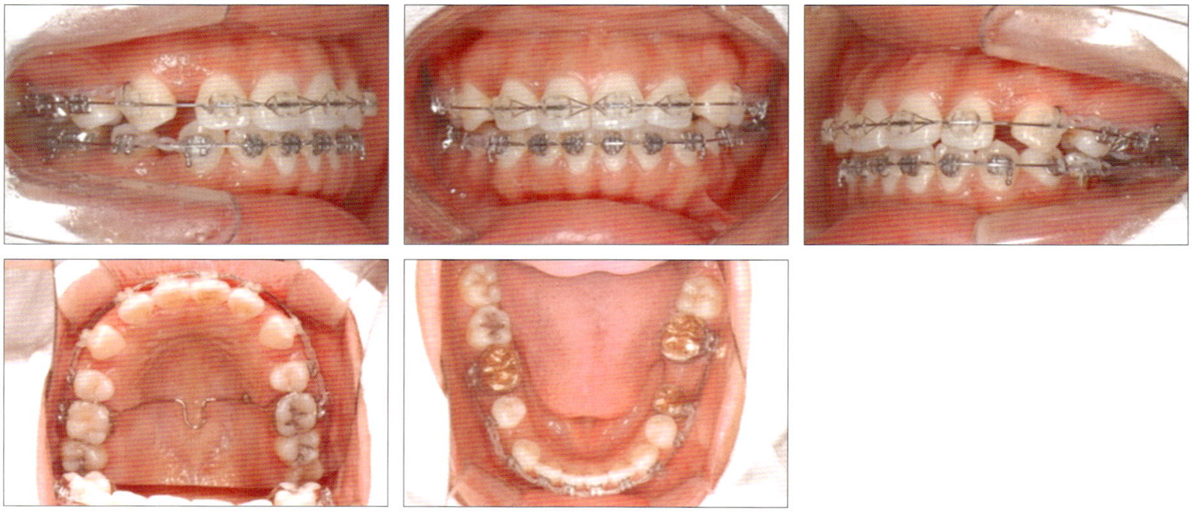

Fig. 7-3 공간 폐쇄가 많이 진행되면서 전치가 안으로 들어가고 있다. 보철물은 교정 후 재 제작 하는 것이 원칙이다.

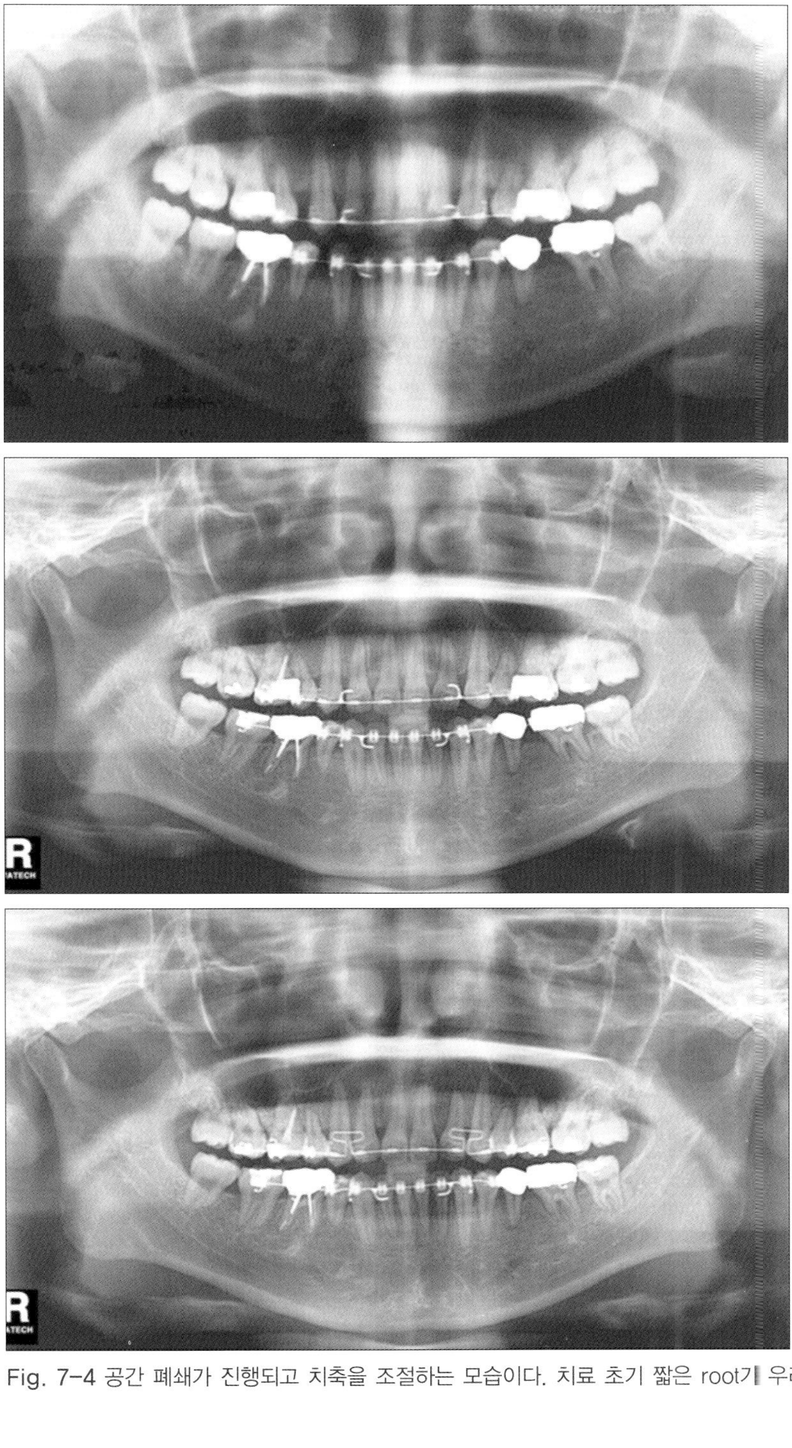

Fig. 7-4 공간 폐쇄가 진행되고 치축을 조절하는 모습이다. 치료 초기 짧은 root가 우려되었으나 큰 변화는 없었다.

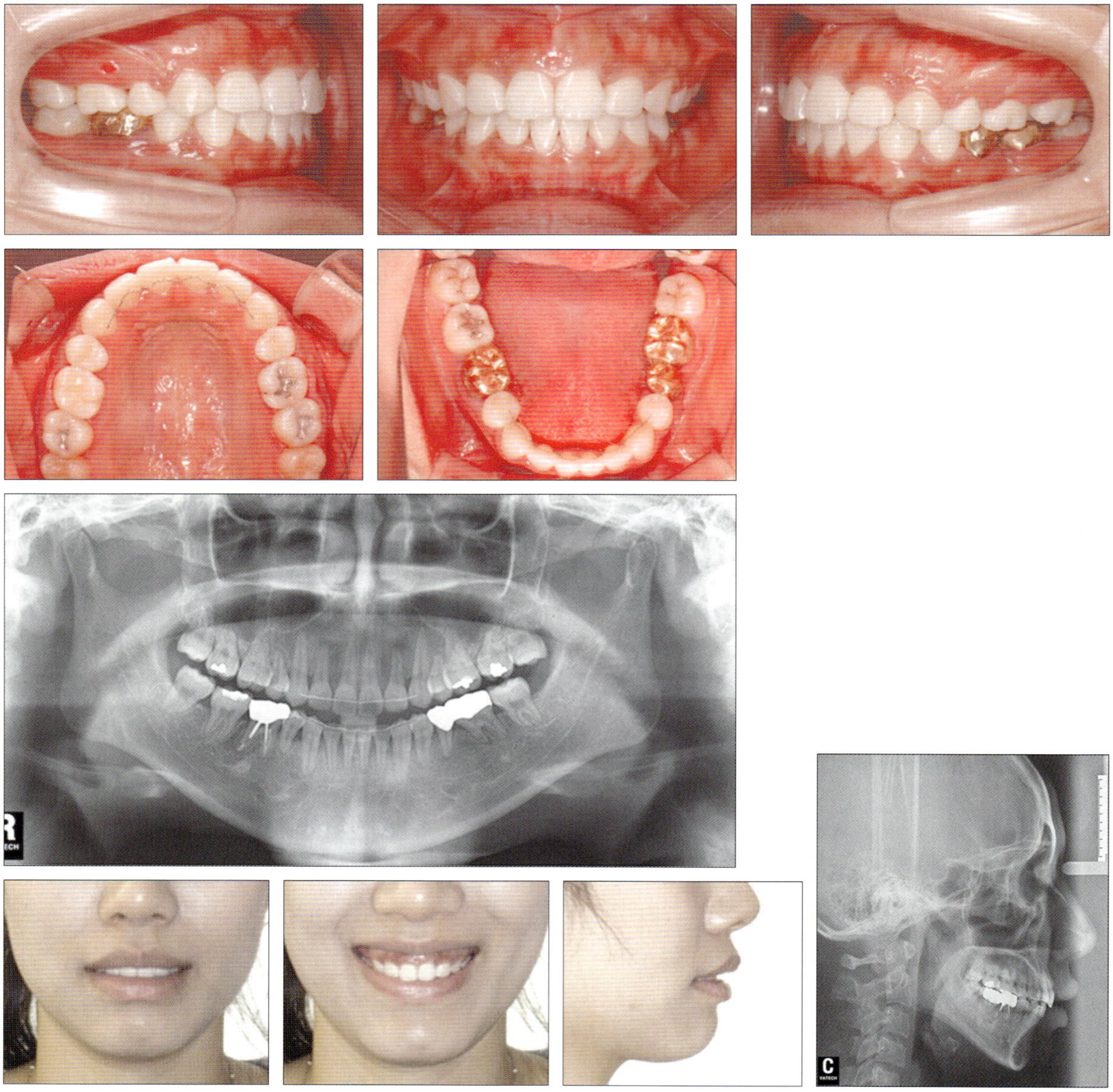

Fig. 7-5 Debonding; 우측은 Class I molar & canine relation, 좌측은 Class II molar relation을 보인다. 우려했던 root resorption은 큰 문제 없었다.

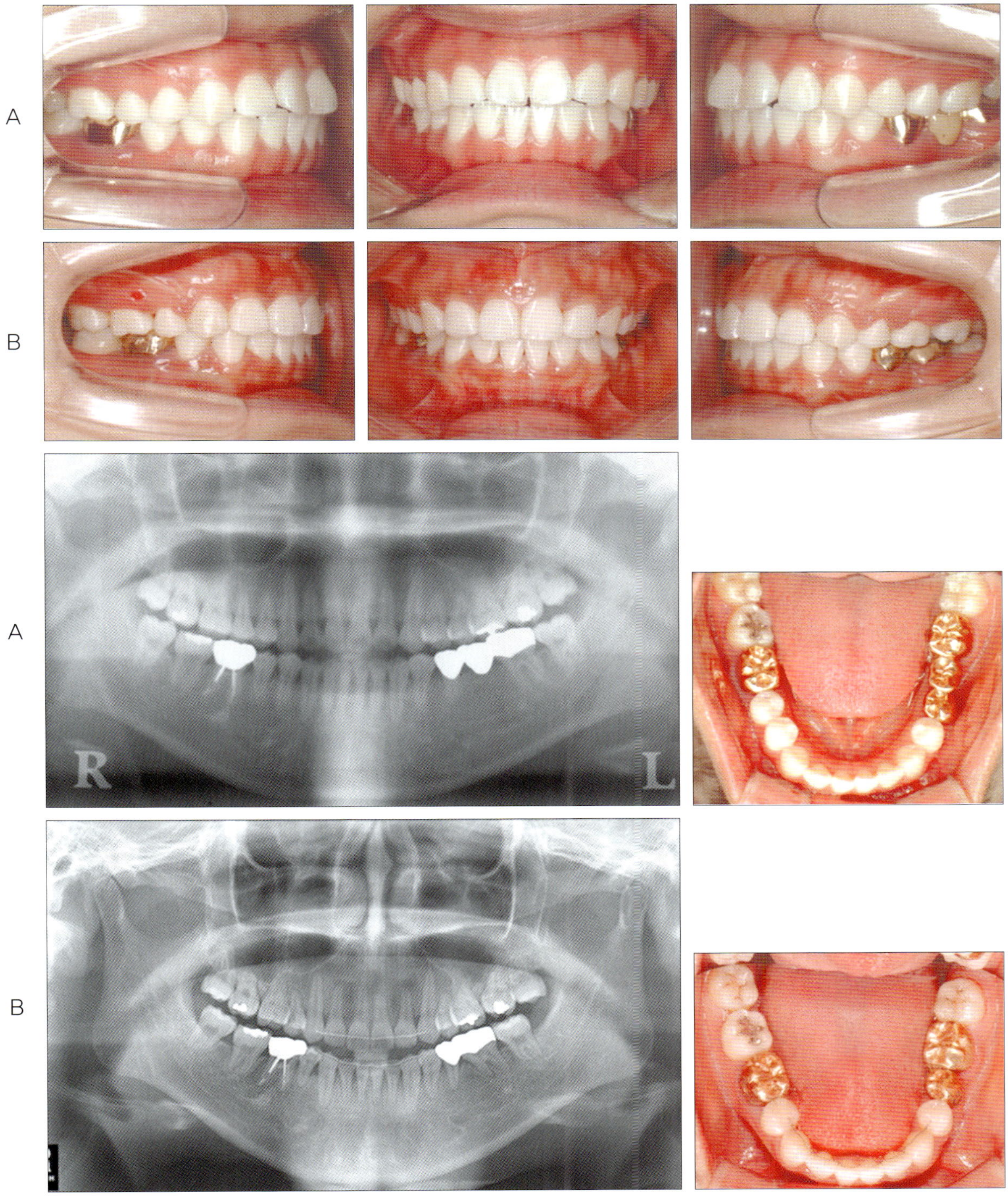

Fig. 7-6 Changes (A; Initial B; Debonding)
Crowding이 해소됨과 동시에 돌출되어 있던 전치가 retraction 되었다. 처음엔 재 보철의 가능성을 설명하였으나 그대로 사용하는데 무리가 없어 재 보철 없이 그대로 사용하였다.

A

B

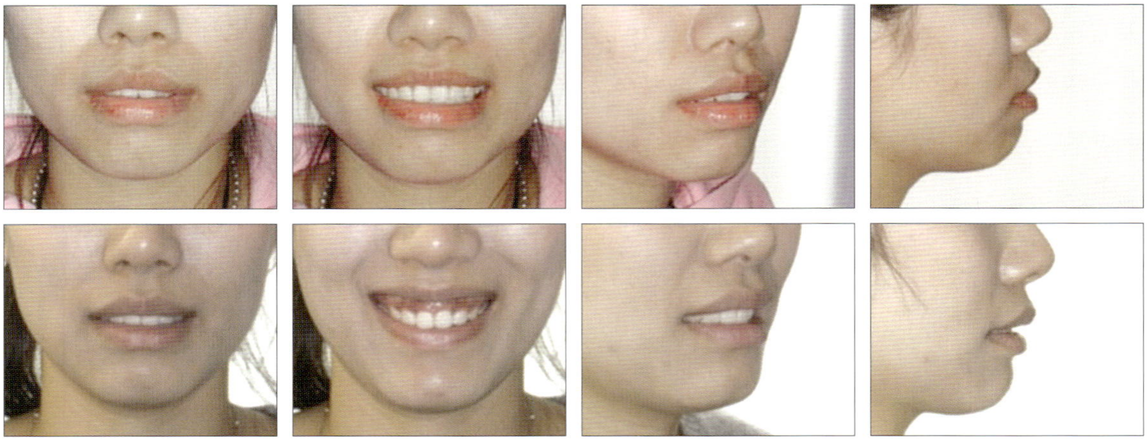

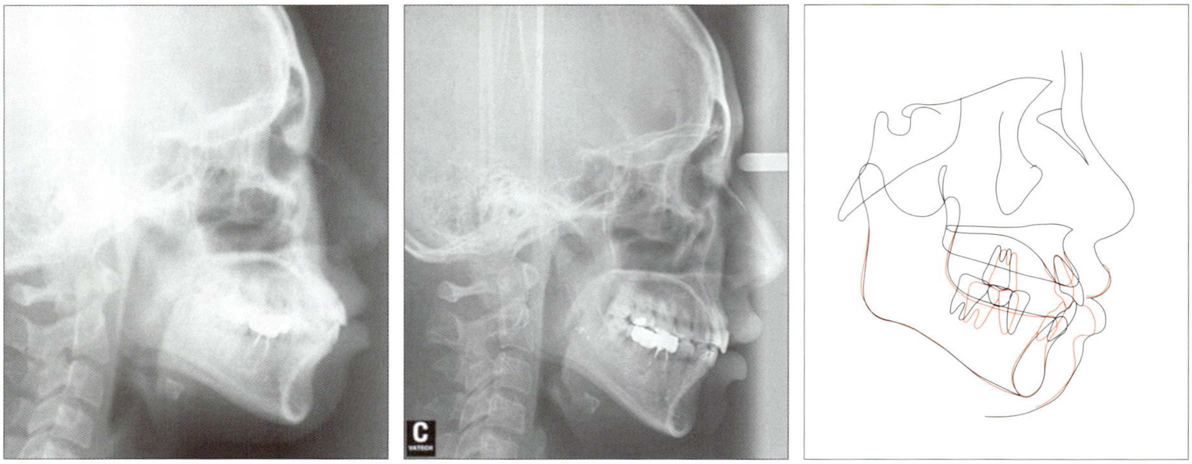

A B C

Fig. 7-7 Changes (A; Initial B; Debonding C; Superimposition)
전치가 retraction 되어 lip protrusion이 개선되었다. 입술이 약간 두꺼운 탓으로 치료 후에도 입이 약간 나와 보이나 이것만 생각하고 전치를 너무 넣으면 옥니처럼 보이게 되는 문제가 발생할 수 있다.

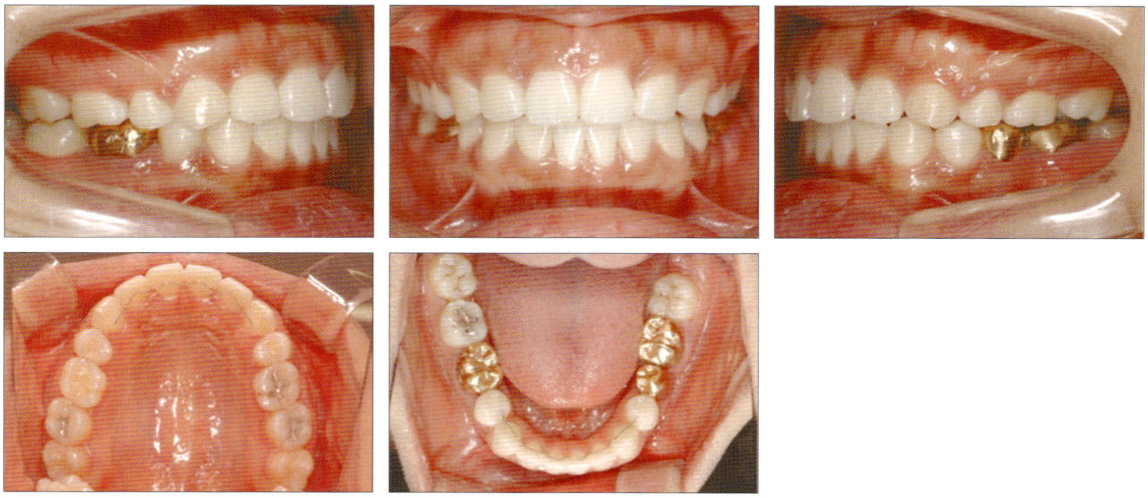

Fig. 7-8 9개월 후의 f/u; 안정된 교합을 보인다.

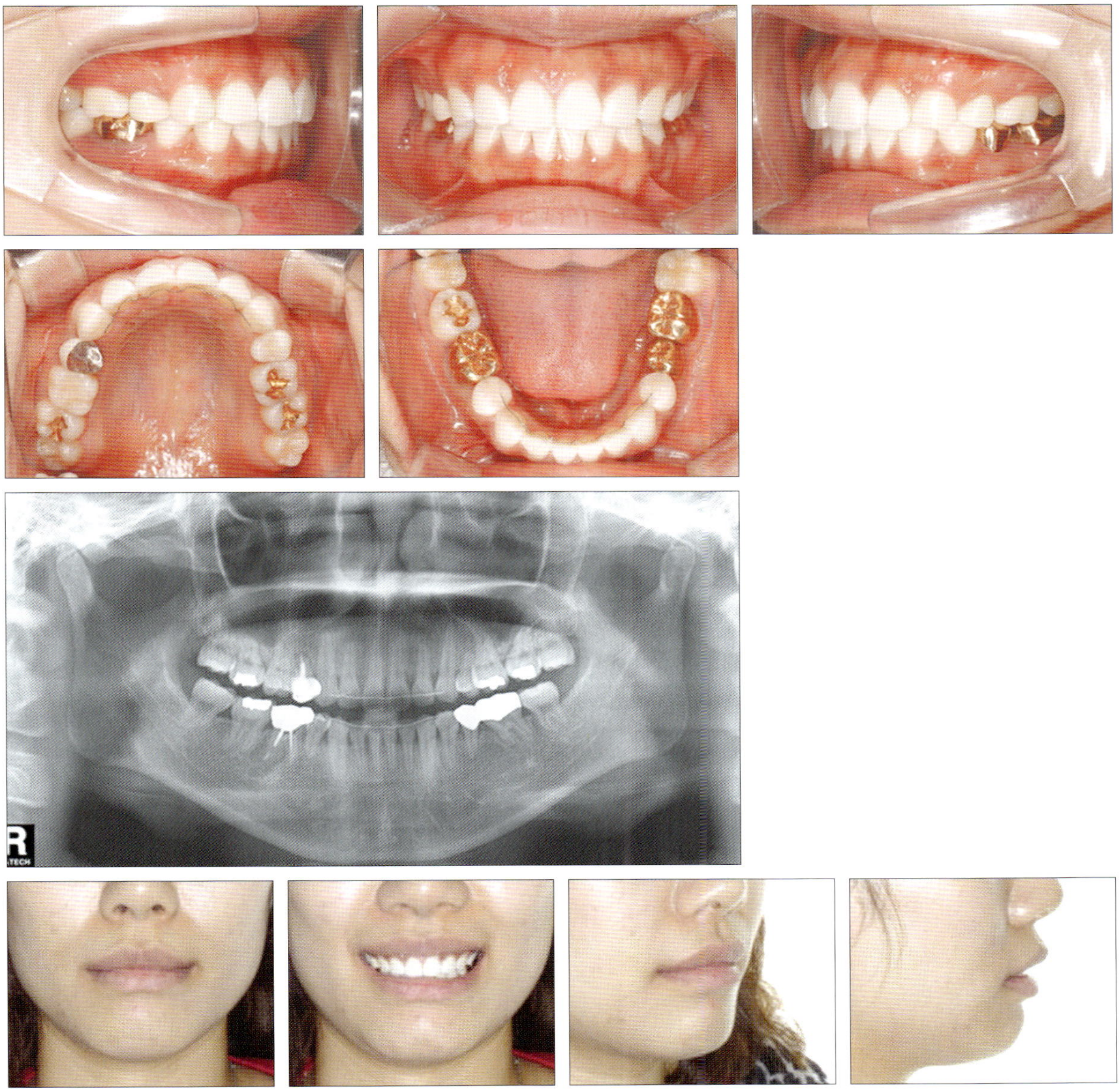

Fig. 7-9 1년 3개월 후의 f/u; 안정된 교합을 보인다.

2. 6번이 2개 결손된 증례

15세 1개월의 남자환자로 anterior crowding & protrusion을 주소로 내원하였다. #26은 root rest 상태였고 #46은 근관 치료가 되어있으나 apical lesion이 보이는 등 상태가 좋지 않았다 (Fig. 7-10).

분석

Skeletal pattern은 상악골은 약간 나와있고 하악골은 후퇴되어있는 Class II였다 (ANB: 9, Wits: 2mm). midline은 상 하악 모두 facial midline에 일치하였다. CO-CR discrepancy는 없었으며 전치 각도는 상악전치는 약간 linguoversion 되어 있었고 하악 전치는 약간 labioversion된 양상을 보이고 있었다 (U1 to SN: 100°, U1 to FH: 105°, L1 to MP: 100°).

치료 계획

후퇴된 chin을 개선시키기 위해선 수술이 필요함을 설명하였으나 환자는 교정만을 원하였다. 손상된 6번 2개 및 나머지는 소구치를 발치하기로 하였다. 나이는 15세였으나 8번이 깊게 매복되어있었고 root 발육이 덜 된 상태였다 (Fig. 7-1).

치료

계획대로 발치하고 공간 폐쇄가 진행되면서 protrusion이 개선되었다. 상악은 #27이 근심이동 해 왔으나 약간 tilting 되는 모습이 보였고 하악은 #47이 근심이동 함에 따라 사랑니가 많이 맹출하는 모습을 볼 수 있었다. #48은 초진시 root 발육이 매우 미약했으나 이후 많이 형성되었으며 debonding시에는 완전히 맹출하였고 기능에 전혀 문제가 없었다 (Fig. 7-14). 이런 경우 우측은 Class II, 좌측은 Class III molar을 형성해야 한다. 견치 관계는 구치 관계와 무관하게 항상 Class I 을 만들면 된다. #27, #47 치아는 마치 6번 치아처럼 보인다. #27은 sinus wall 때문에 완전하게 tilting을 조절하지는 않았다. 1년 8개월 후 f/u 사진을 보면 안정된 교합을 보이나 좌측의 buccal overjet이 약간 부족한 것이 아쉬움으로 남는다.

평가

초진 시에는 사랑니 뿌리의 발육이 워낙 초기 단계여서 어떻게 발육해 줄지 궁금하였으나 매우 잘 맹출해 주었다. 치아 맹출에 있어서 공간의 확보는 매우 중요한 문제이다.

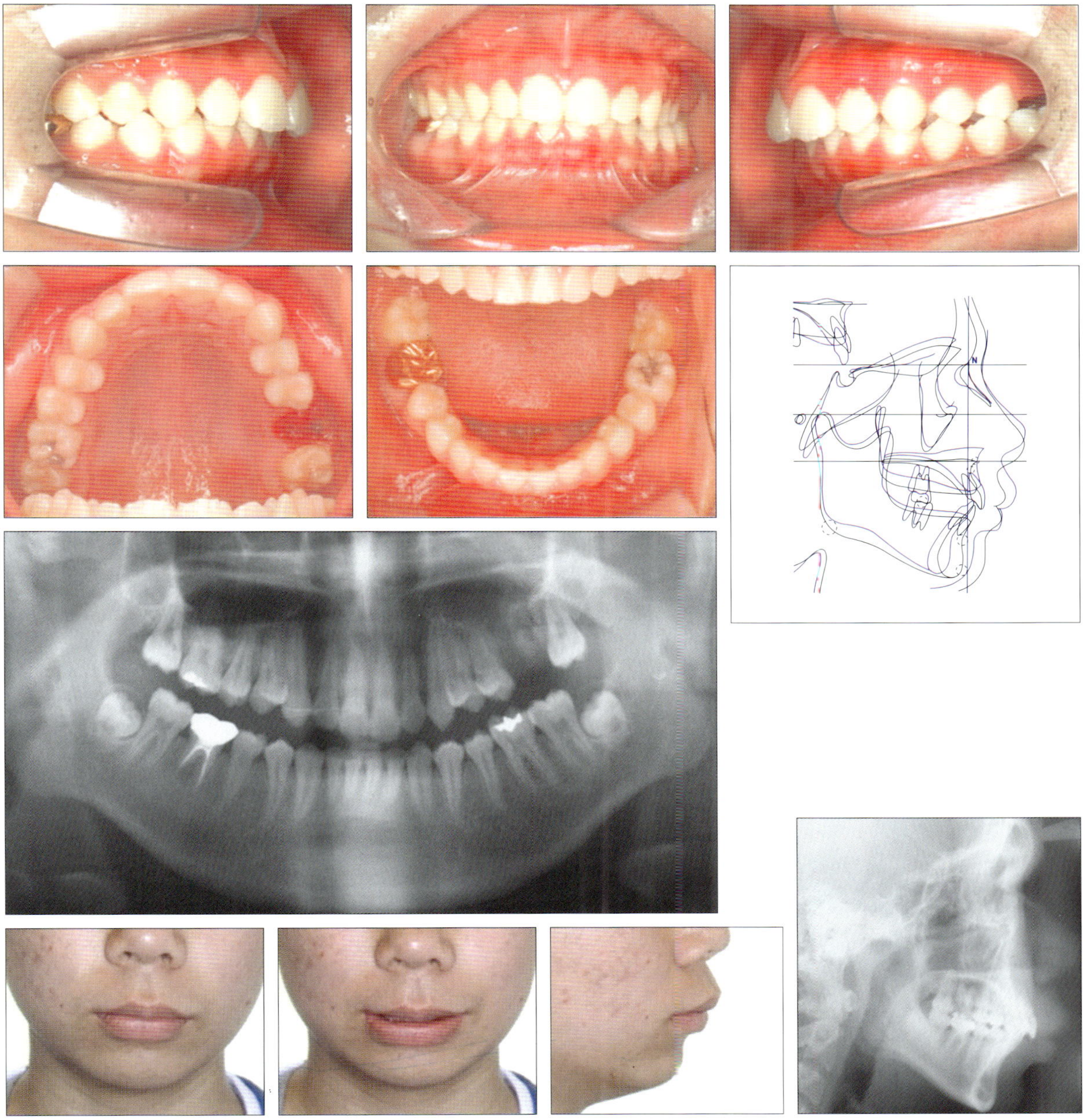

Fig. 7-10 초진; anterior crowding과 protrusion을 주소로 내원하였다. #26은 root rest 상태였고 #46은 근관치료가 되어있고 apical lesion이 있었다.

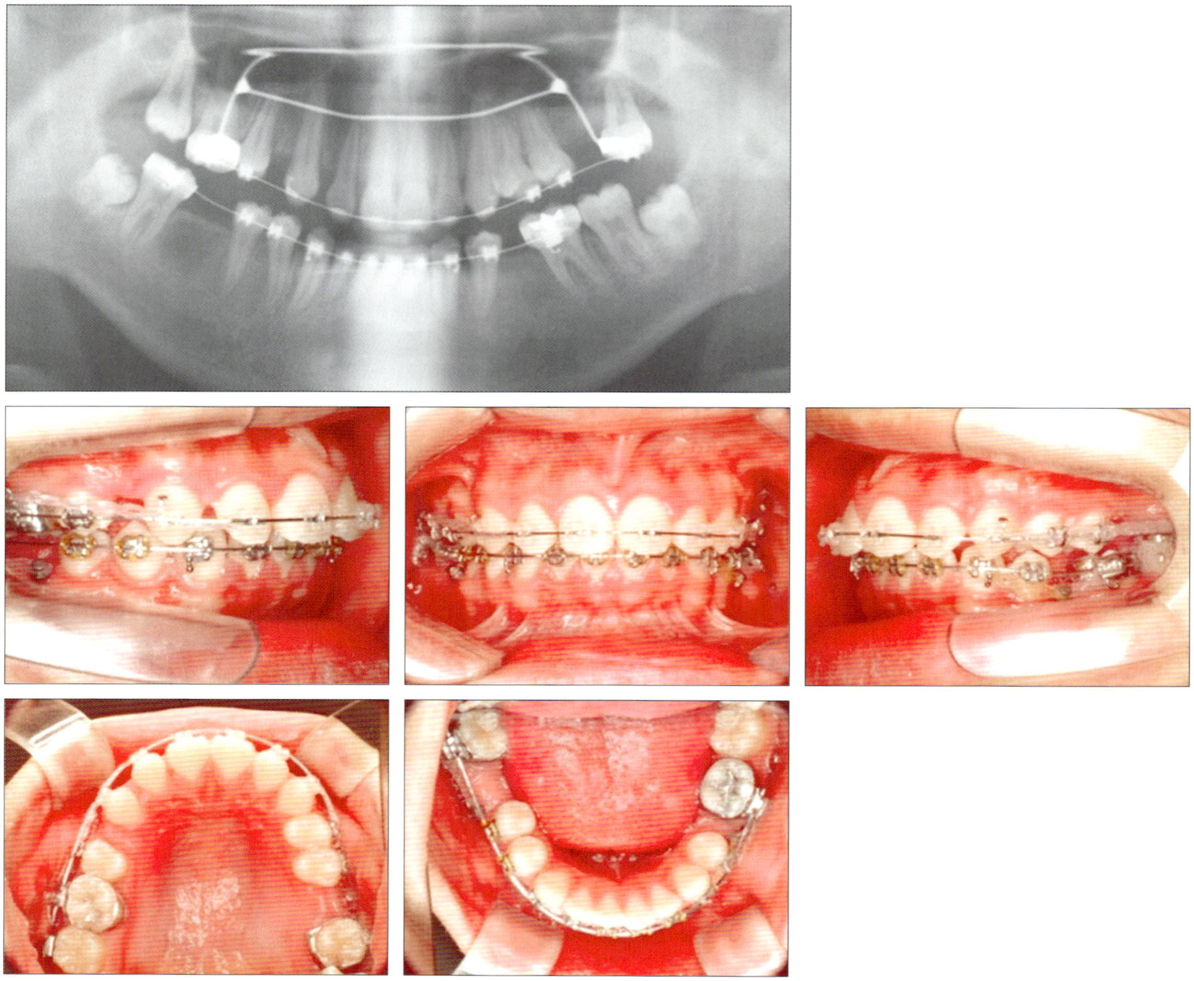

Fig. 7-11 상악 우측은 4번, 하악좌측은 5번을 발치하였고 상악 좌측과 하악 우측은 문제가 있었던 6번을 발치하였다.

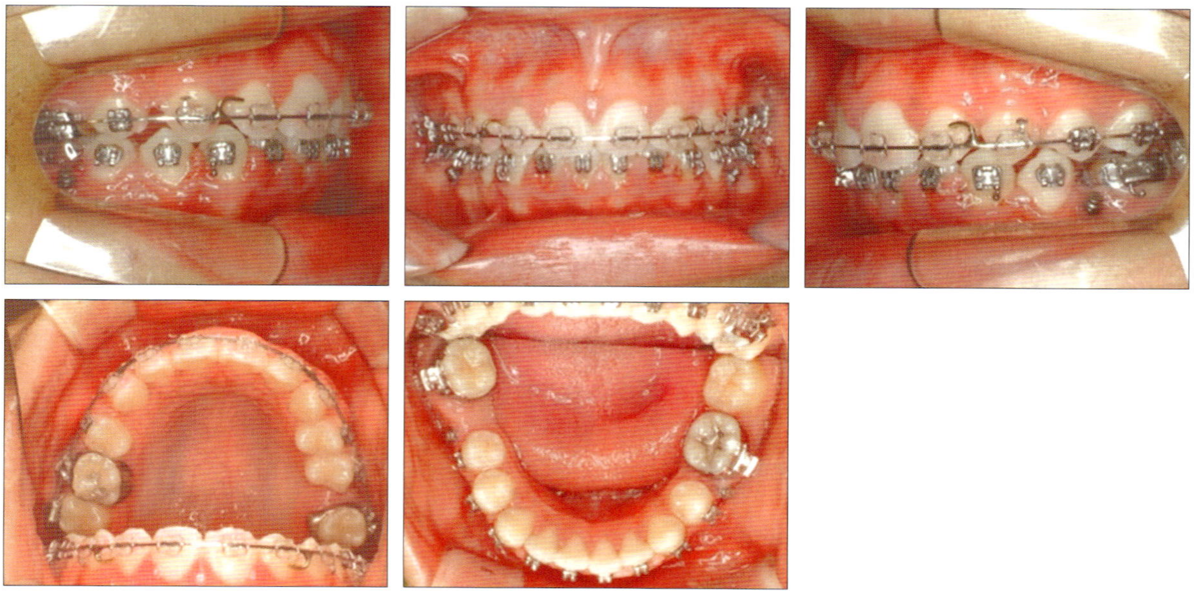

Fig. 7-12 공간 폐쇄가 진행되면서 protrusion이 개선되어가는 모습을 보여준다.

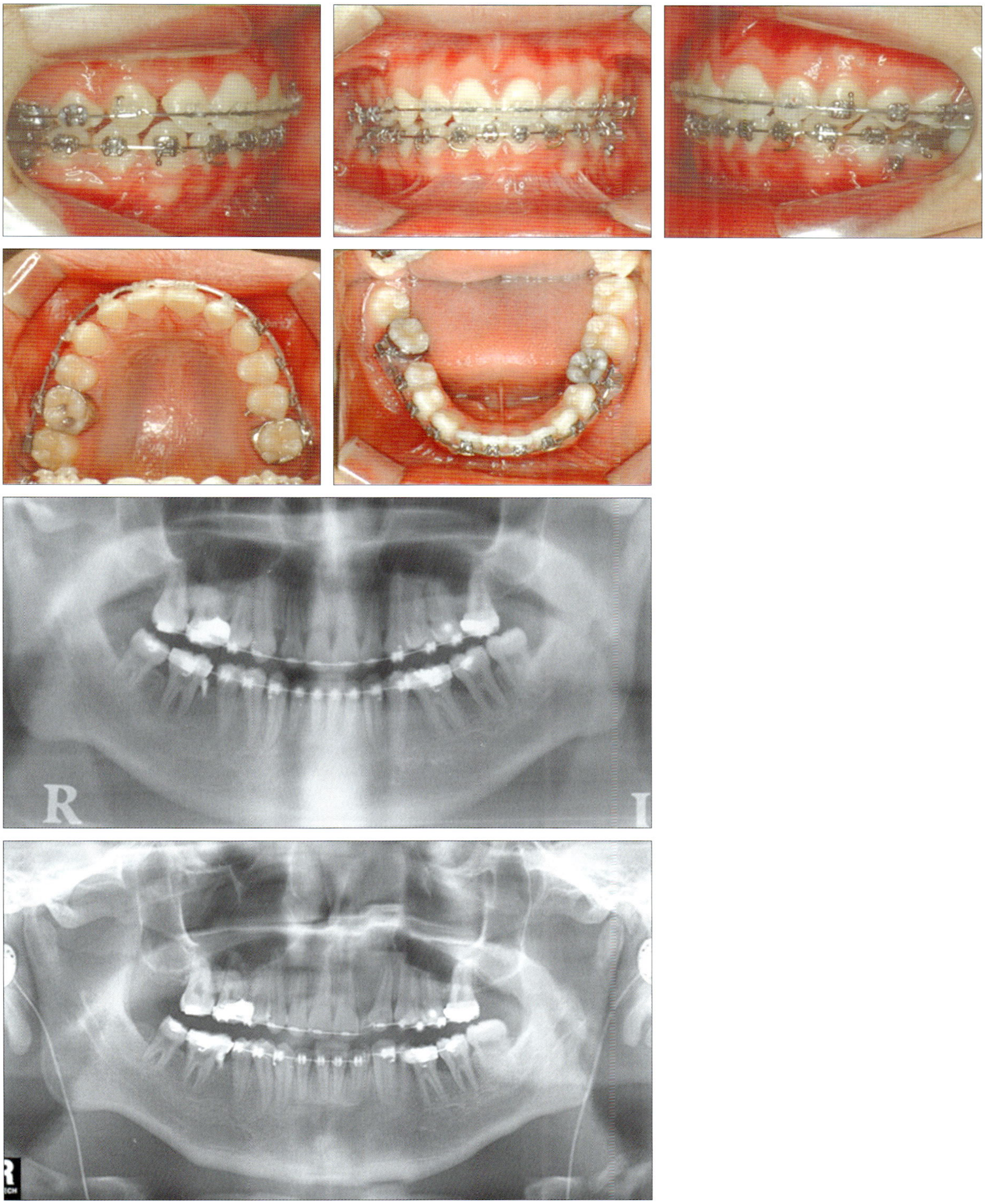

Fig. 7-13 #27이 근심이동 해 오면서 약간 tilting 되는 모습이 보인다. 하악은 #47이 근심 이동함에 따라 6번 결손 공간이 많이 줄어들었고 사랑니가 맹출해 오는 모습이 보인다.

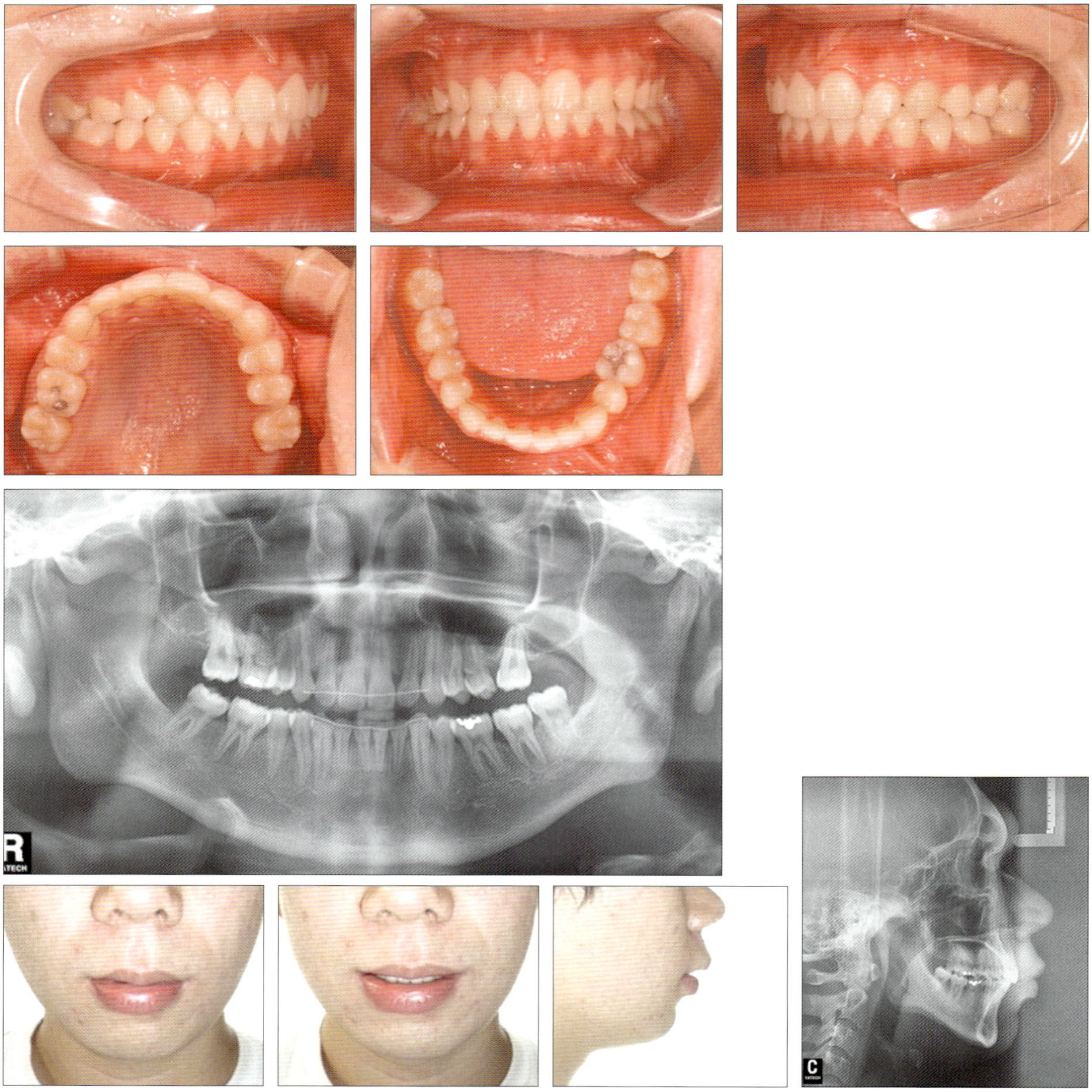

Fig. 7-14 Debonding; 우측은 Class II, 좌측은 Class III molar relation이 형성되었다. #27, #47 치아는 마치 6번 처럼 보인다. #27은 sinus wall 때문에 완전하게 tilting을 조절하지는 않았다.

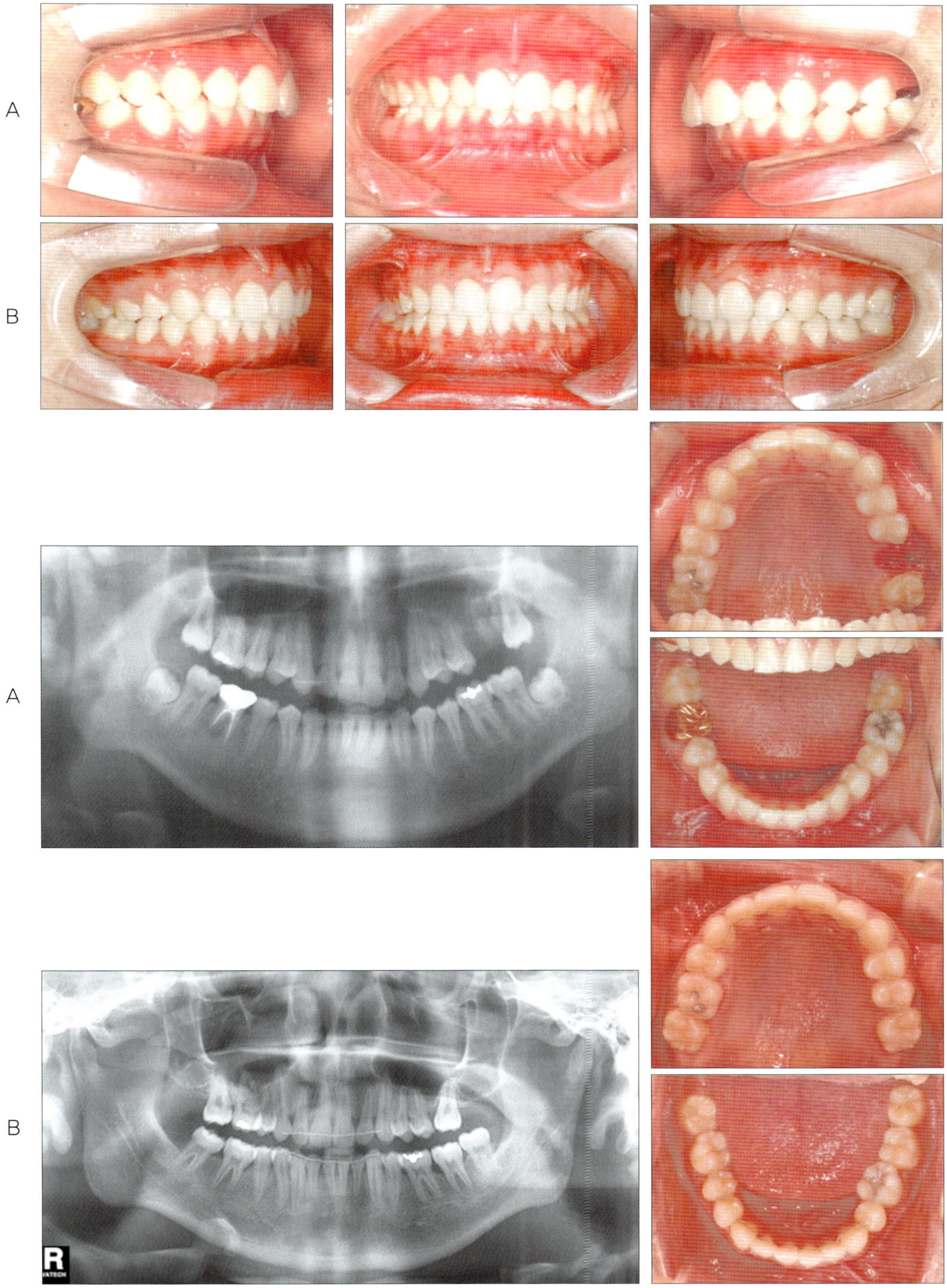

Fig. 7-15 Changes (A; Initial B; Debonding)
Crowding, protrusion이 해소됨과 동시에 돌출되어 있던 전치가 retraction 되었다. 매복되어 있던 사랑니는 완전히 맹출되어 기능을 하게 되었다.

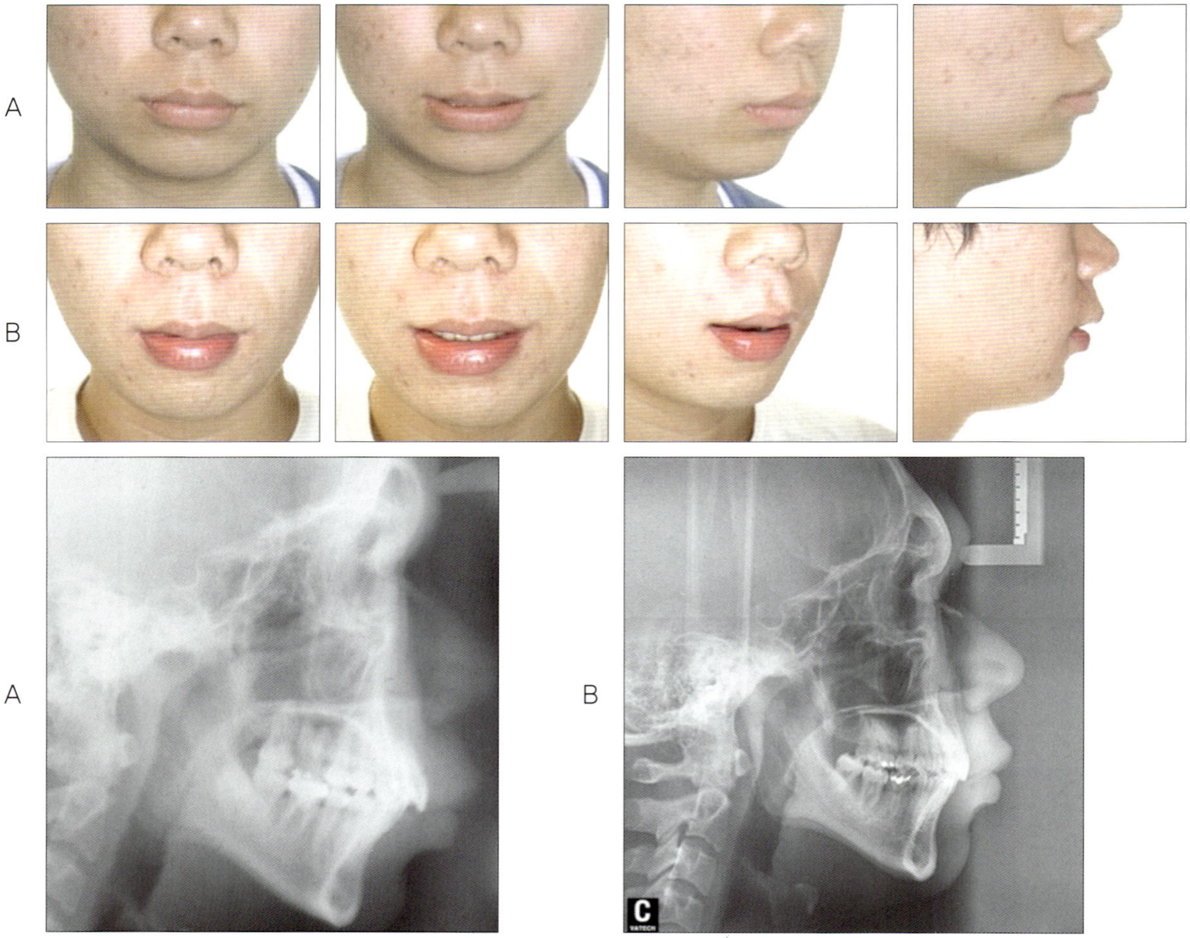

Fig. 7-16 Changes (A; Initial B; Debonding)
전치가 retraction 되어 lip protrusion이 개선되었다. 전치를 너무 많이 넣으면 전치 root가 alveolar bone housing을 벗어나는 경우가 있어 주의해야 한다. 이런 경우 입을 많이 넣기를 강력하게 원한다면 수술하는 방법을 고려해야 한다.

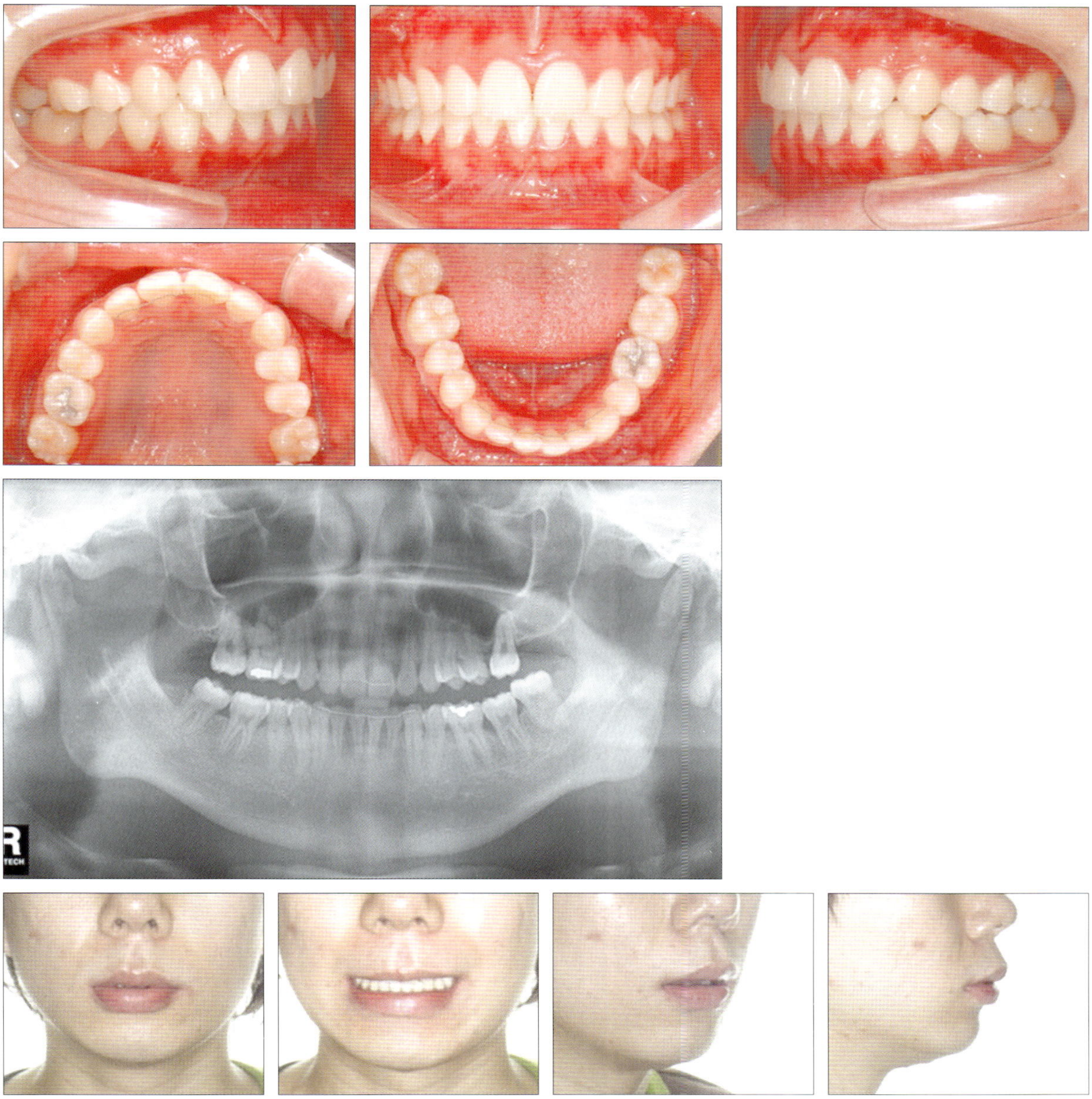

Fig. 7-17 1y8m 후의 f/u; 안정된 교합을 보인다. 좌측의 buccal overjet이 약간 부족하다.

3. 6번이 3개 결손된 증례

26세 6개월의 남자 환자로 윗 우측 및 아래 양쪽 6번, 총 3개의 제1대구치가 결손되어 내원하였다. 원래는 소구치 4개를 발치해야 할 증례인데 1개만 발치하고 나머지는 결손 공간을 이용하기로 하였다. 현재 치료가 진행 중으로 어금니 공간이 많이 폐쇄되어가고 있고 아래 사랑니가 나오는 모습이 보인다 (Fig. 7-18, 19). 동시에 치료를 진행하므로 3군데가 결손이라고 해서 시간이 3배로 걸리진 않으나 조금 복잡한 치료가 된다. 우측의 위 아래 어금니 결손 공간이 많이 폐쇄되고 있는 모습이다. 사랑니도 많이 자리를 잡았다. 이대로 가면 3개의 임플란트를 하지 않아도 되고 사랑니를 발치해야 하는 어려움도 없어진다.

A

B

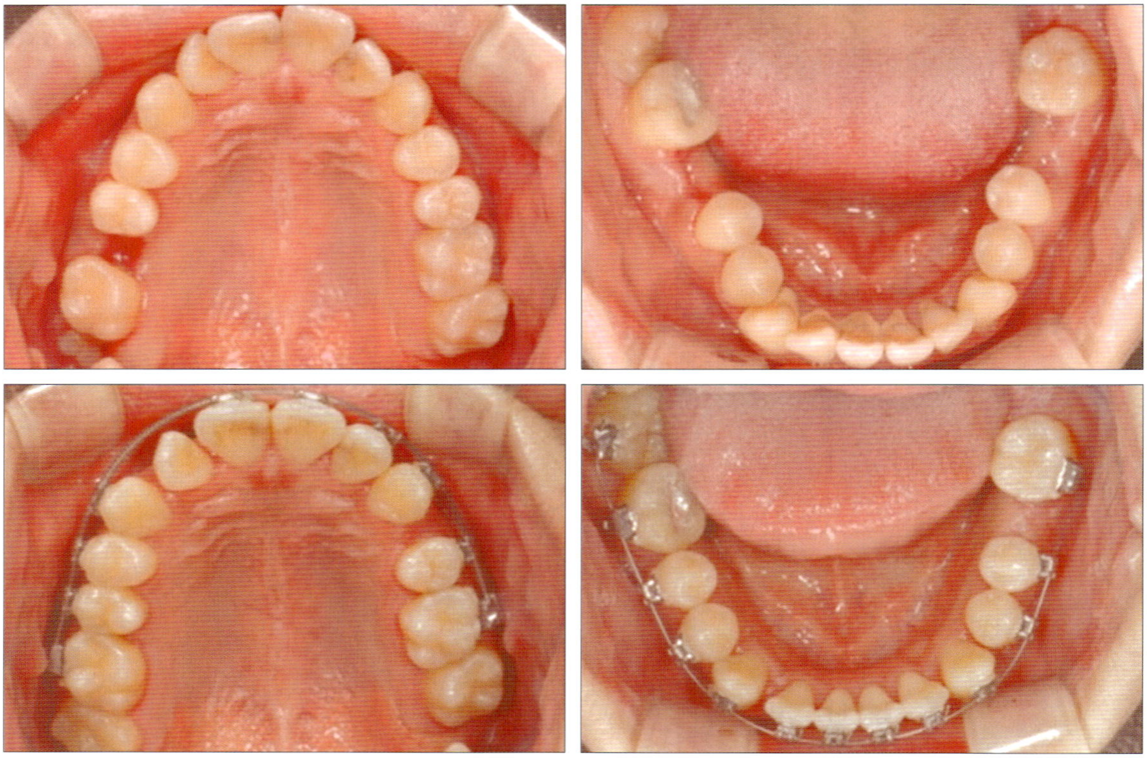

Fig. 7-18 A; Initial B; 치료 중
윗 우측과 아래 양측 6번이 결손되어 있다. 현재 치료 중으로 아래 사랑니가 맹출해오는 모습이 보인다.

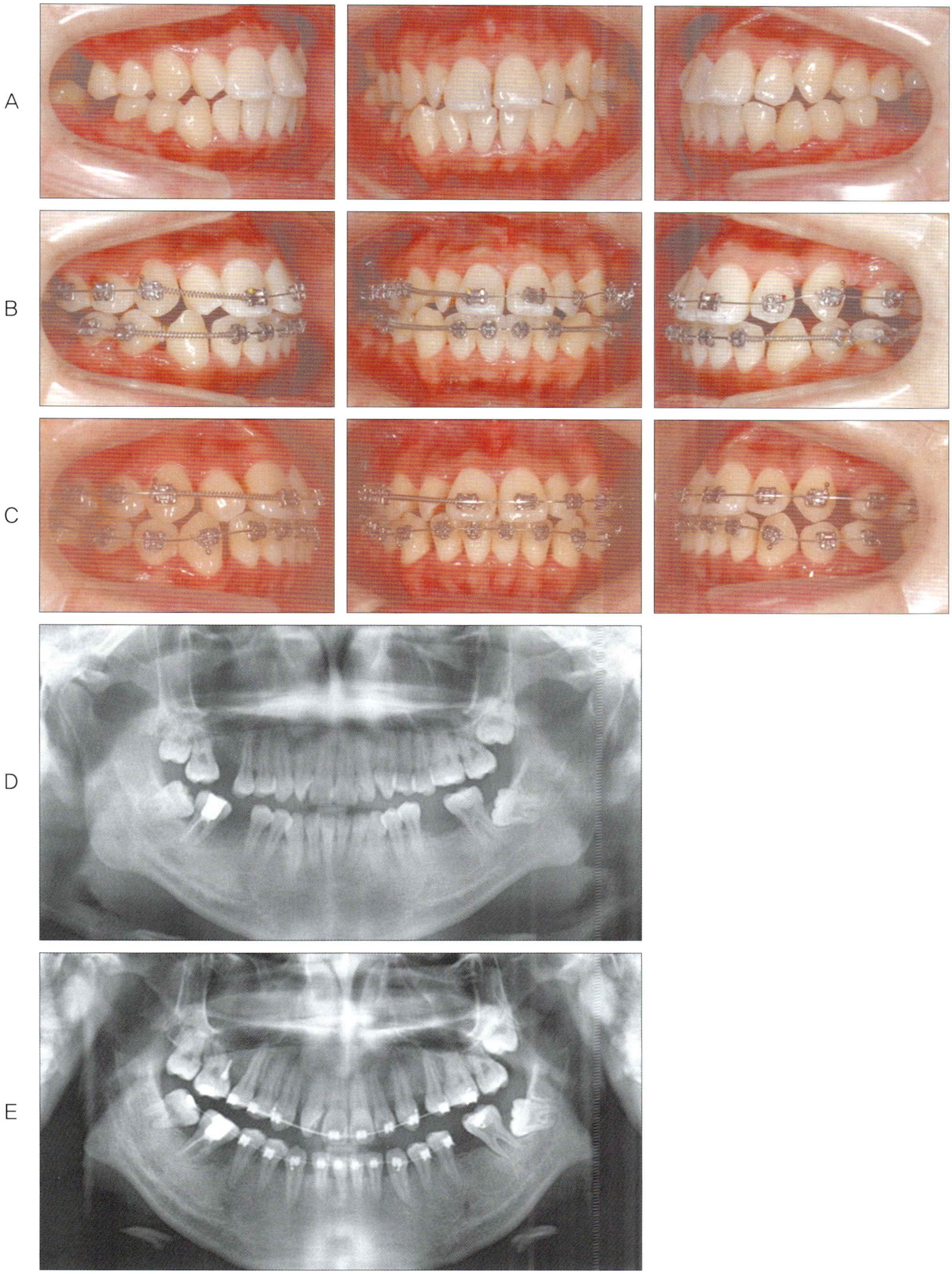

Fig. 7-19 A, D; Initial B, C, E; 치료 중
결손 공간이 폐쇄되면서 전치가 배열되고 있다. 추후 돌출이 있는 전치를 더 넣을 계획이다. X-ray는 root movement를 보여준다.

4. 6번이 4개 결손된 증례

39세 6개월의 여자 환자로 잇몸 상태가 좋지 않아 치주과에 의뢰한 결과 안타깝지만 가장 중요한 6번 4개를 발치할 수 밖에 없었다. 결손 공간을 폐쇄시켜보기로 하여 현재 치료 중이다 (Fig. 7-20, 21).

A

B

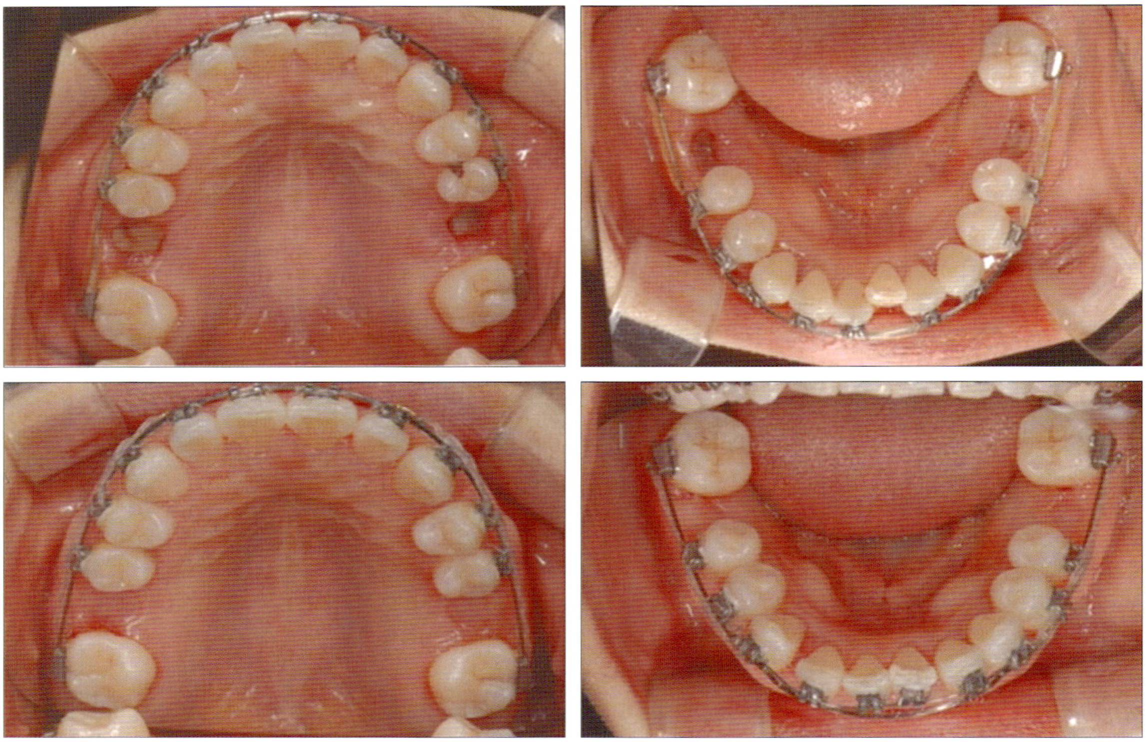

Fig. 7-20 (A; Initial B; Debonding) 4개의 6번 결손 공간을 보인다. 이 공간을 이용하여 앞니도 배열하고 입도 약간 넓을 계획이다.

A

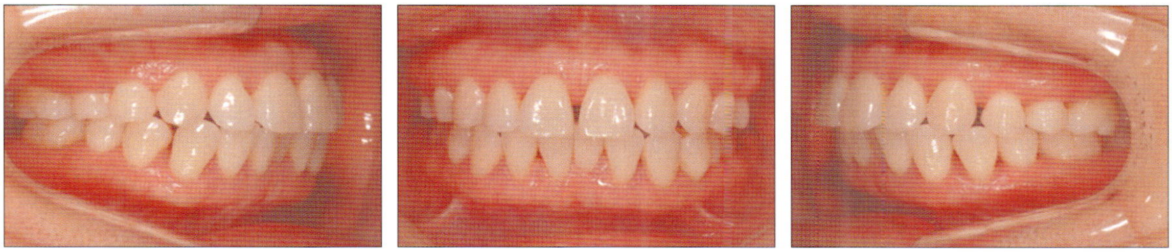

B

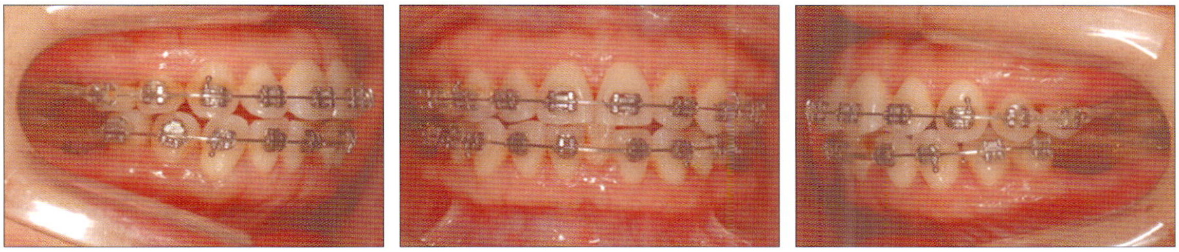

C

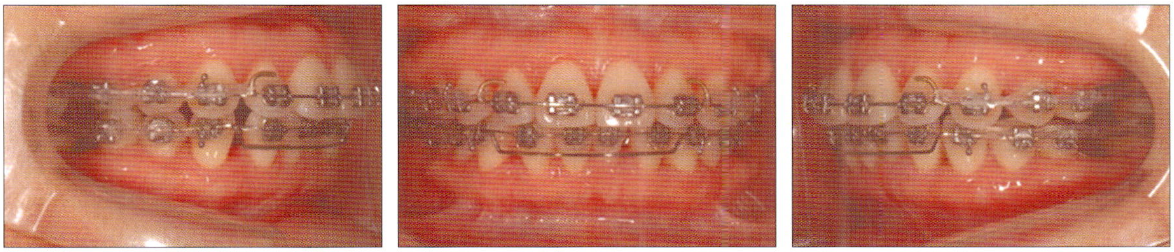

D

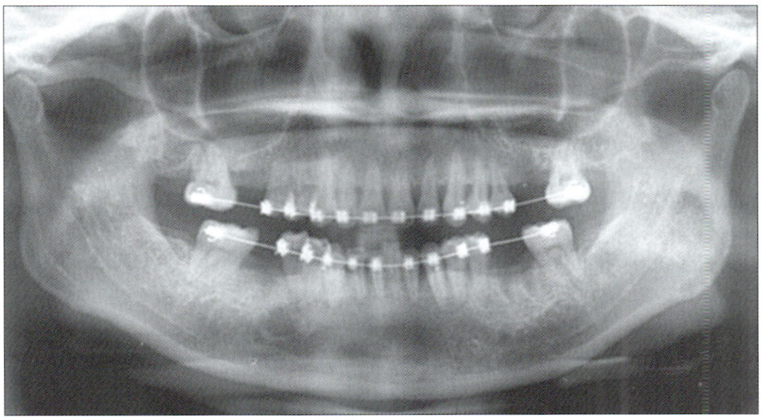

E

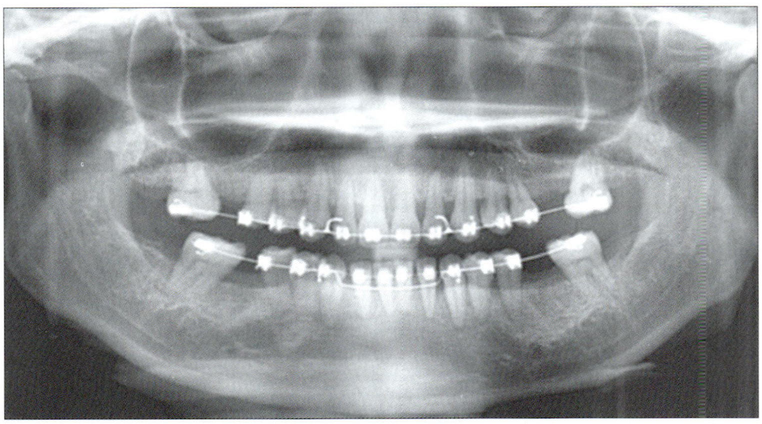

Fig. 7-21 A, D; Initial B, C, E; 치료 중
결손 공간이 폐쇄되면서 앞니가 배열되고 있고 약간은 들어간 모습을 보인다. 돌출이 있는 앞니는 더 넣을 계획이다. X-ray는 뿌리의 움직임을 보여준다.

5. 어려웠던 증례-1

21세 4개월의 여자 환자로 anterior crowding과 protrusion 및 chin retrusion을 주소로 내원하였다. #36 치아는 caries로 5년 전에 발치된 상태였다 (Fig. 7-22). 발치한지 시간이 경과하면 ridge resorption이 발생하며 그 정도는 개인에 따라 많이 틀리다. 이 경우는 5년이나 경과하였으나 아주 심하게 퇴축 된 것은 아니라고 판단된다.

분석

Skeletal pattern은 상악은 돌출되어있고 하악은 후퇴되어있는 Class II 를 보이고 있었다 (ANB: 6, Wits: 5mm). 후퇴된 chin을 개선시키기 위해선 수술이 필요함을 설명 하였으나 환자는 원하지 않았다. midline은 상악이 2.5mm 우측으로 편위되어 있었고 하악은 facial midline에 일치하였다. CO-CR discrepancy는 1mm 전방 편위가 있었으며 전치 각도는 상 하악 전치 모두 labioversion 되어 있었고 그 정도는 하악이 심했다 (U1 to SN: 100.6°, U1 to FH: 100.8°, L1 to MP: 100.8°).

치료 계획

다른 증례와 비슷하게 하악 좌측은 6번 결손 공간, 나머지 부위는 소구치 발치 증례였다. 다만 상악 6번이 결손 공간으로 이미 정출되어 있어 이것을 조절하는 것이 문제였고 결손 공간이 길어 그만큼 주의해야 했다.

8번의 매복이 매우 깊었고 모양이 썩 좋아보이지 않았으며 특히 성장이 완전히 끝난 성인이어서 정상적으로 맹출해 줄까 하는 우려가 있었다.

치료

먼저 상악 6번의 intrusion을 시행하였다 (Fig. 7-23). 이후 bracket을 부착하고 전치를 retraction하면서 하악 space closure를 시작하였다 (Fig. 7-24). #37 치아가 전방으로 이동하면서 사랑니가 약간씩 구강내로 보이기 시작하였다 (Fig. 7-26). 사랑니가 처음 우려했던 것보다 양호하게 발육해 주어 치료 종료 시에는 사용하는데 손색이 없었다 (Fig. 7-27). Profile도 많이 개선되었다.

현재 Deboning 후 3년 5개월까지 f/u 하고 있는데 매우 안정된 모습을 볼 수 있다 (Fig. 7-28).

평가

어금니가 결손되면 그 자리로 대합치가 정출된다. 이것을 그대로 두고 치아를 이동시키면 거기에 걸려 치아 이동이 어려워지고 premature가 발생하며 open bite를 야기할 수도 있다. 다른 치료에 앞서 이것을 해결해야 한다 (Fig. 7-23).

초진시에는 사랑니의 매복이 깊고 발육이 좋아 보이지 않아 잘 나와줄까 하는 우려가 있었으나 잘 맹출해 주었다.

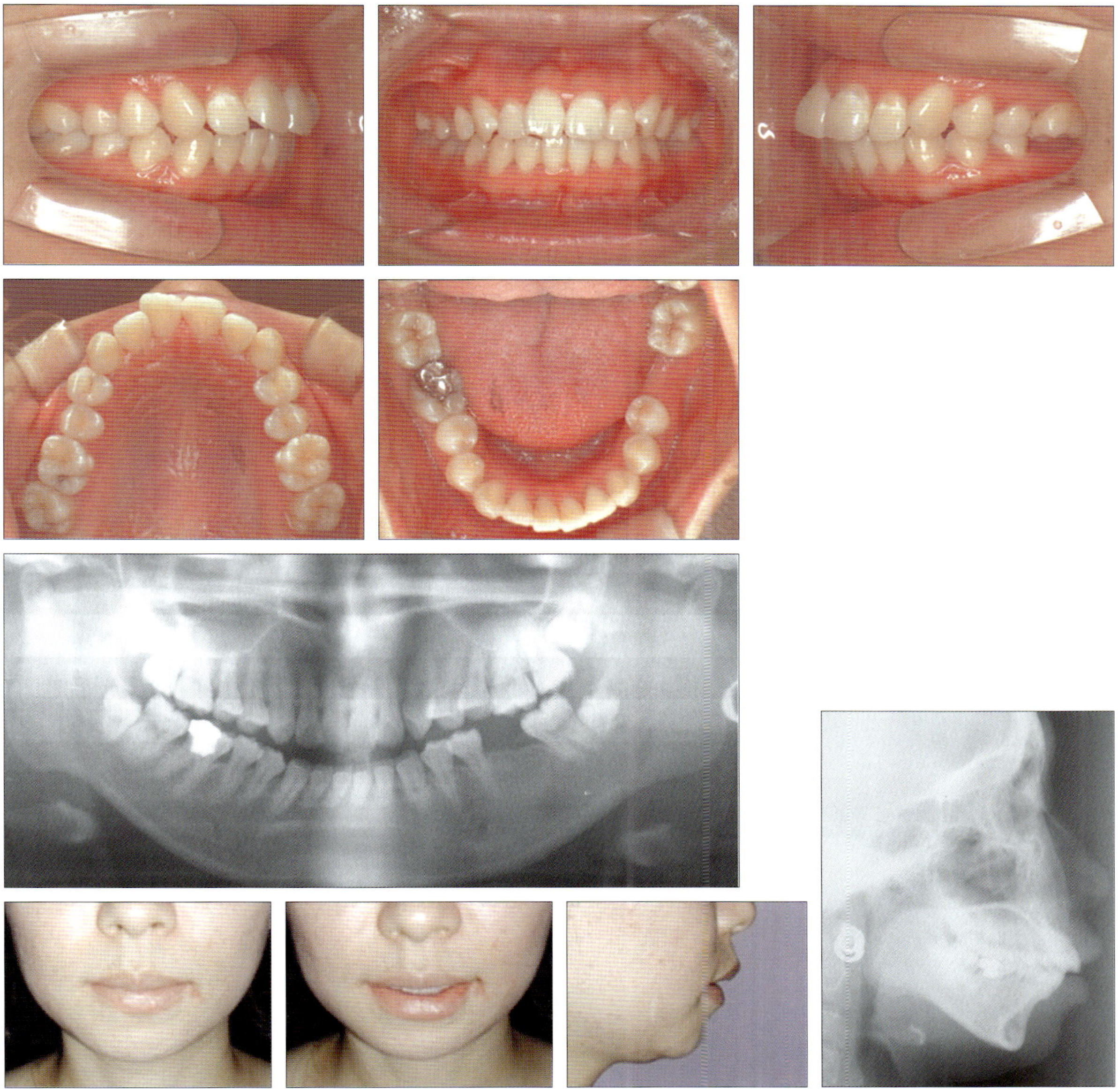

Fig. 7-22 초진; anterior crowding과 protrusion을 주소로 내원하였다. #36은 caries로 약 5년 전에 발치된 상태였다. 발치하고 기간이 오래 경과하면 ridge가 퇴축되는 문제가 있다. 이 경우는 다행히 아주 심하게 퇴축되지는 않은 것으로 보인다.

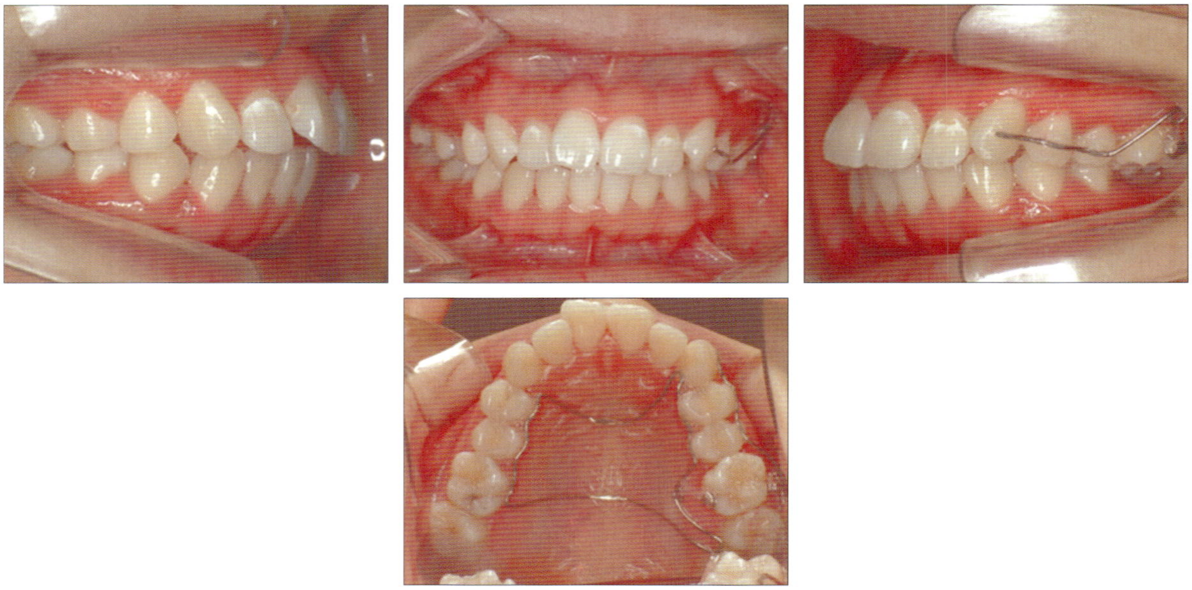

Fig. 7-23 먼저 상악 6번의 intrusion을 시행하였다. Screw를 사용하여도 무방한 술식이다.

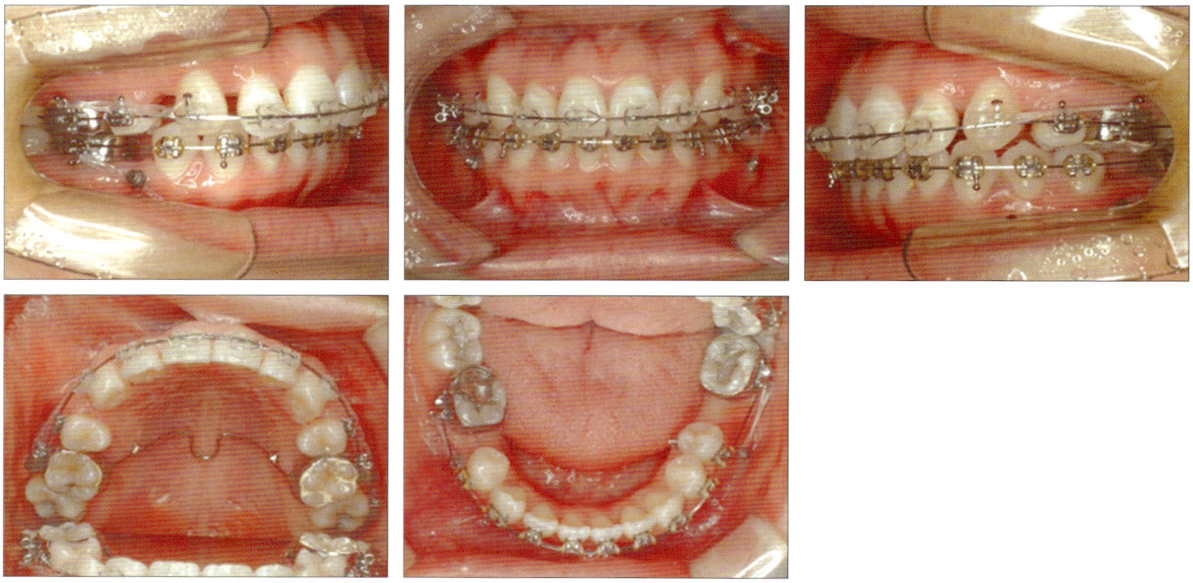

Fig. 7-24 이후 하악 좌측은 6번 발치공간을 이용하고 나머지는 소구치를 발치하고 교정을 진행하였다. 상악에는 anchor 보강을 위해 TPA를 장착하였다.

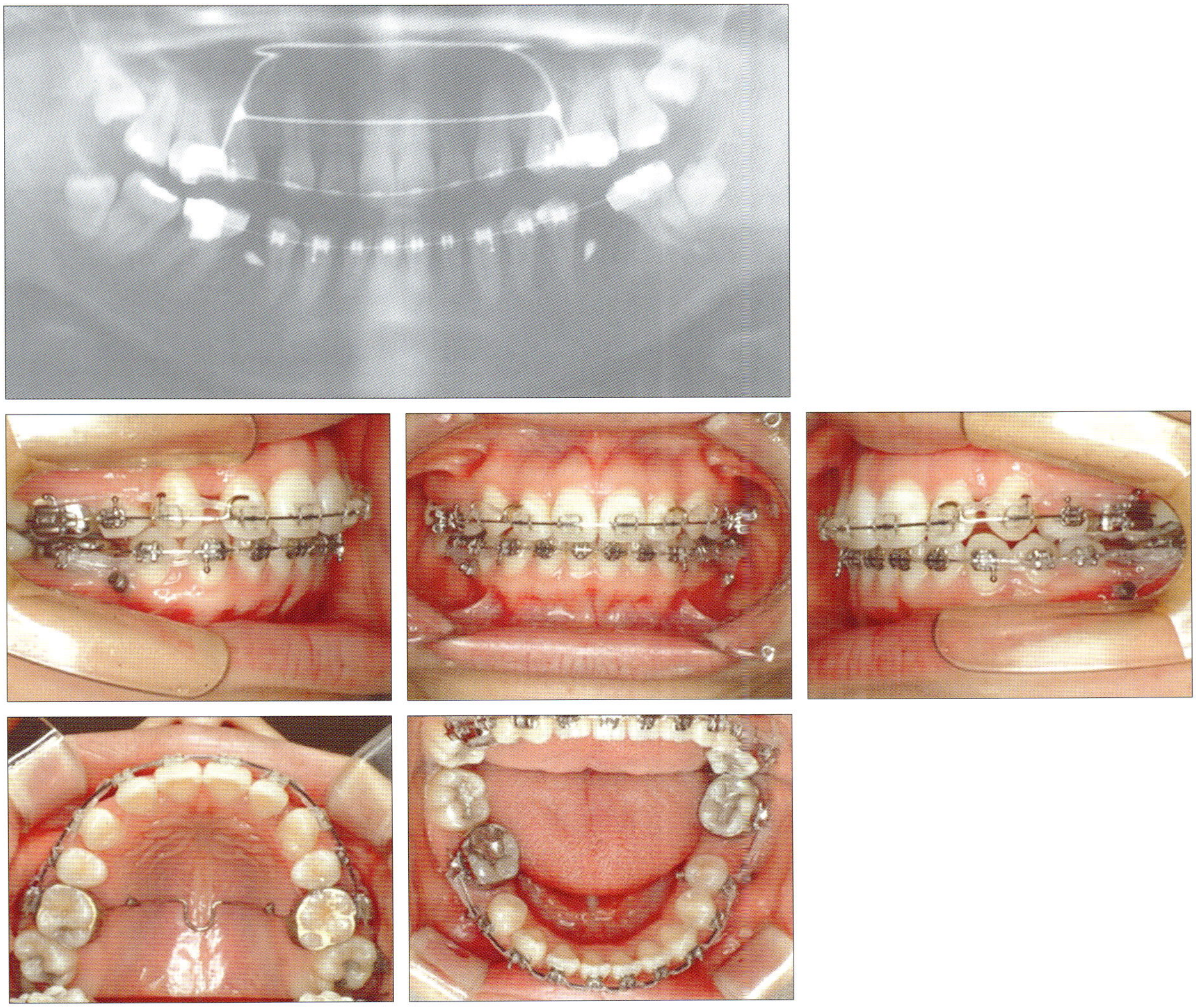

Fig. 7-25 상악은 계속 전치를 retraction 하고 있고 하악은 screw를 심어 구치를 전방으로 당기고 있다. 구치를 전후로 당기는 양은 앞니의 돌출도에 따라 달라진다.
매복되어 있는 사랑니는 아직 발육이 덜 된 상태이다.

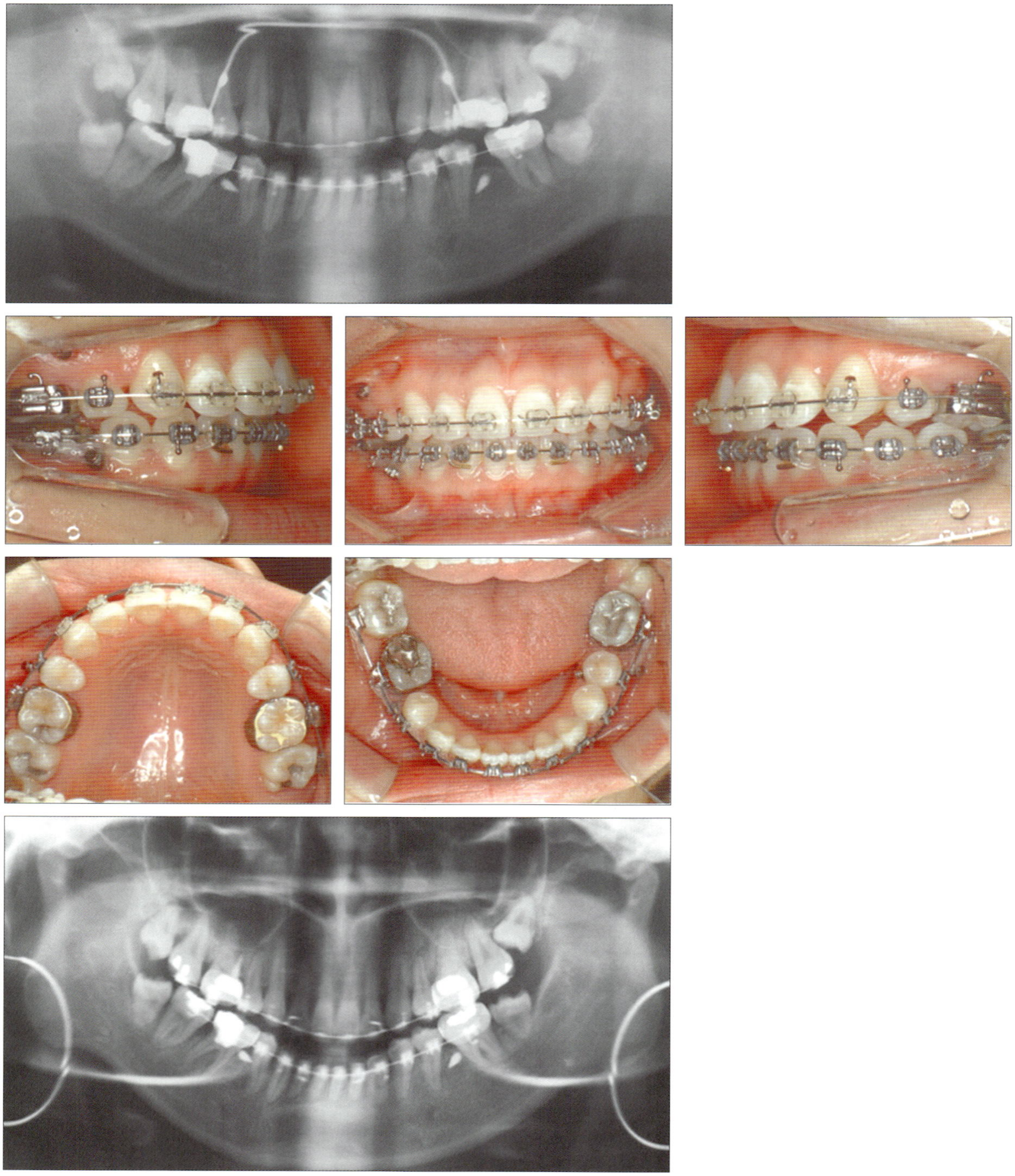

Fig. 7-26 공간 폐쇄가 진행됨에 따라 하악 우측 7번이 근심이동하였고 사랑니가 올라오기 시작하였다. 성장이 끝난 성인에게서도 사랑니가 이렇게 발육한다는 것이 흥미롭다.

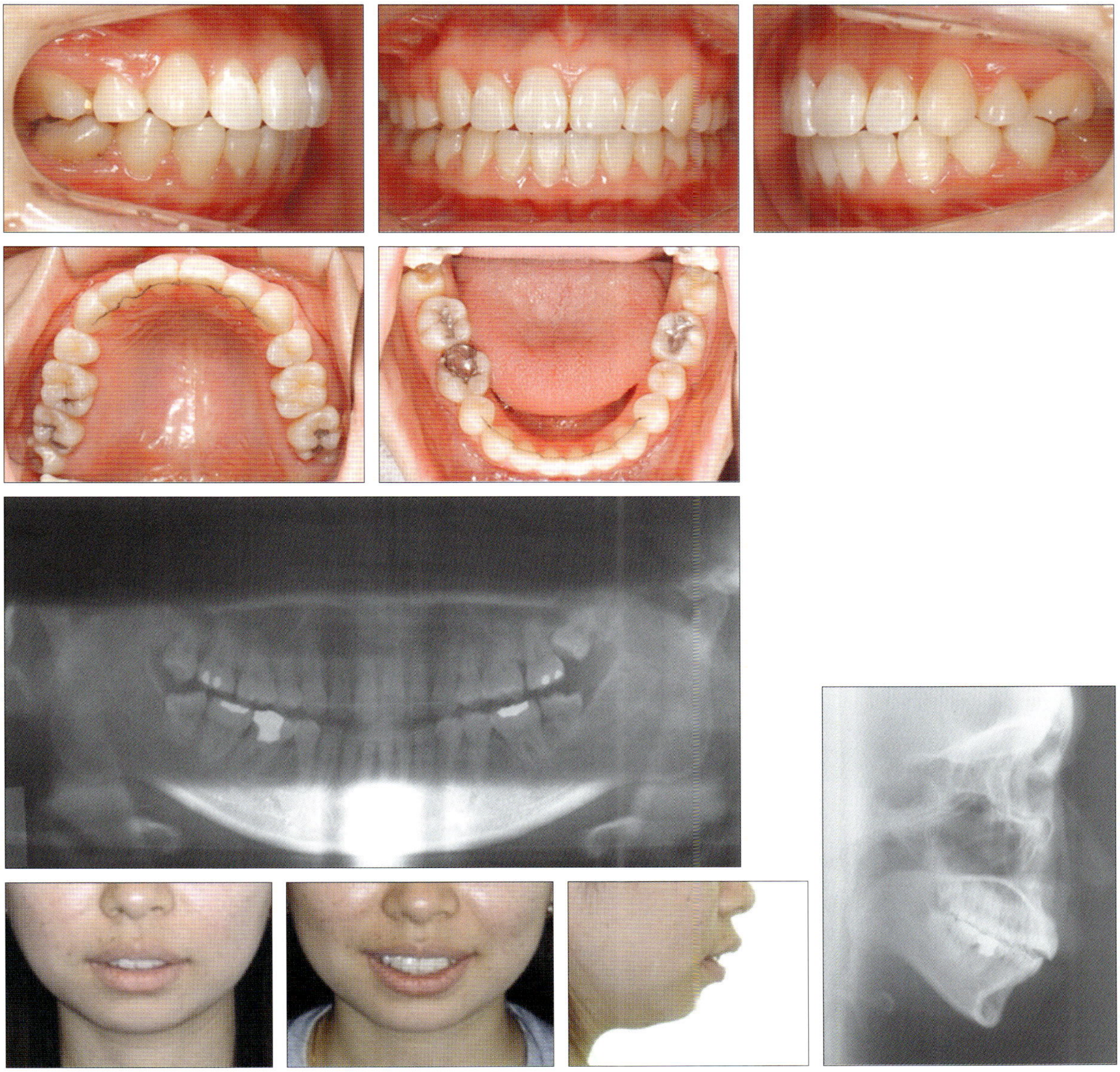

Fig. 7-27 Debonding; 양측 Class I molar & canine relation을 보인다. 아울러 입술이 많이 들어가 profile이 많이 개선되었다. 매복되어 있던 사랑니는 완전히 맹출하였다. 사랑니는 crown의 모습이 완전하지는 않으나 사용하는 데는 문제 없다.

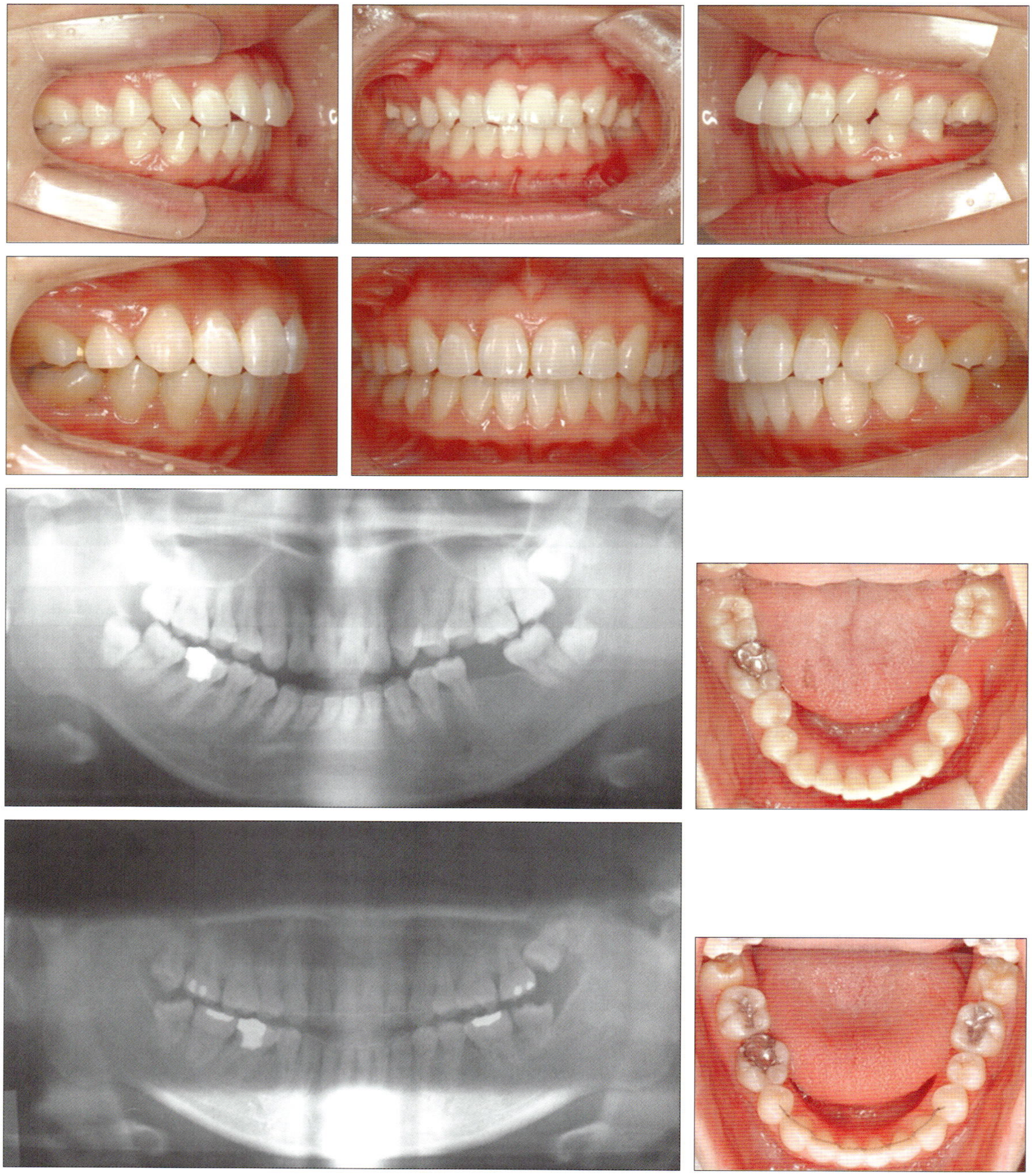

Fig. 7-28 Changes (A; Initial B; Debonding)
crowding이 해소됨과 동시에 돌출되어있던 전치가 retraction 되었다. 사랑니가 처음 생각했던 것보다 양호하게 발육해주었다.

A

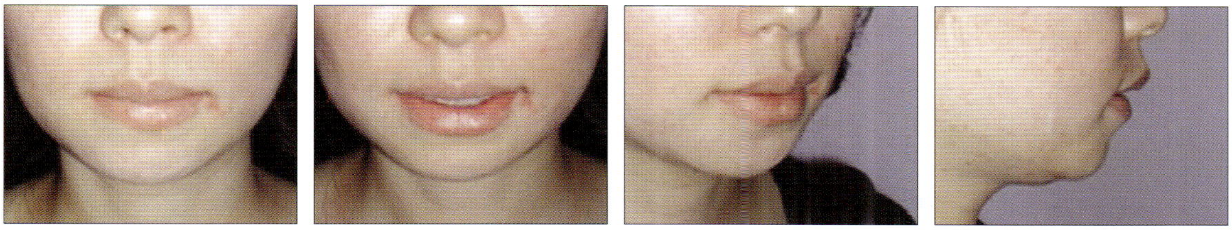

B

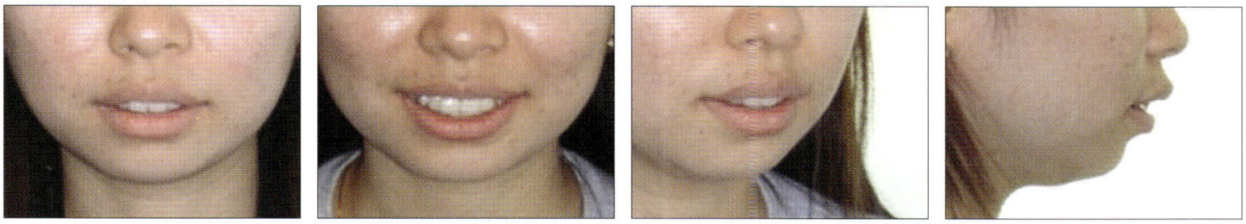

A

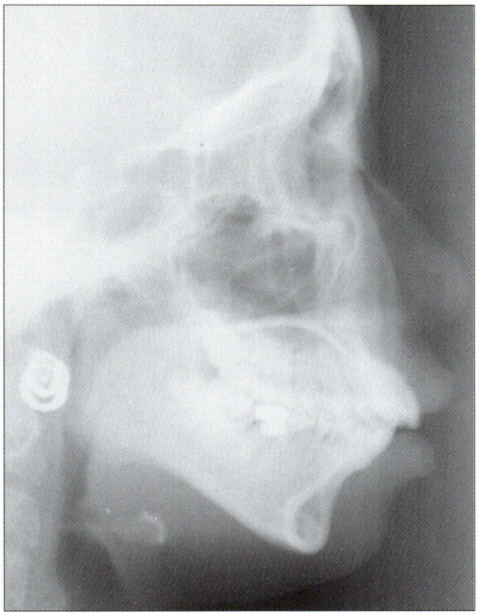

B

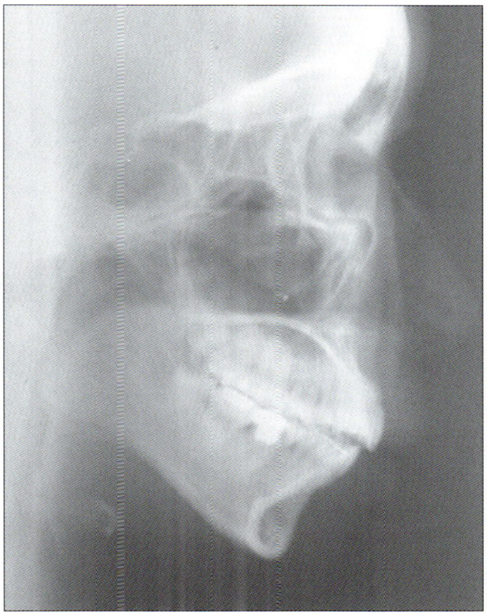

C

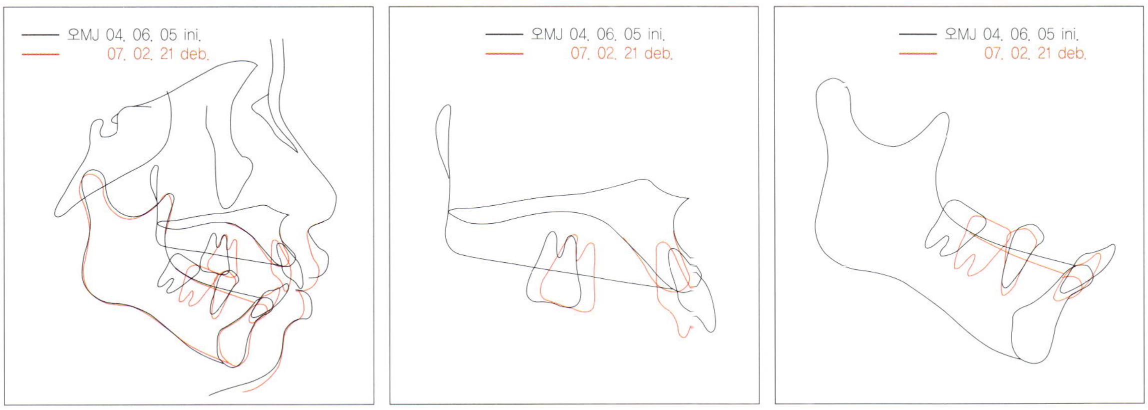

Fig. 7-29 Changes (A; Initial B; Debonding C; Superimposition)
전치가 retraction 되어 lip protrusion이 개선 되었다. 전치의 뿌리를 둘레싸고 있는 Alveɔlar bone housing을 생각하면 전치를 무한정 당길 수는 없다.
수술을 하지 않았기 때문에 후퇴된 chin은 큰 변화가 없다.

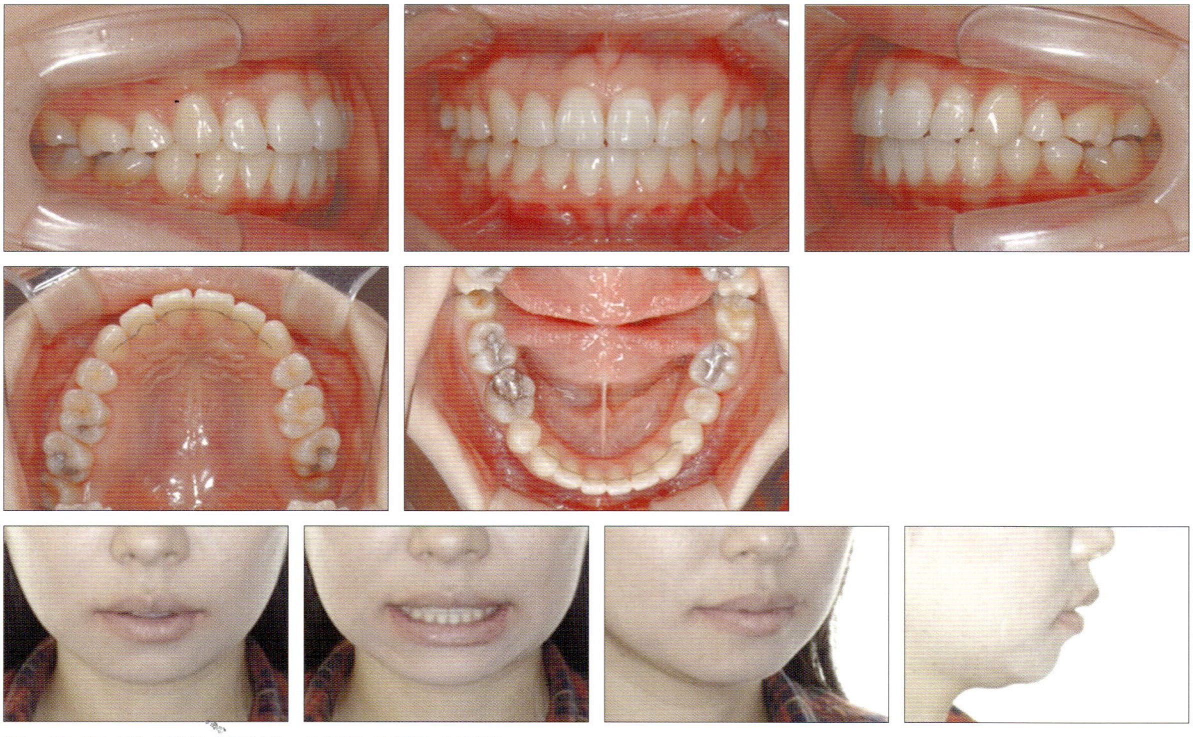

Fig. 7-30 1년 8개월 후의 f/u; 안정된 교합을 보인다.

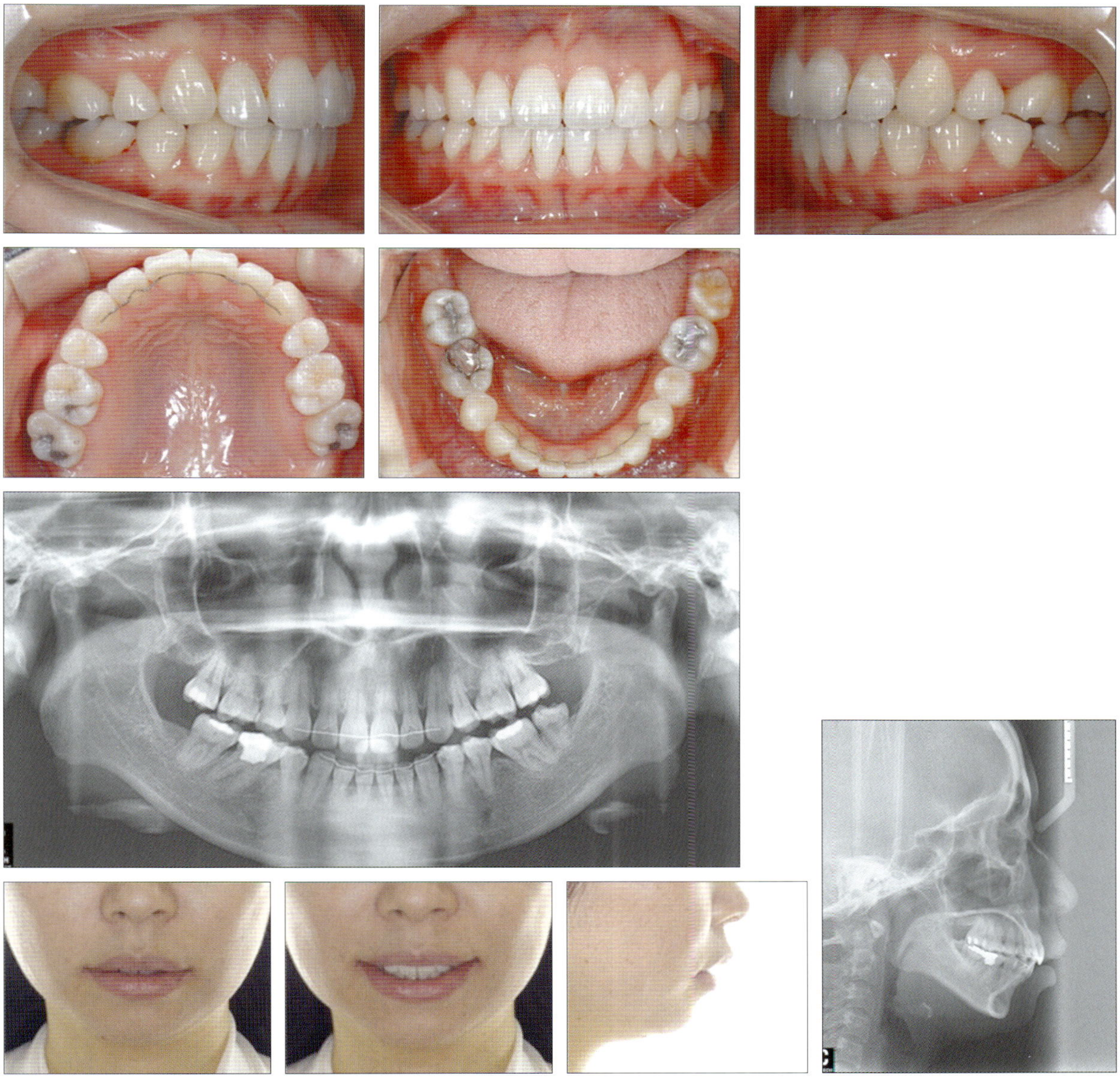

Fig. 7-31 3년 5개월 후의 f/u; 안정된 모습이다. 항상 염두에 두는 것이지만 #36 결손 공간의 재발은 보이지 않았다. 발치 공간의 재발은 debonding시 교합의 형성과 많은 관련이 있는 것으로 사료된다. 사랑니는 crown 모양이 불완전했어도 예상대로 전혀 문제 없는 모습을 보인다.

어려웠던 증례-2

18세 8개월의 여자환자로 주소는 전치부 open bite과 spacing 이었다. 그리고 가능하다면 하악 양측 6번 결손부를 교정으로 메우기를 희망하였다 (Fig. 7-33).

분석

Skeletal pattern은 하악골이 돌출되있는 Class 3이었고 수직적으로 약간의 long face 경향이 있었다 (ANB: 3, Wit's: -3mm). midline 상악은 facial midline에 일치하였고 하악은 1mm 우측 편위되어 있었다. CO-CR discrepancy는 없었으며 전치 각도는 상 하악 모두 정상범위에 있었다 (U1 to SN: 106°, U1 to FH: 110°, L1 to MP: 92°).

치료 계획

이 증례는 하악 구치부 결손 공간을 교정으로 메우는 것이 매우 힘들다. 그 이유는 1) 결손부의 길이가 길었고 (우측 11.5mm, 좌측 10.5mm) 이 공간을 메우기 위해 전방 치아는 뒤로 오지 않고 순수하게 후방치아를 앞으로 당겨야 했다. 전치부에 spacing이 있기 때문에 소구치가 후방이동 하게 되면 space closure 후 하악 전치가 너무 들어가게 된다. 이동 거리가 길어지면 길어질 수록 tipping 및 mesial rotation 등의 부작용도 커지게 된다.

2) 구치부를 앞으로 당기면 정출이 일어난다. 이 환자는 anterior open bite, long face를 이미 갖고 있는데 이들이 더욱 악화될 수 있다. 더욱이 양측 상악 6번이 모두 extrusion 되어 있어 하악 구치를 당길 때 이것과 interference가 발생하게 된다.

힘이 들 것으로 예상했으나 결손 공간을 폐쇄시켜보기로 계획했다.

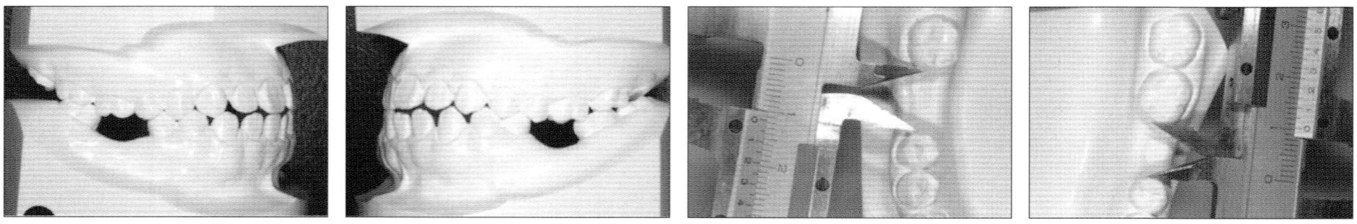

Fig. 7-32 긴 결손 공간을 보인다 (우측 11.5mm, 좌측 10.5mm).
상악 양측 6번은 하악 6번 결손 공간으로 정출된 모습을 보인다.

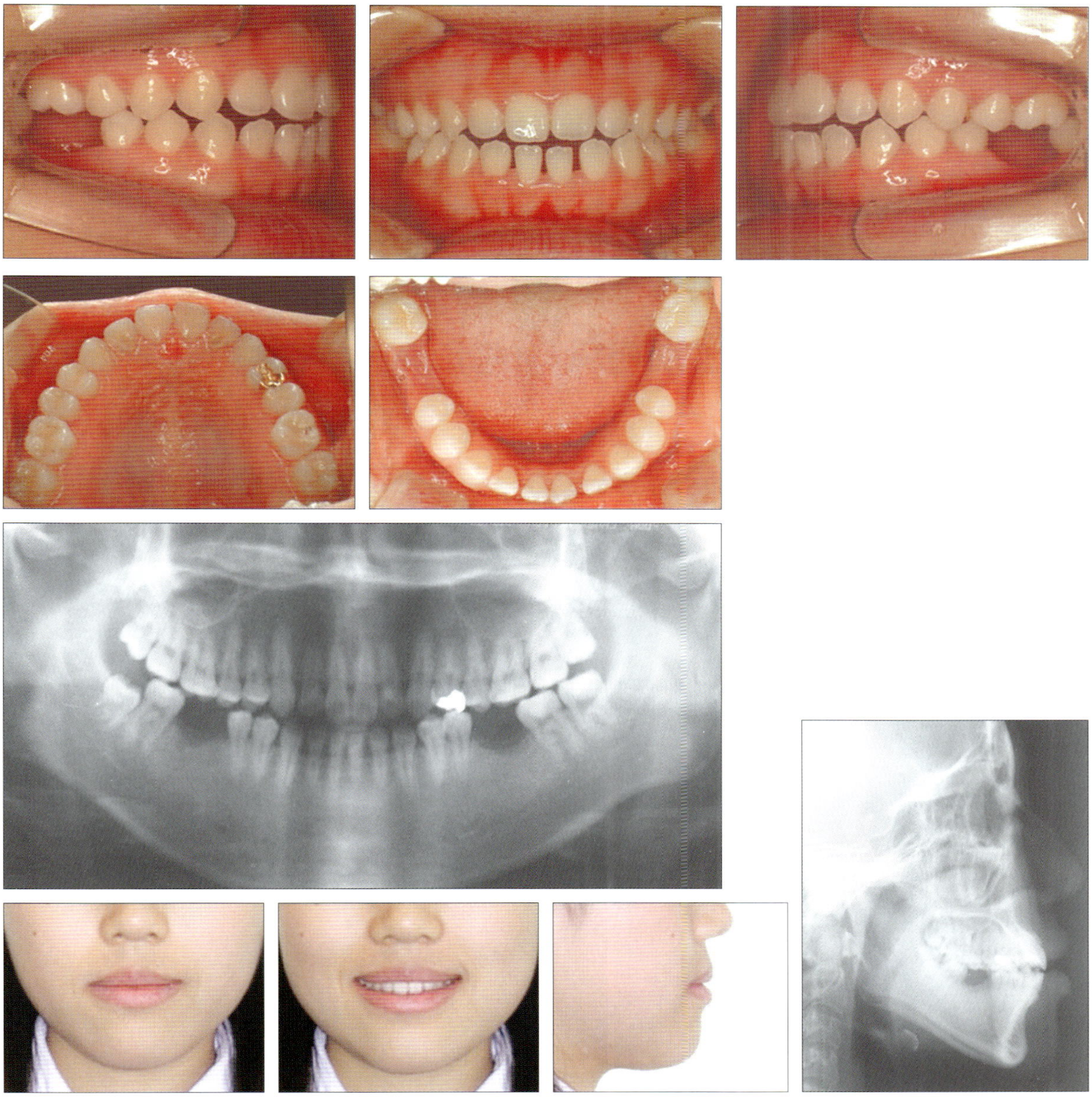

Fig. 7-33 초진; 18세 8개월의 여자 환자로 전치부에 spacing이 있고 하악 우측 구치에 긴 결손부위가 있었다. 전치부 open bite 및 약간의 long face를 보인다.

치료

우선 상악 6번의 intrusion을 시행하였다 (Fig. 7-34). 이 과정은 그냥 screw를 사용하여 intrusion 시켜도 무방하다고 생각된다. 하악의 L&A를 시행한 후 screw를 식립하여 하악 7번 및 8번을 전방으로 protraction 하였다. 예상대로 중간에 open bite가 심해지는 현상이 나타나게 되었다 (Fig. 7-36). 상악에 screw를 심어 구치 intrusion을 도모하였다 (Fig. 7-37).

하악 구치가 전방 이동되면서 처음 식립한 screw와 접촉되는 현상이 발생하여 처음 screw를 제거하고 더 전방에 재 식립 하였다 (Fig. 7-37). 결국 사용한 총 screw는 8개였다.

7번이 전방으로 이동함에 따라 8번이 맹출하였고 space closure가 끝날 시점에서는 마치 7번처럼 보이게 되었다 (Fig. 7-38). 치료 종료시의 Panorama 상에서 root paralleling을 볼 수있다. 치료 후의 모델을 보면 양호한 구치부 교합 및 functional cusp occlusion을 볼 수 있다 (Fig. 7-38). 중합을 보면 #45 치아는 뒤로 간 것이 아니라 오히려 0.5mm 전방으로 이동하였다 (Fig. 7-40). (이동거리는 #47번 12mm, #37번 11mm)

평가

치아가 긴 거리를 이동하면 tipping 및 mesial rotation 등의 부작용도 커지게 된다. 그뿐 아니라 이 증례의 경우 가장 중점을 두었던 것이 open bite control인데 그 문제도 커지게 된다. 파노라마 및 사진을 보면 이러한 부작용 없이 bodily movement가 이루어졌고 open bite도 성공적으로 치료된 것을 볼 수 있다. 주의 깊은 biomechanics와 screw를 사용한 상악 구치부의 intrusion으로 이 문제를 해결할 수 있었다. 치료기간은 4년 반으로 오래 걸리기는 하였으나 향후 축적된 know how로 더 단축될 것으로 기대되며 특히 구치부만 전방으로 당기는 것이 아닌 전 후방 치아 상호이동에 의한 공간 폐쇄라면 이 증례보다 훨씬 빠르고 수월하게 치료가 이루어 질 수 있을 것이다.

이 증례는 치아 결손시 교정적으로 인접치아를 이동시켜 결손부를 수복하는 것이 많은 경우에 가능함을 보여주는 일례라고 할 수 있다. 다른 대부분의 증례는 이 증례보다는 용이하다. 최근의 교정 술식의 발달은 이러한 교정적 치아 이동의 범위를 계속 확대시키고 있는 추세이다. Proffit 책에 나오는 Envelope of discrepancy 그림은 다시 그려져야 한다.

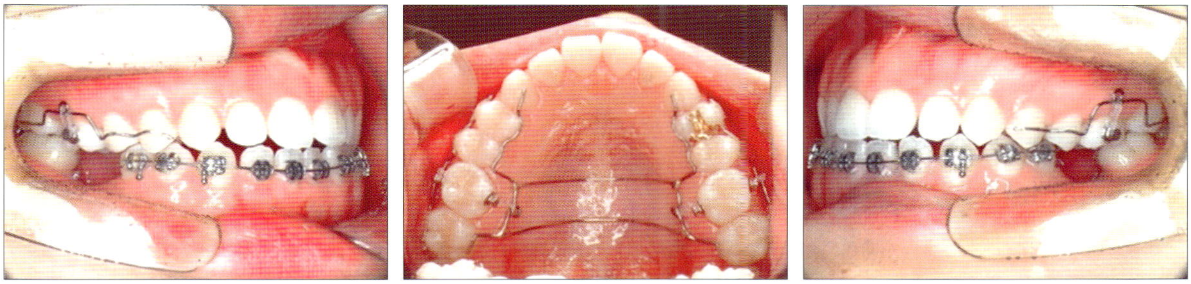

Fig. 7-34 우선 상악 6번의 intrusion을 시행하였다.

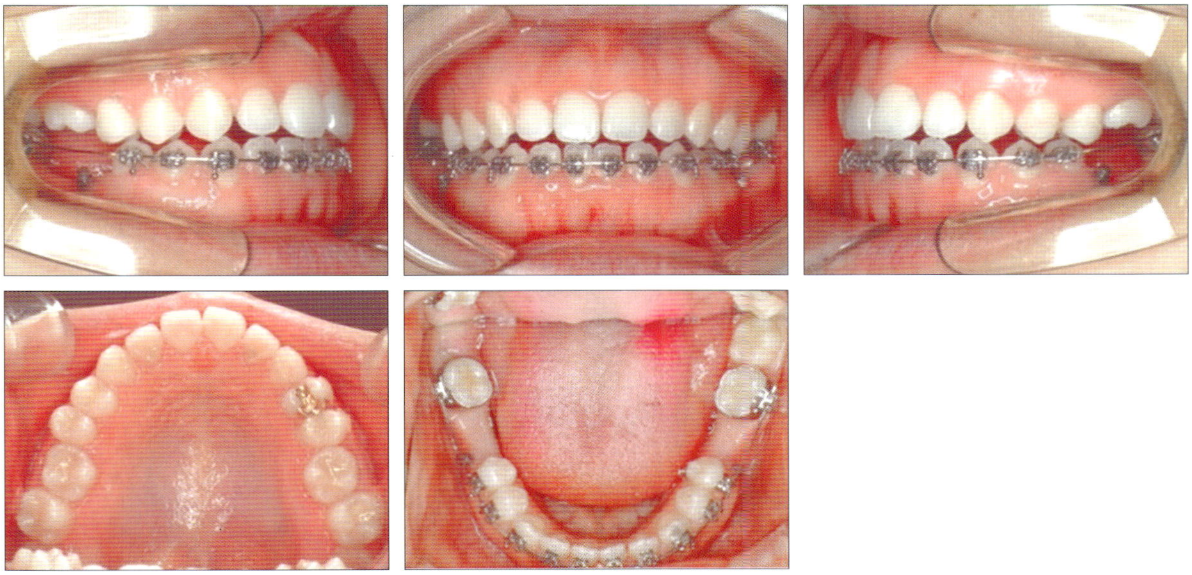

Fig. 7-35 상악 6번이 상당량 intrusion 된 모습을 보여준다. Molar intrusion은 그냥 screw를 사용하여도 무방하다.

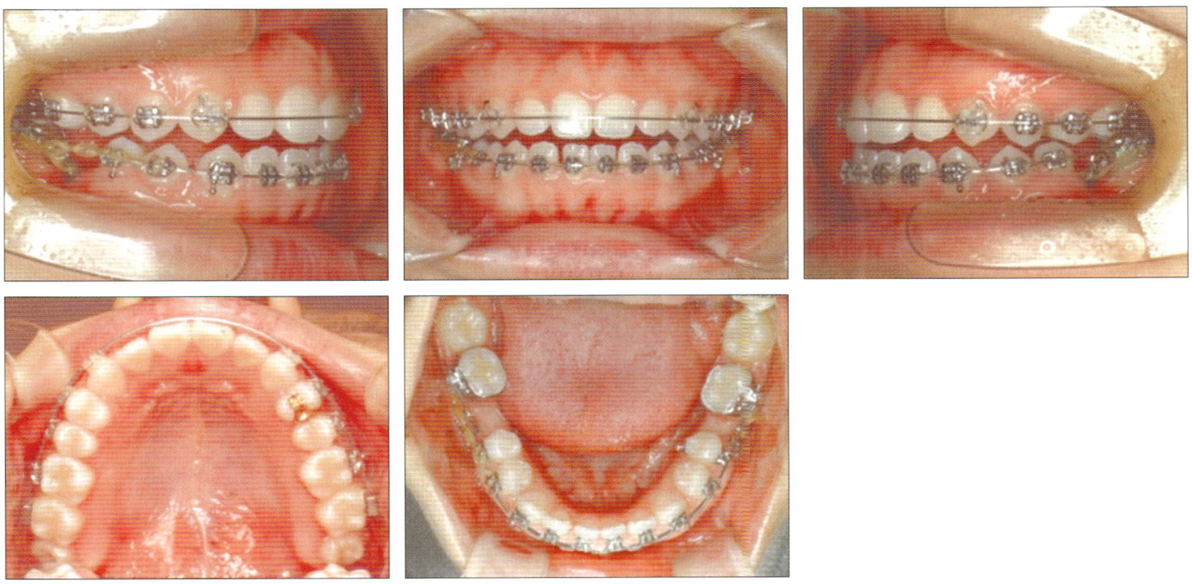

Fig. 7-36 하악 5번 바로 뒤에 screw를 심어 구치부를 전방으로 당기고 있다. 우려했던 대로 cpen bite이 심해졌다. 하악 7번이 전방으로 이동함에 따라 우측 8번이 맹출하였다.

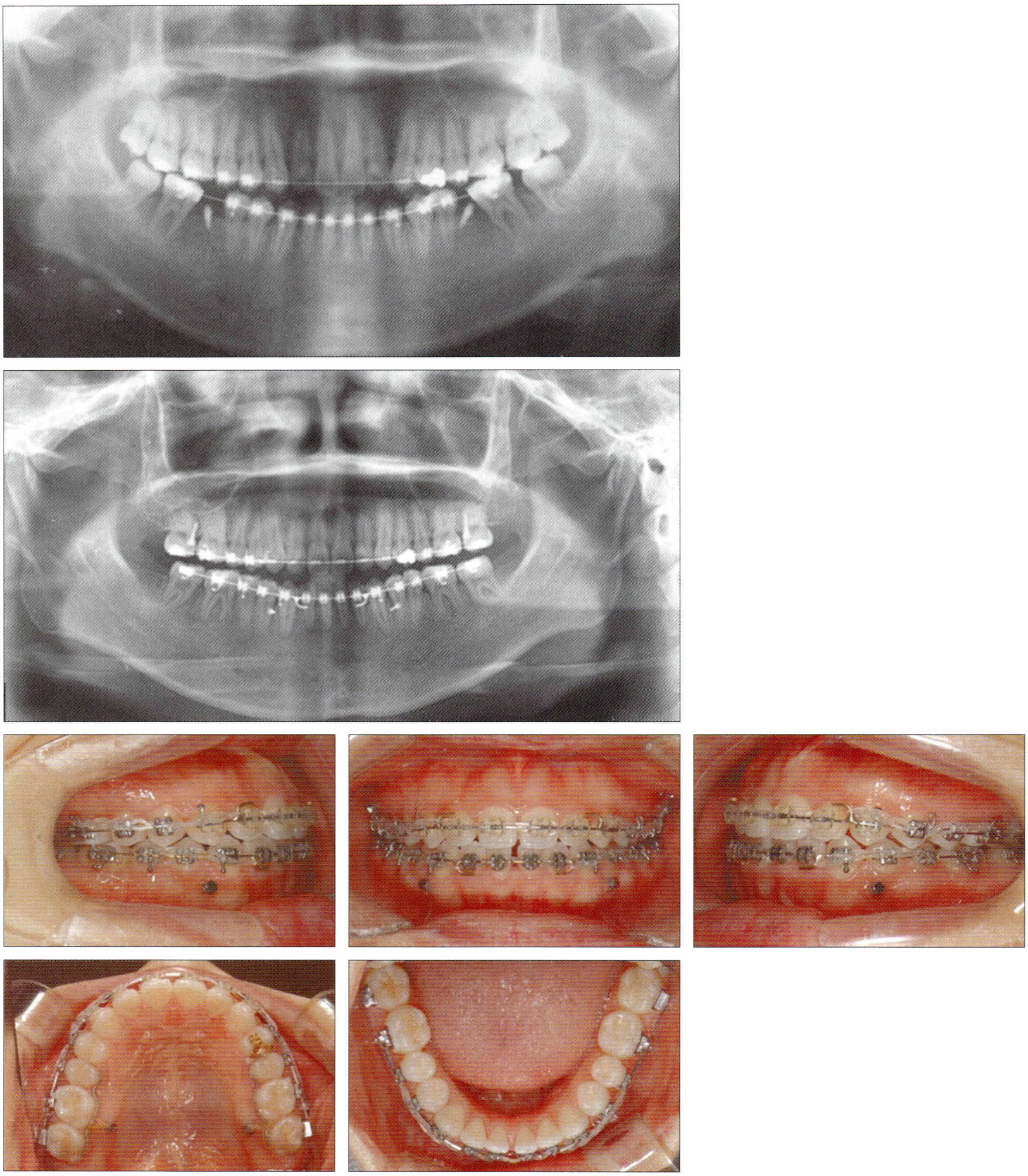

Fig. 7-37 전치부 open bite은 상악 구치부 협 설측에 screw를 심어 molar intrusion을 시행함으로써 해결하였다. 하악 구치가 전방 이동 되면서 처음 식립한 screw와 접촉되어 처음의 screw를 제거하고 더 전방에 재 식립 하였다. 결국 총 8개의 screw를 사용하였다.

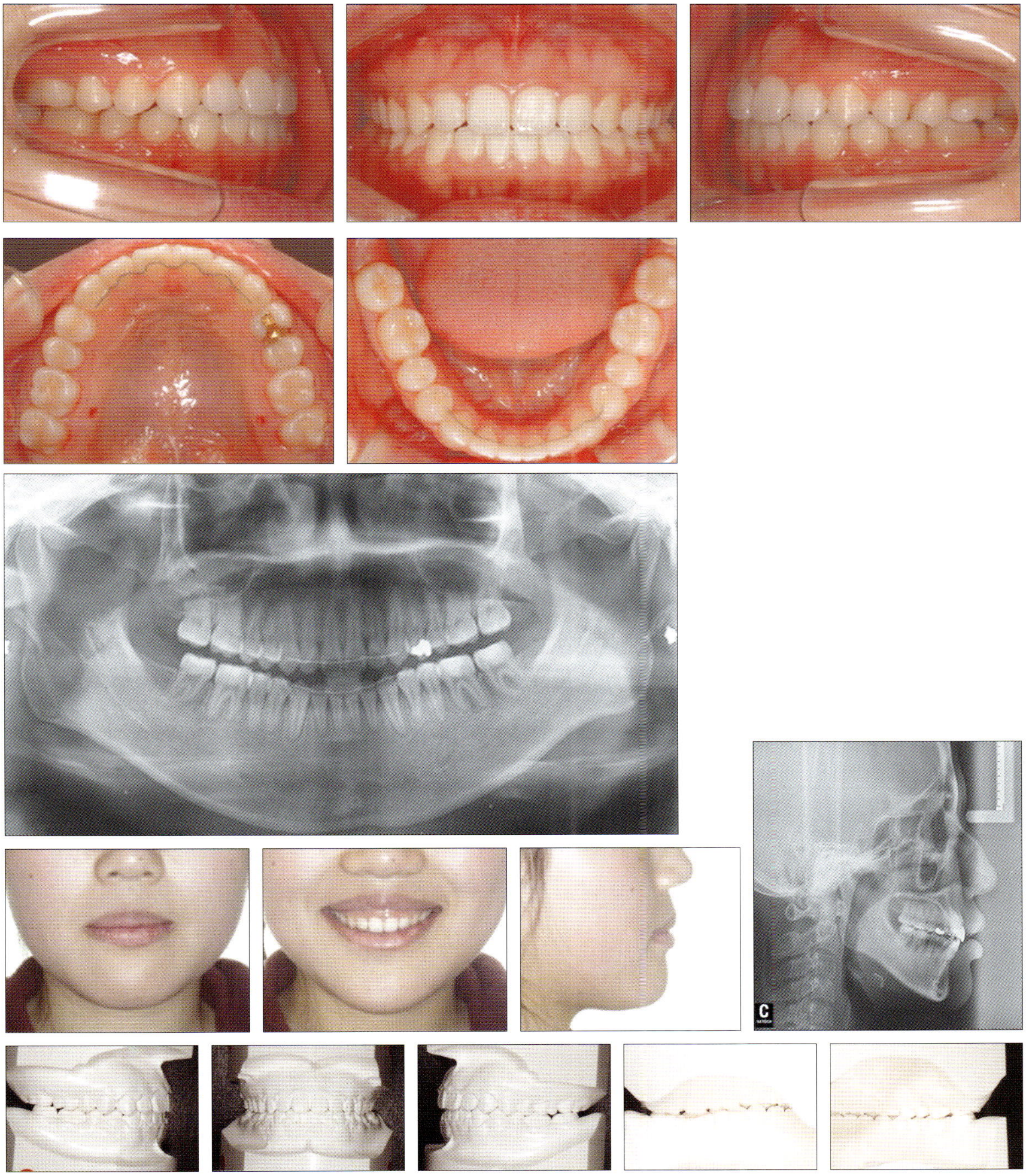

Fig. 7-38 Debonding; 양측 Class I molar & canine relation을 보인다. 7번, 8번이 마치 6번, 7번처럼 보이게 되었다. Panorama 상에서 root paralleling을 볼 수 있다. 가장 신경을 썼던 open bite도 성공적으로 해결되었다. 모델을 보면 양호한 구치부 교합 및 functional cusp occlusion이 이루어졌다.

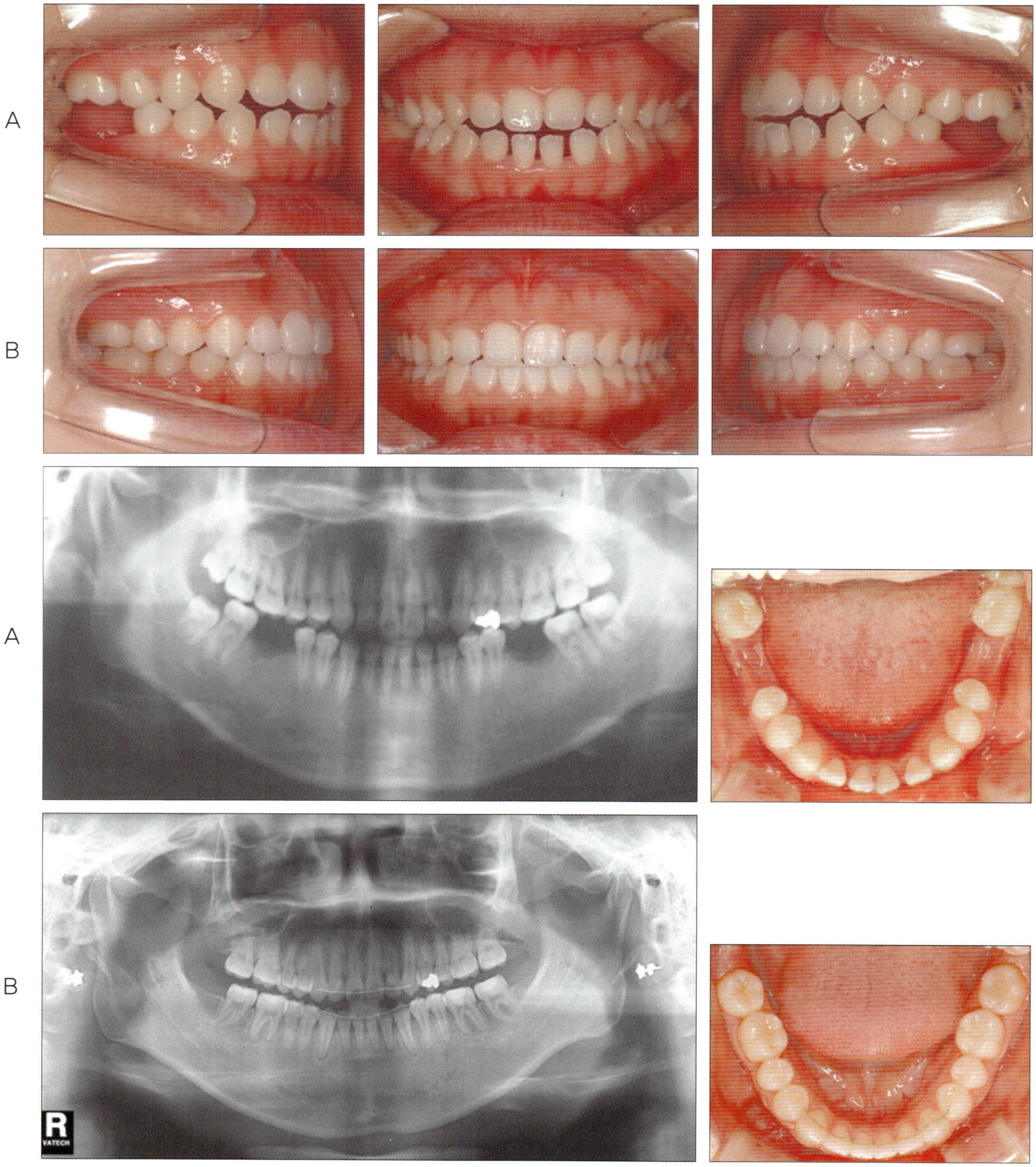

Fig. 7-39 Changes (A; initial B; Debonding)
긴 구치부 결손공간이 모두 폐쇄되었다. 매복되어 있던 사랑니도 완전히 맹출하였다.

A
B
C
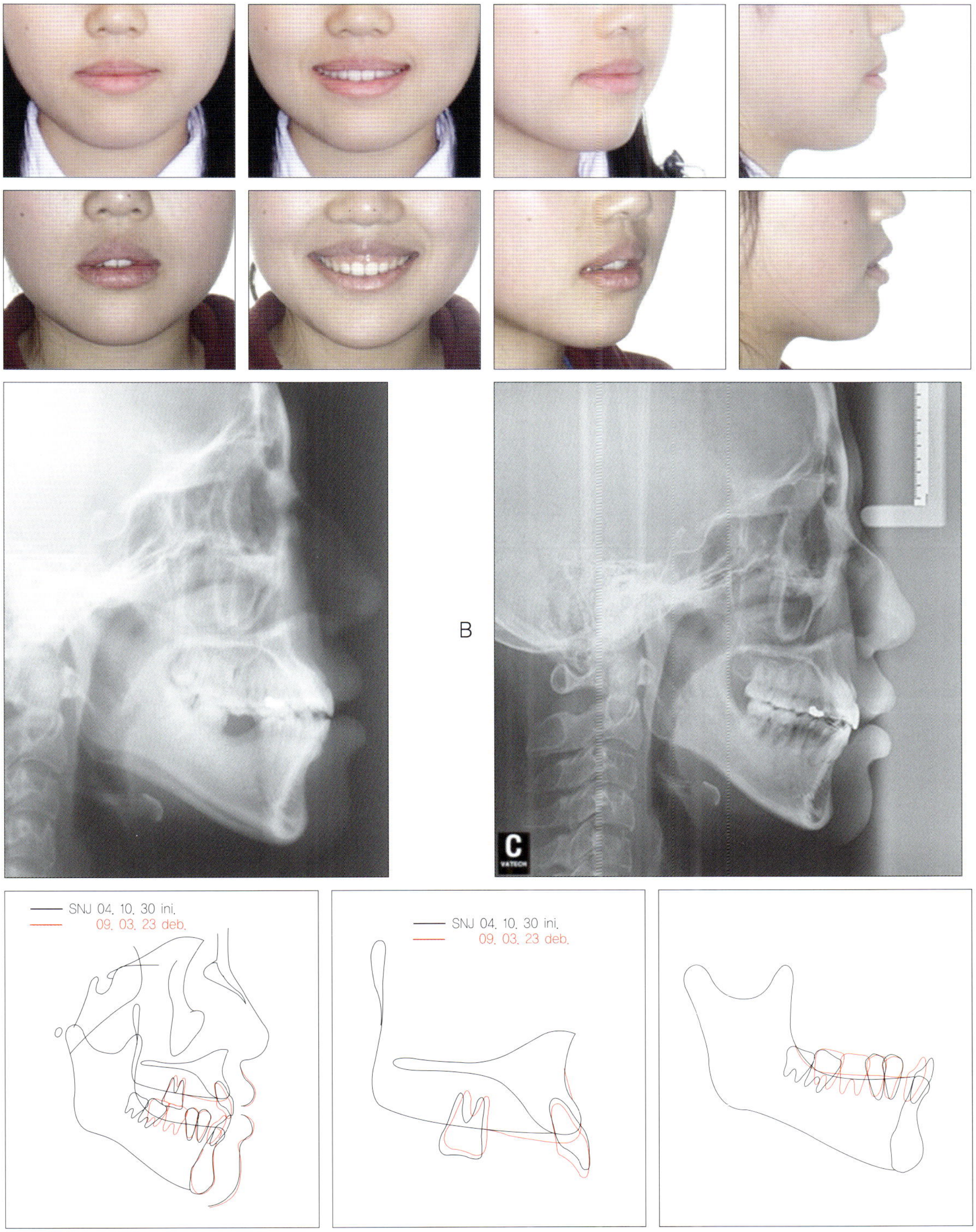

Fig. 7-40 Changes (A; Initial B; Debonding C; Superimposition)
중합을 보면 #45 치아는 뒤로 간 것이 아니라 오히려 0.5mm 전방으로 이동하였다. 따라서 7, 8번은 그 만큼 더 긴거리를 이동하였다. 지금까지의 모든 증례 중 이동 거리가 가장 길었다.

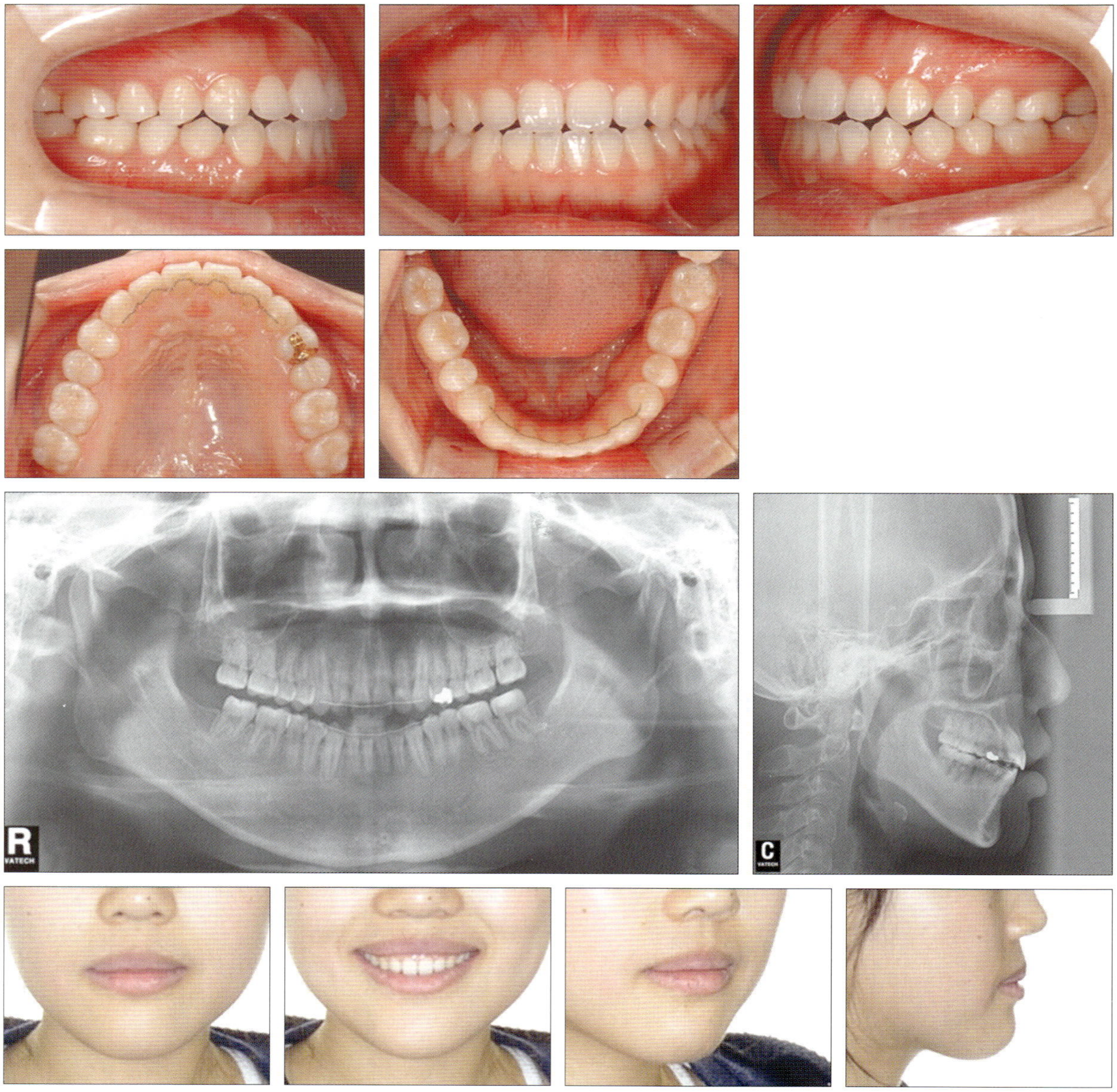

Fig. 7-41 치료 1년 후의 f/u; Open bite가 약간 relapse 되었으나 그 양은 그리 많지 않았다. 이것은 molar intrusion 후의 relapse에 의한 것으로 생각된다. 역시 긴 거리를 이동시켰음에도 불구하고 space relapse는 없었다.

이 증례는 매우 어려웠지만 환자분의 협조도 좋았고 필자도 많은 노력을 기울인 끝에 성공적으로 치료를 끝낼 수 있었다. 현재 치료 후 1년까지 check하고 있는데 약간의 open bite의 재발 외에는 안정된 모습을 보이고 있다.

최근의 교정학의 눈부신 발달은 이렇게 교정적 치아 이동의 범위를 계속 확대시켜가고 있는 추세이다.

참고로 이 증례는 치과 교정학의 SCI Journal 중에서도 가장 권위가 높은 AJODO(American Journal of Orthodontists and Dentofaical Orthopedics)에 2010년 6월 채택되어 2011년 게재될 예정이다.

편집장에게서 온 편지를 소개한다.

Ms. Ref. No.: AJODO-D-10 (2010.7. 30)

Dear Dr. Baik,

Thank you for revising and resubmitting your case report.

This case report is now ready for publication. Congratulations on a very nicely treated case report, and thank you for being patient during the review process.

I look forward to seeing the paper in print.

Vincent Kokich Editor Designate

American Journal of Orthodontics and Dentofacial Orthopedics

Chapter 8

교합의 형성 방법

1) 상악 6번 결손, 하악 비발치

2) 상악 6번 결손, 하악 6번결손

3) 상악 6번 결손

4) 상악 비발치

5) 상악 소구치 발치

Chapter 8

교합의 형성 방법

1) 상악 6번 결손, 하악 비발치
2) 상악 6번 결손, 하악 6번결손
   · Class I molar relation

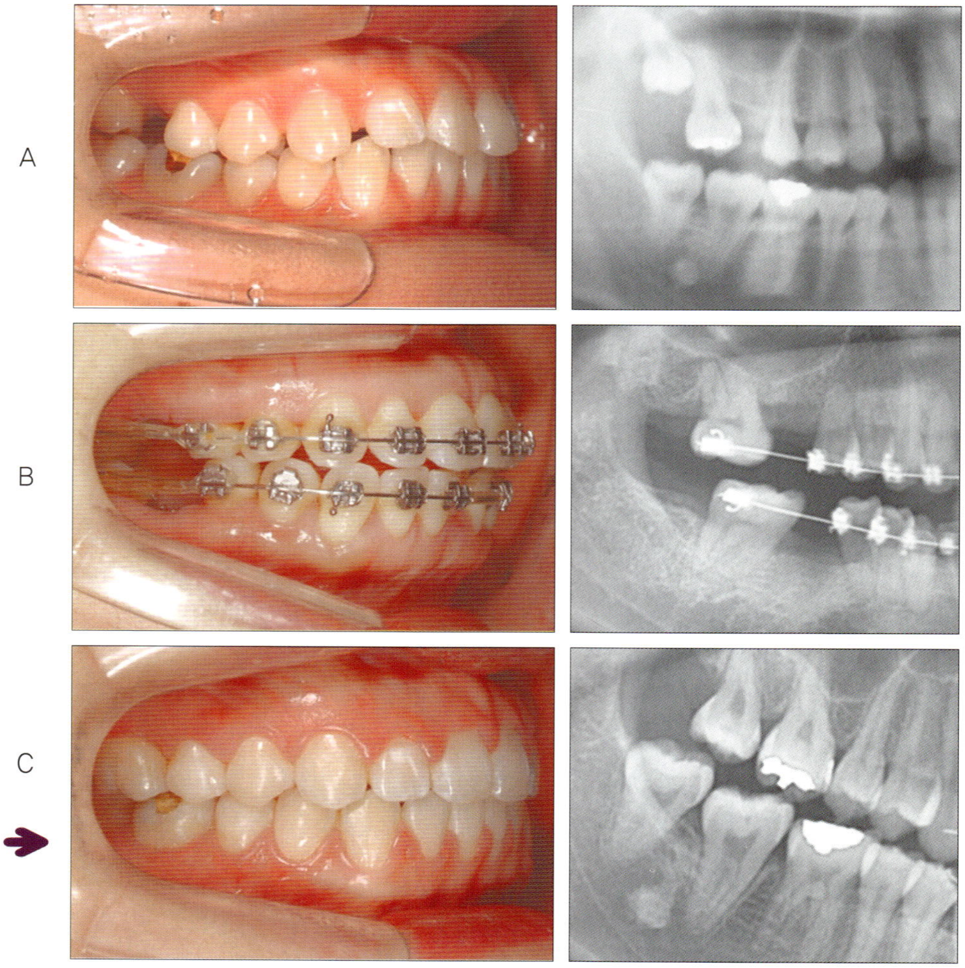

Fig. 8-1 A; Fig. 3-27의 증례의 초진 B; 상 하악 6번 결손 증례 C; Fig. 3-27의 증례의 치료 후 교합
상악 6번이 결손되어 있고 그 공간을 이용하면서 하악 발치를 하지 않는 경우 상악 7번이 6번을 대치하여 상하 molar relation은 Class I 으로 형성한다. 상 하악 모두 6번이 결손된 경우 7번이 6번 역할을 하게 되어 역시 Class I molar relation이 된다.

3) 상악 6번 결손

하악 소구치 발치

· Class III molar relation

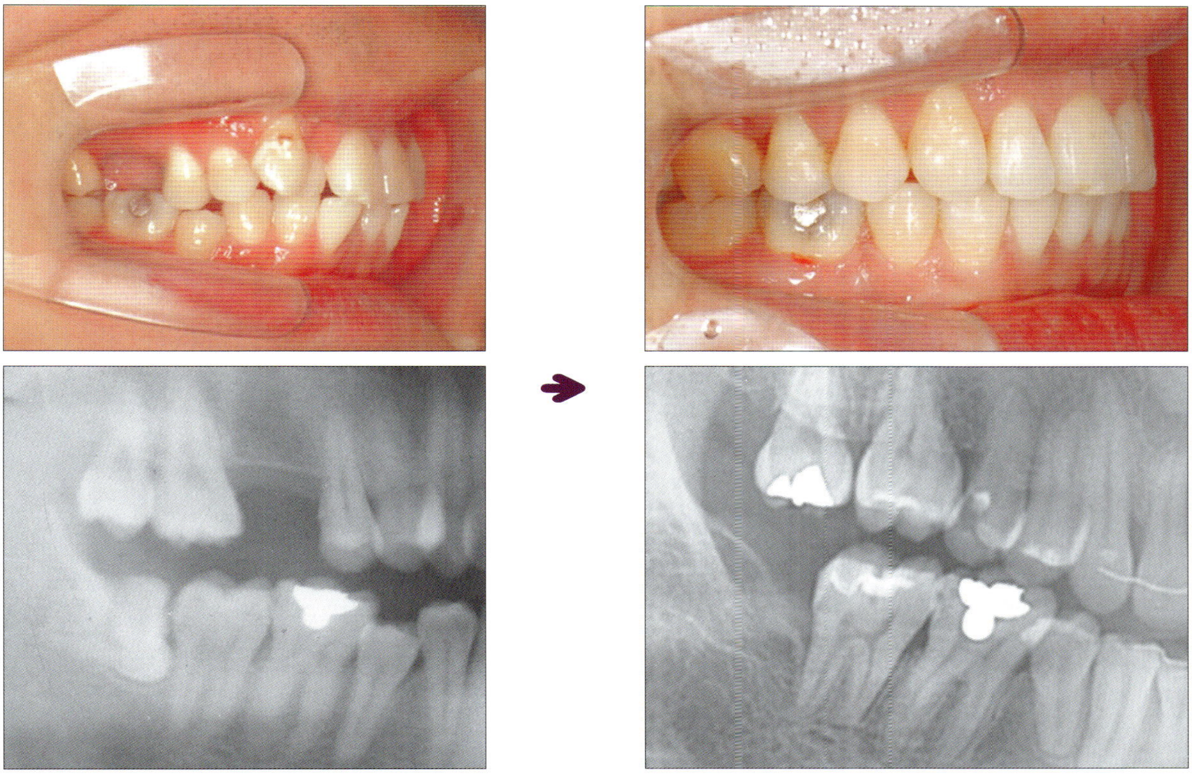

Fig. 8-2 Fig. 3-17의 증례
상악 6번이 결손되어 있고 그 공간을 이용하면서 하악에 소구치 발치를 하는 경으 상악은 7번이 6번을 대치하게 되어 상하 molar relation은 Class III 로 형성한다.

4) 상악 비발치

하악 6번 결손

· Class I molar relation

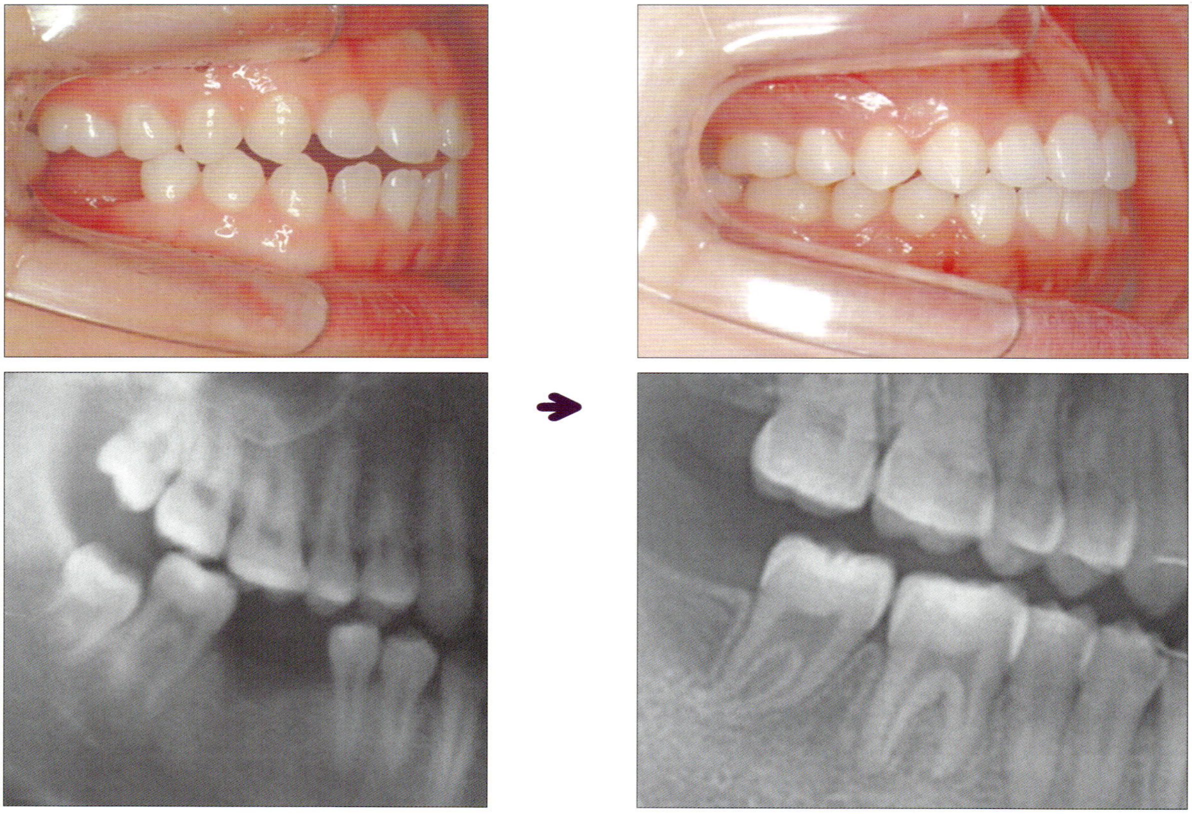

Fig. 8-3 Fig. 3-27의 증례
상악은 비발치로 하고 하악 6번이 결손되어 있는 경우 하악 7번이 6번을 대치하게 되어 상하 molar relation은 Class I 으로 형성한다.

5) 상악 소구치 발치

하악 6번 결손

· Class II molar relation

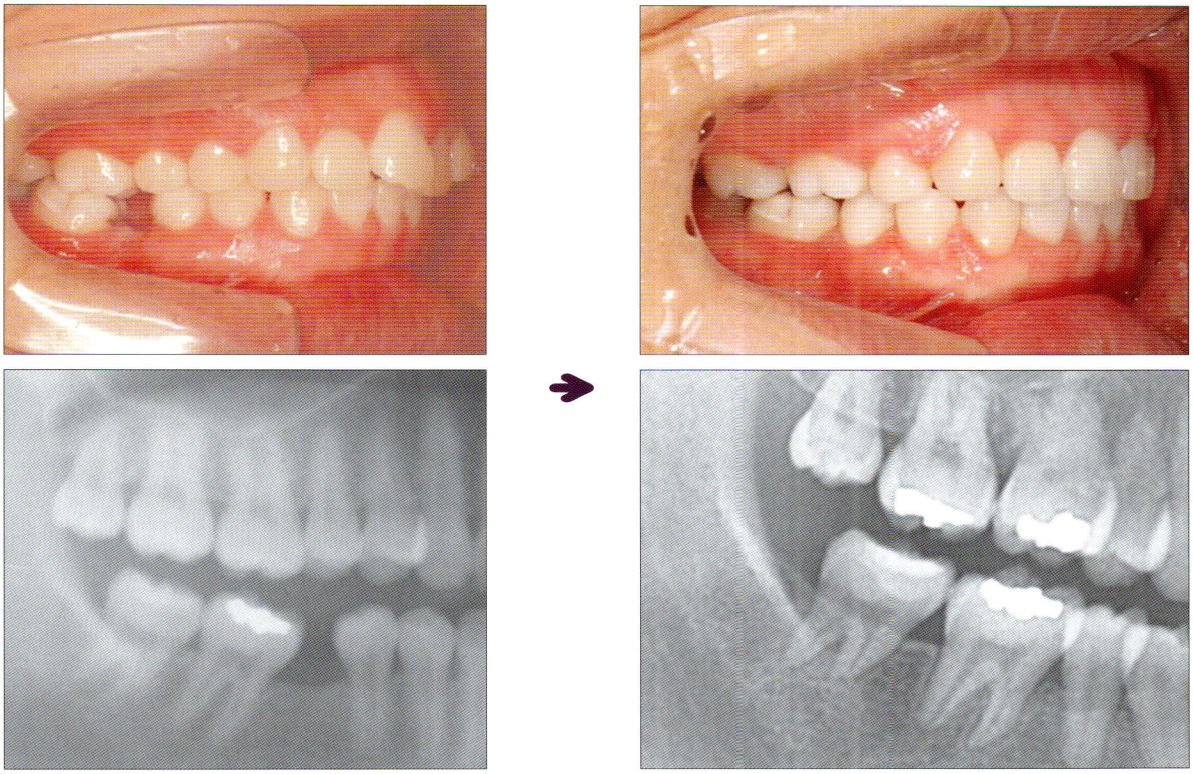

Fig. 8-4 Fig. 2-31의 증례
상악은 소구치를 발치, 하악은 6번 결손이고 그 공간을 이용하는 경우 하악은 7번이 6번을 대치하게 되어 상하 molar relation은 Class II 로 형성한다.

Chapter 9

주위 조직의 변화

1. Changes of alveolar bone, root & gingiva, Space relapse
2. Changes of Periodontium
3. CT finding

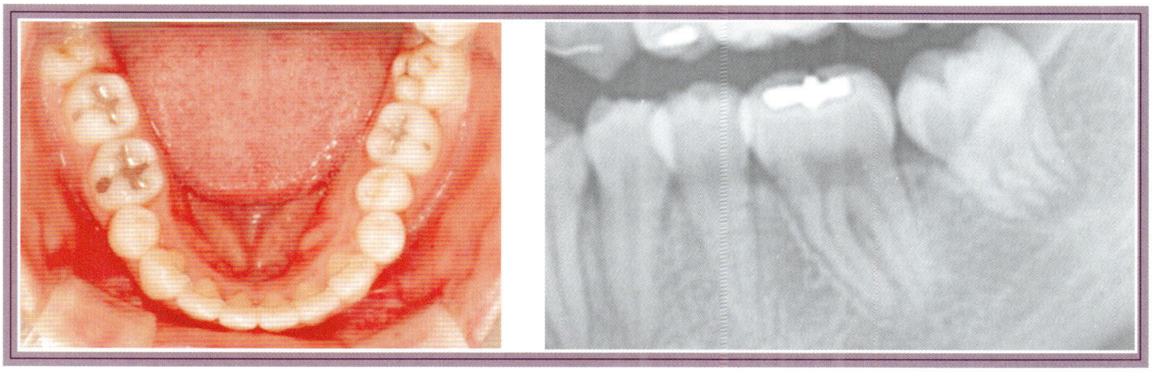

Chapter 9

주위 조직의 변화

1. Changes of alveolar bone, root & gingiva, & Space relapse

이렇게 사랑니를 당겨 6번 공간을 메우는 장거리 치아 이동에서 과연 다음과 같은 것들은 문제가 없을까 하는 의문이 생길 수 있다.

1) 7번, 8번의 움직임; tipping, rotation, root movement, root resorption
2) alveolar bone level, clinical crown length
3) periodontal problem
4) gingival folding; #24를 발치하고 space closure 후에 gingival folding이 발생하였다 (Fig. 9-1 D). 6번 결손은 훨씬 장거리 이동이므로 이런 현상이 더 생기지 않을까 우려된다.
5) space relapse; 교정 후 필자는 모든 경우에 6번 결손 공간에 fixed wire retainer를 장착하지 않았다. 전치부에만 lingual bonded wire를 부착하고 전체적으로는 Hawley retainer를 초기 6주간은 15시간/일, 이후엔 night time wear를 하는 것으로 하고 있다. 긴 거리를 이동해 온 후의 relapse가 우려되는 대목이다.

이 장에서는 4증례를 (다른 장에서 제시하지 않았던 증례임) 살펴보겠는데 앞서 보여드린 증례에서도 이런 점들을 주의 깊게 살펴볼 필요가 있다.

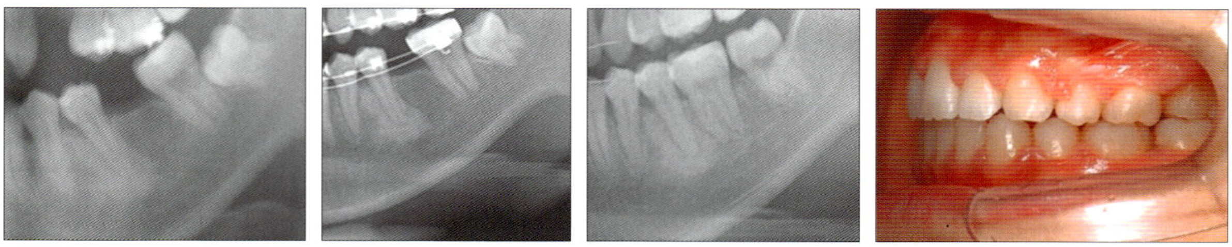

A B C D

Fig. 9-1 A; 치료 전 B; 치료 중 C; 치료 후 D; 상악 4번 발치 후 발생한 gingival folding
치아가 이동하고 나면 이동된 치아는 원래 위치로 돌아가려는 성향을 가진다. 어금니를 사랑니로 대체하는 교정은 장거리를 이동하기 때문에 공간의 재발의 가능성은 우려되는 부분이다.

증례 -1

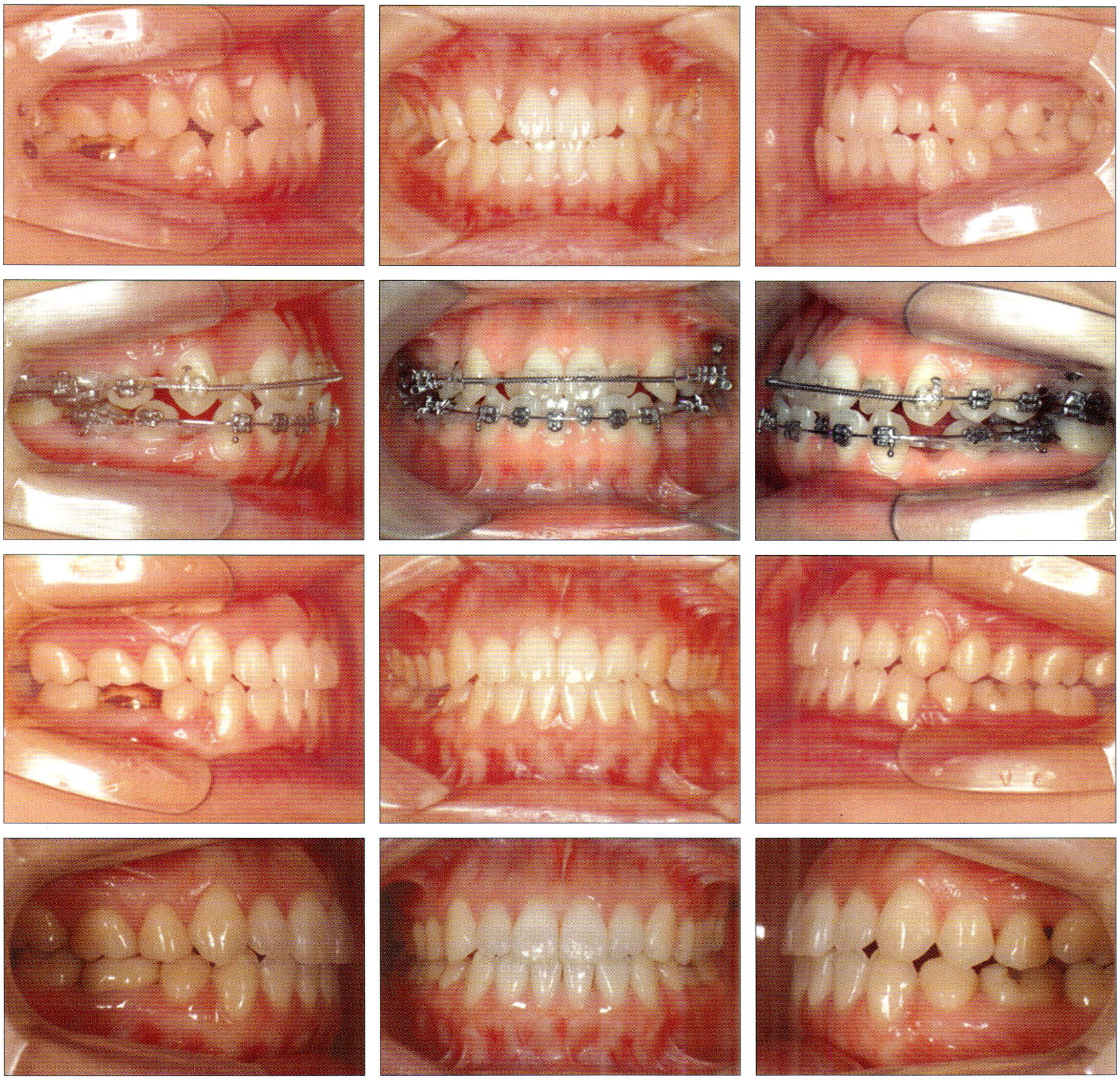

Fig. 9-2 A; 치료 전 B; 치료 중 C; 치료 후 D; 치료 후 3년 2개월 경과
19세 11개월의 여자환자로 crowding & protrusion을 주소로 내원하였다. 상악 우측은 4번을 발치하였고 좌측은 상태가 좋지 않은 6번을 발치하고 교정을 진행하였다. 3년2개월 된 시점에서 좌측의 교합이 약간 변화가 있었으나 전체적으로는 안정된 모습을 보인다.

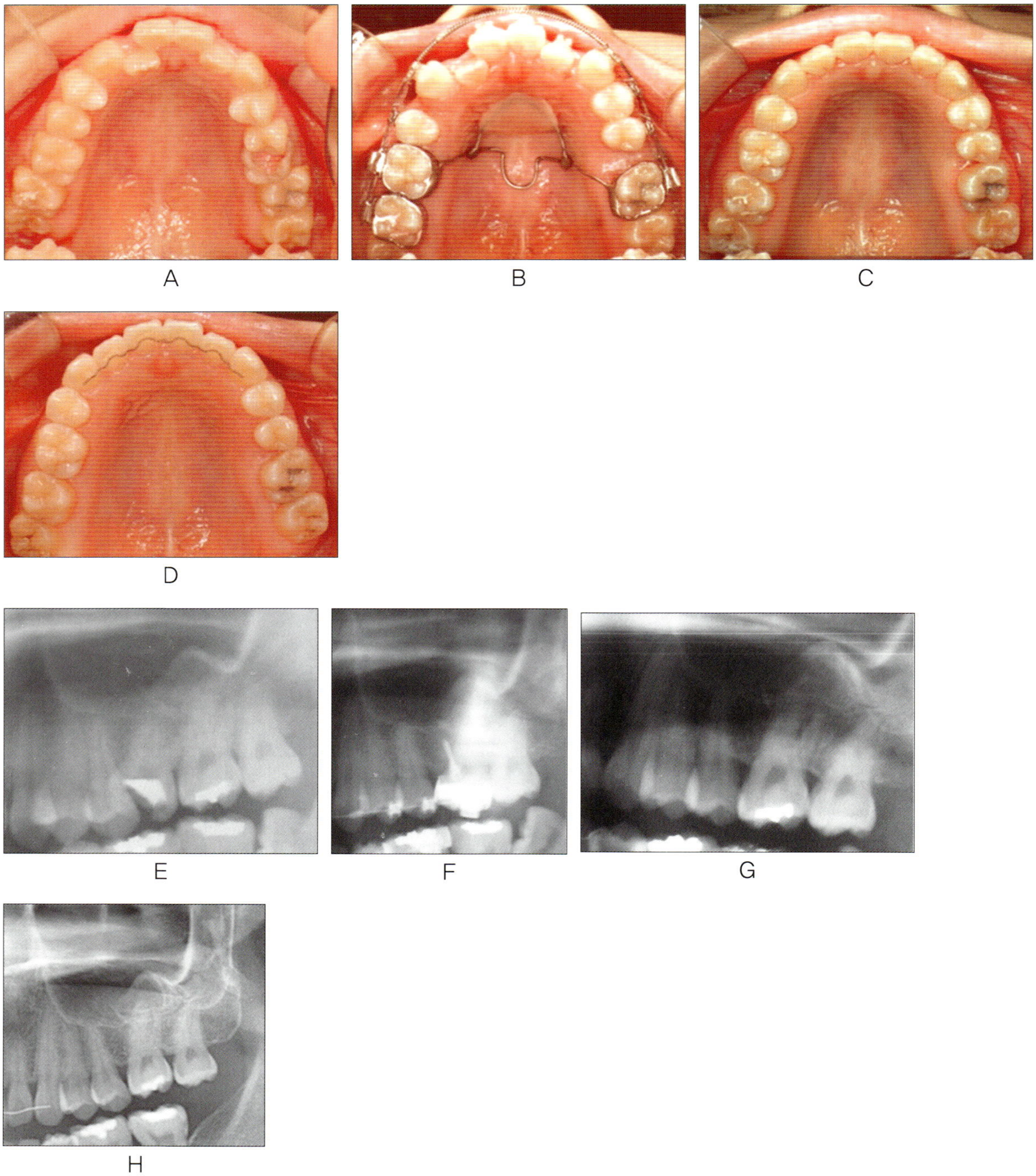

Fig. 9-3 A, E; 치료 전 B, F; 치료 중 C, G; 치료 후 D, H; 치료 후 3년 2개월 경과
#26 발치 공간은 성공적으로 폐쇄되었다. 다만 #25번과 #27번의 rotation이 약간 남아있다. X-ray를 보면 debonding시 약간의 tipping이 있기는 하나 3년2개월 후에도 perio, alveolar bone 등에 큰 문제 없이 잘 유지되고 있는 모습을 보인다. Space는 재발되지 않았다.

증례 -2

A
B
C
D

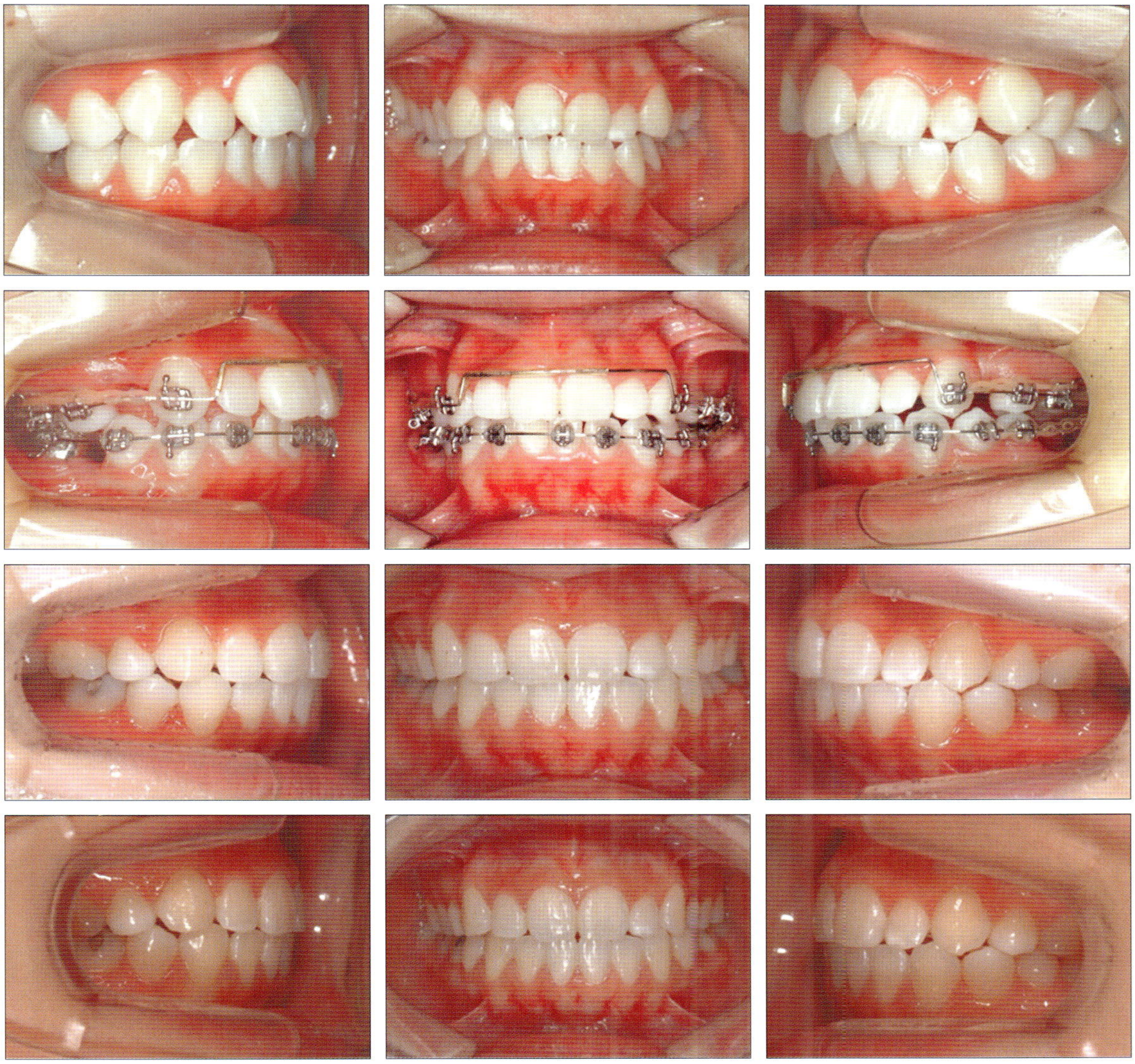

Fig. 9-4 A; 치료 전 B; 치료 중 C; 치료 후 D; 치료 후 3년 경과
16세 11개월의 여자 환자로 crowding & protrusion을 주소로 내원하였다. 아래는 좌측 6번의 상태가 좋지 않아 발치하였고 나머지는 소구치를 발치하였다. 성공적으로 치료가 진행되었으며 종료 후 3년 된 시점에서 안정된 모습을 보인다.

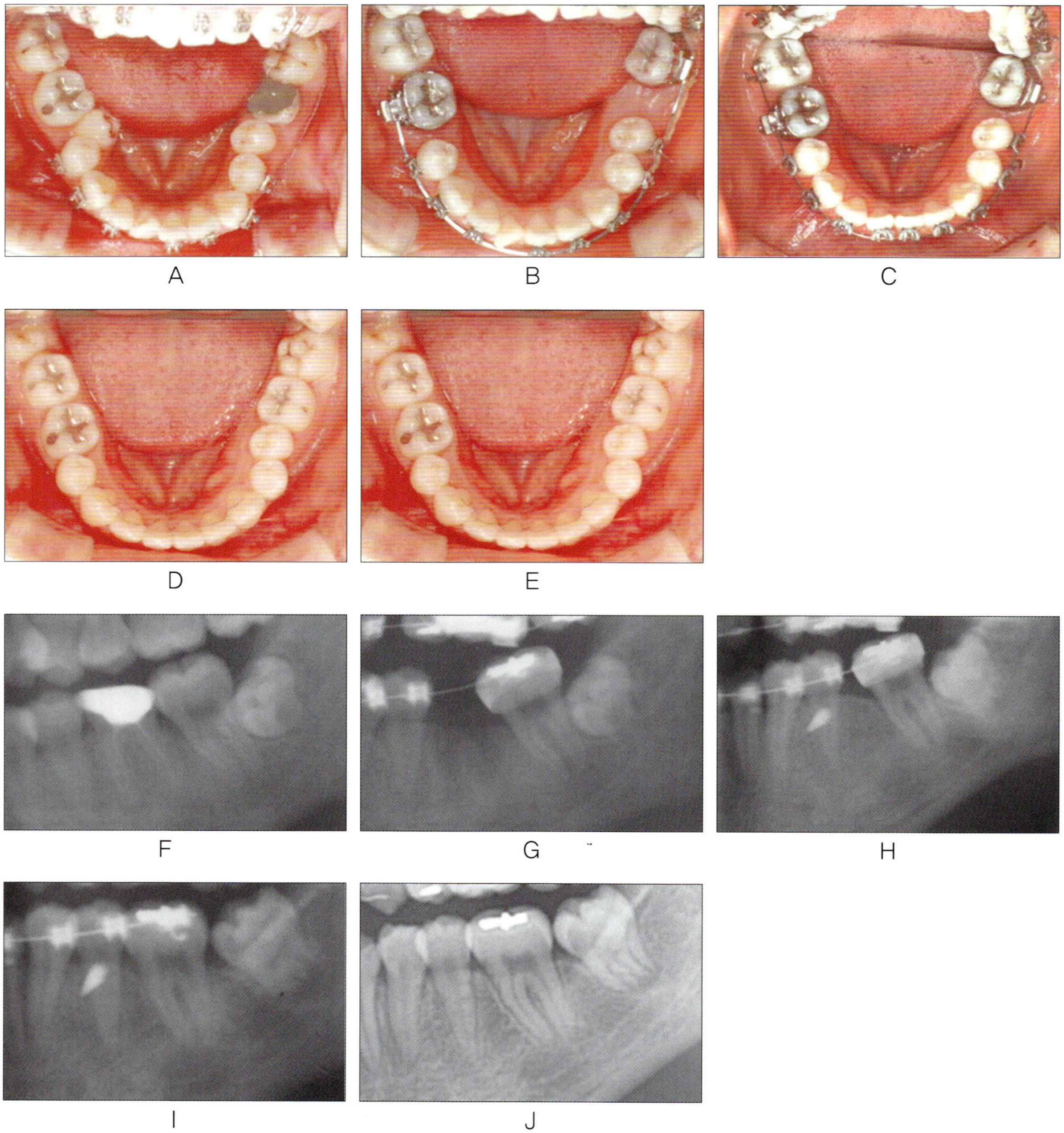

Fig. 9-5 A, F; 치료 전 B, C, G, H, I; 치료 중 D, J; 치료 후 E; 종료 후 3년
아래 좌측의 6번 발치공간이 보인다. 긴 거리를 이동했음에도 불구하고 3년 경과한 시점에서도 공간의 재발은 없었다. 매복되어 있었던 사랑니는 잘 맹출하였으나 모양이 완전하지는 않았다. 그러나 이런 경우라도 충치 치료를 하여 사용하면 장기간 사용하는데 전혀 문제되지 않는다. 공간도 재발되지 않았다.

증례 -3

A
B
C

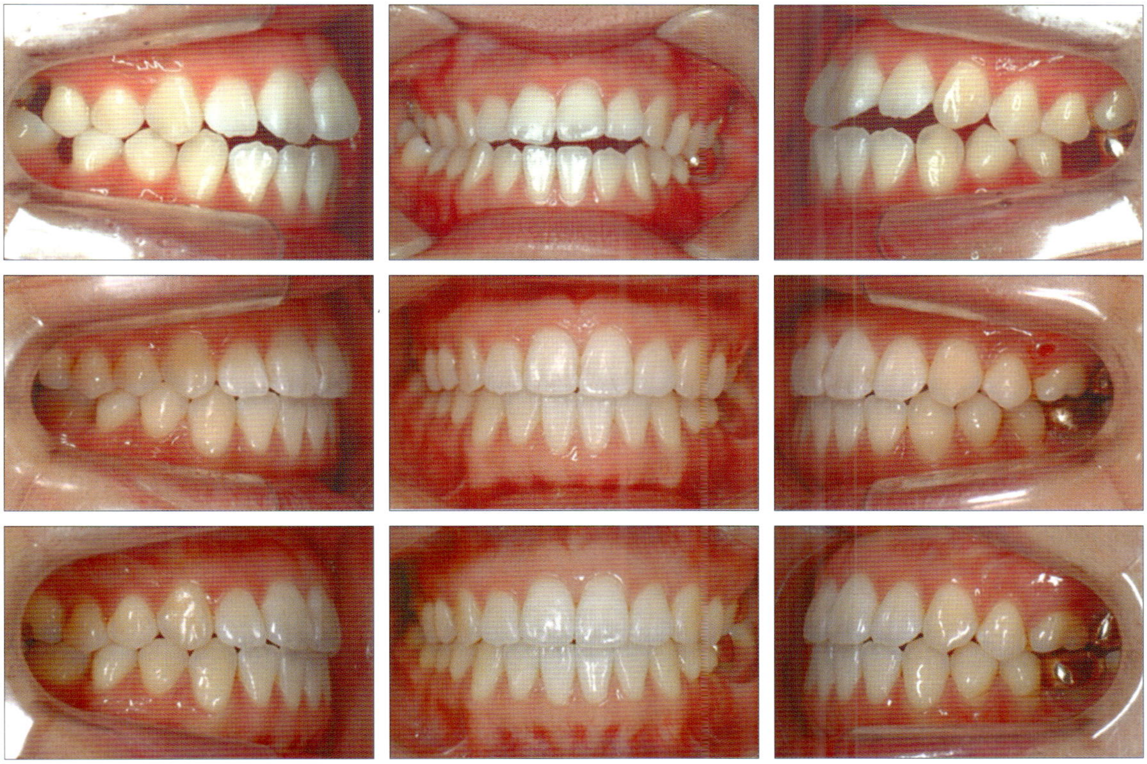

Fig. 9-6 A; 치료 전 B; 치료 후 C; 치료 후 1년 5개월
26세 7개월 여자 환자로 crowding & protrusion 때문에 내원하였다. 윗 좌측 및 아래 양쪽의 6번이 결손되어 그 공간을 이용하였다. 치료 종료 후 앞니가 들어갔으며 좋은 교합을 보인다. 종료 후 1년 5개월 된 시점에서 안정된 모습을 보인다.

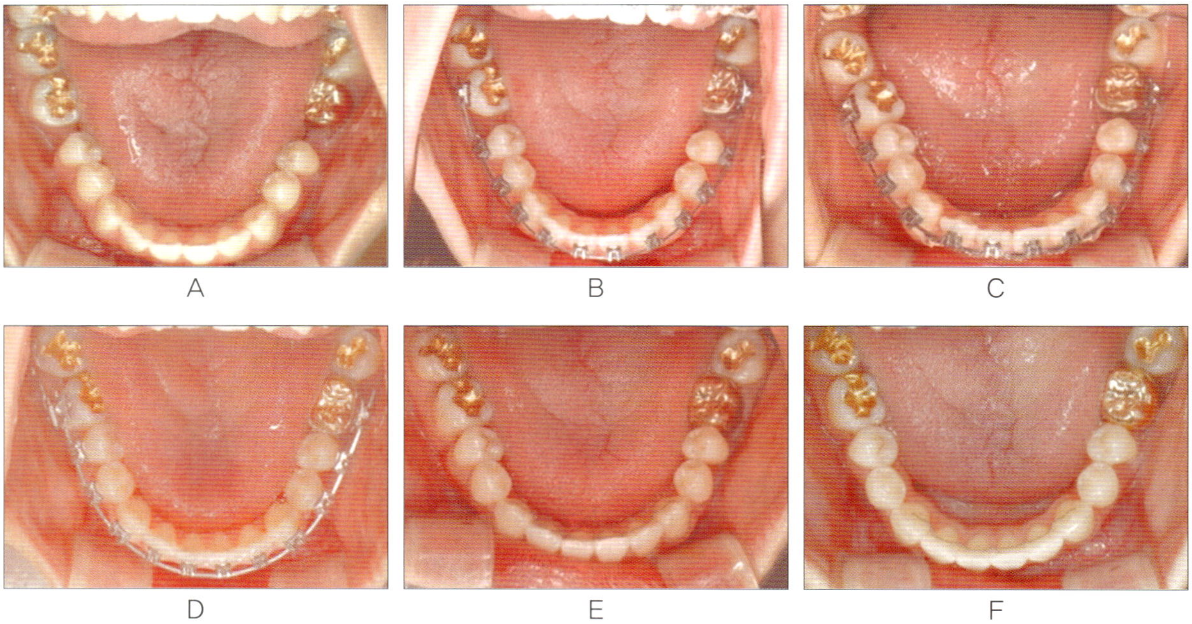

Fig. 9-7 A; 치료 전 B, C, D; 치료 중 E; 치료 후 F; 치료 후 1년 5개월
쓰러져 있는 뒤쪽 큰 어금니를 바로 세우면서 공간을 폐쇄시켰다. 치료 종료 후 1년 5개월에도 공간의 재발은 보이지 않았다.

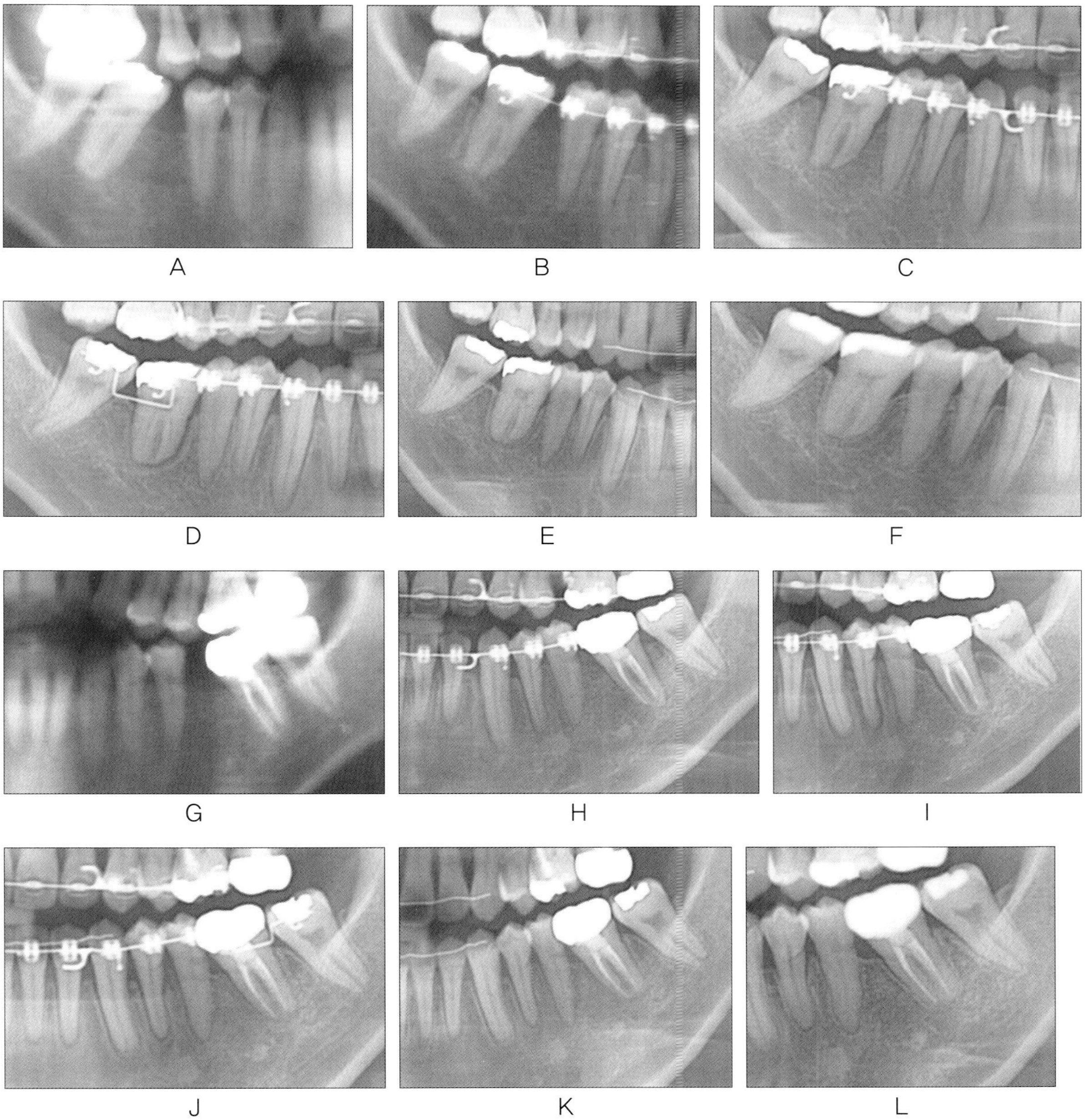

Fig. 9-8 A, G; 치료 전 B, C, D, H, I, J; 치료 중 E, K; 치료 후 F, L; 치료 후 1년 5개월 (A~F; right, G~I; left)
우측 및 좌측의 X-ray 사진. 좌측 어금니 경사 조절이 약간 부족한 것이 아쉬움으로 남는다. 치료 1년 5개월 경과 안정된 모습이다.

증례 -4

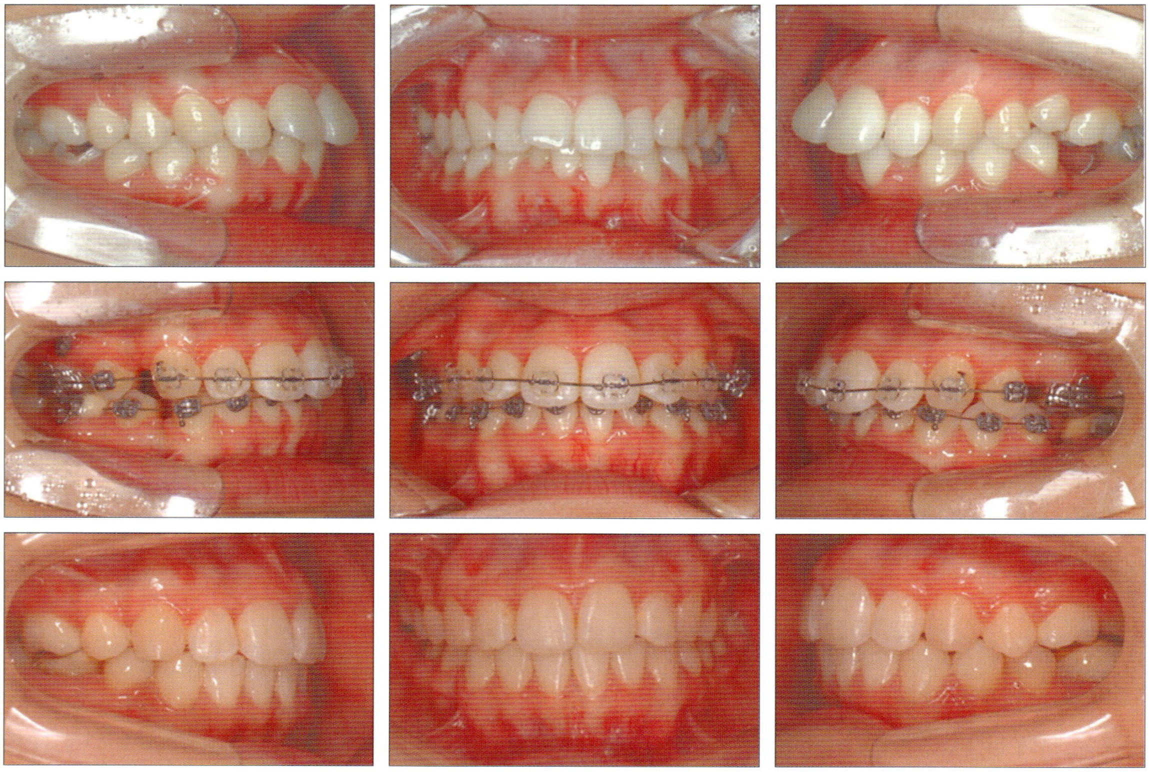

Fig. 9-9 ; A; 치료 전 B; 치료 중 C; 치료 후
23세 8개월의 여자환자이다. #36 치아의 결손 공간을 이용하였다. Protrusion이 개선되는 등 성공적으로 치료가 종료되었다.

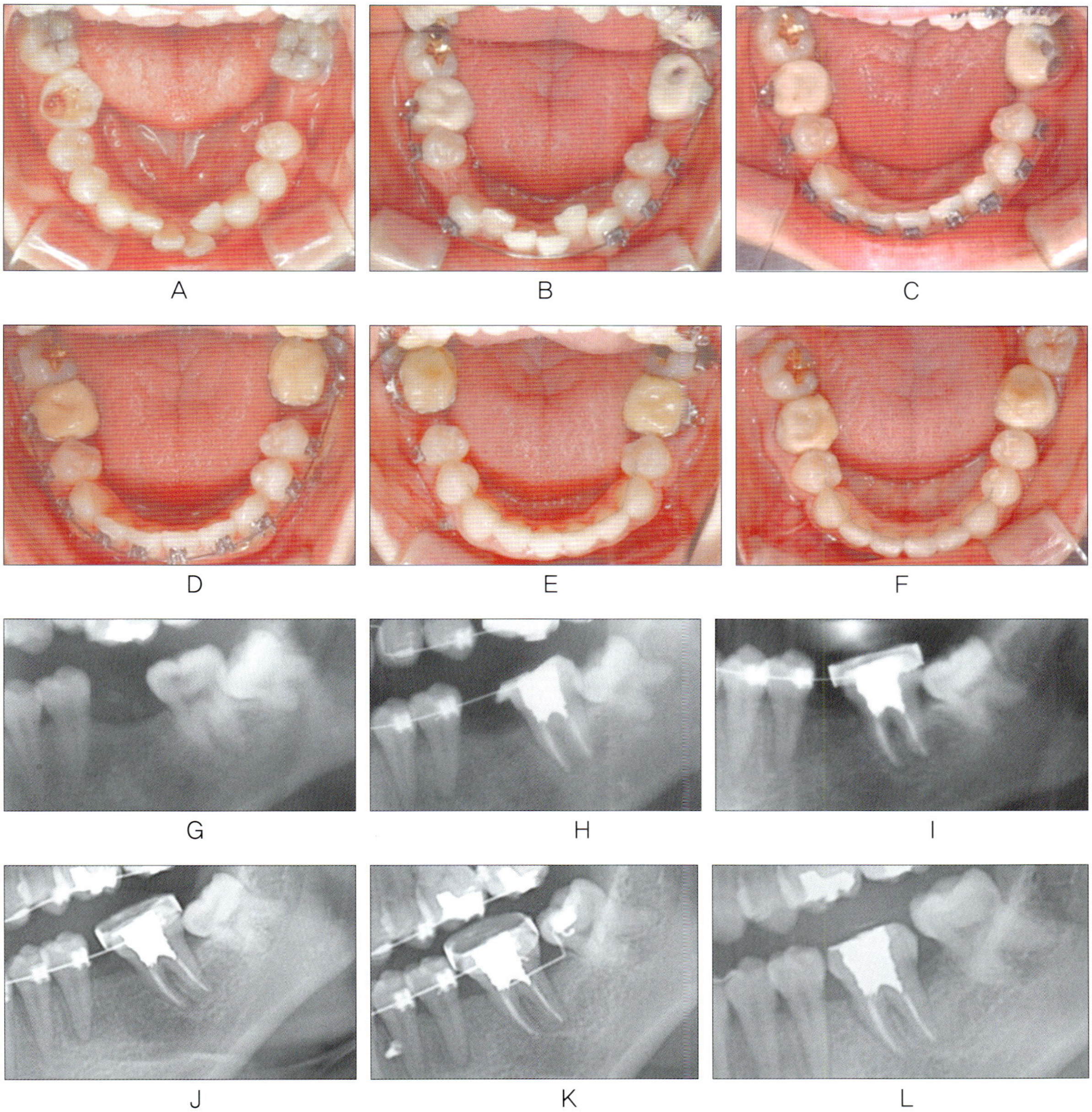

Fig. 9-10 A, G; 치료 전 B, C, D, E, H, I, J, K; 치료 중 F, L; 치료 후
공간이 폐쇄되어가는 모습을 보여준다. 아래 7번은 충치 때문에 교정이 끝난 후 crown을 할 예정으로 현재 임시 치아 상태이다. 성인임에도 불구하고 사랑니가 잘 맹출해 주어 기능을 하게 되어 사랑니를 발치할 필요가 없어졌다.

2. Periodontal probing Depth

장거리 치아 이동 후 잇몸 상태는 괜찮은가도 또 한가지의 의문 사항이다.

잇몸에 대한 검사는 기본적으로 X-ray를 보게 되고 그 외에 probing depth를 재게 되는데 어금니 결손 공간으로 이동시킨 7번과 사랑니를 각 치아마다 6군데씩 총 12부위로 나누어 probing depth를 실시했다(mesio-buccal, buccal, disto-buccal, mesio-lingual, lingual, disto-lingual).

치료가 끝난 환자 총 70명 중 자료가 잘 수집된 분 30명을 조사한 결과 모두 2~2.5mm를 넘지 않아 양호한 잇몸을 보였다. 앞서 보여드린 거의 모든 증례에서도 X-ray 상으로 양호한 치조골을 보였으며 치주조직은 건강하였다. 이는 다음의 CT 소견에서도 확인할 수 있었다.

물론 처음부터 잇몸 상태가 좋지 않았던 분들은 이보다 깊은 수치를 보였으나 그 수는 매우 적었다. 초진시 잇몸이 좋지 않으면 잇몸 치료를 실시하던지 혹은 교정을 취소 하던지 하므로 그 수가 많지 않았다.

3. CT 검사

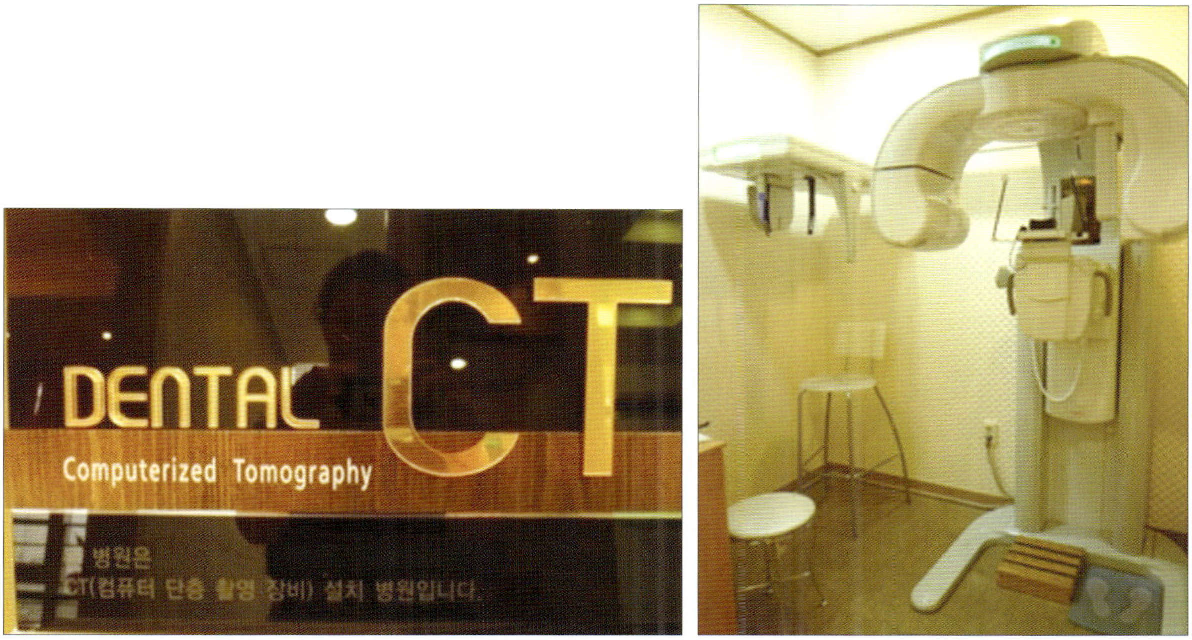
DENTAL
CT
Computerized Tomography
병원은
CT(컴퓨터 단층 촬영 장비) 설치 병원입니다.

Fig. 9-11 치과용 CBCT

CT는 단면을 여러 장 촬영할 수 있기 때문에 X-ray 보다도 더 정밀하게 잇몸 뼈 상태를 파악할 수 있다. 치과용 CBCT는 턱 주위만 촬영하면 되므로 방사선 조사 범위가 넓지 않아 X-ray 피폭량이 몸 전체를 촬영하는 CT 보다 훨씬 적어 안전성이 높다.

본원에서는 최근 CT를 도입하여 이렇게 장거리를 이동시키고 매복되었던 사랑니를 당겨낸 경우 잇몸 상태는 어떠한지를 검사하였다.

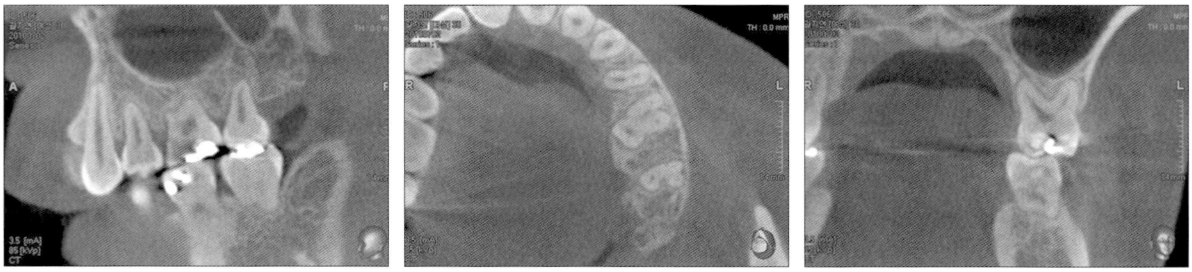

Fig. 9-12 윗 사랑니를 이동시킨 CT 사진
뿌리가 짧아 보이는 것은 화상의 각도 때문이다. 좋은 뼈의 지지를 보인다.

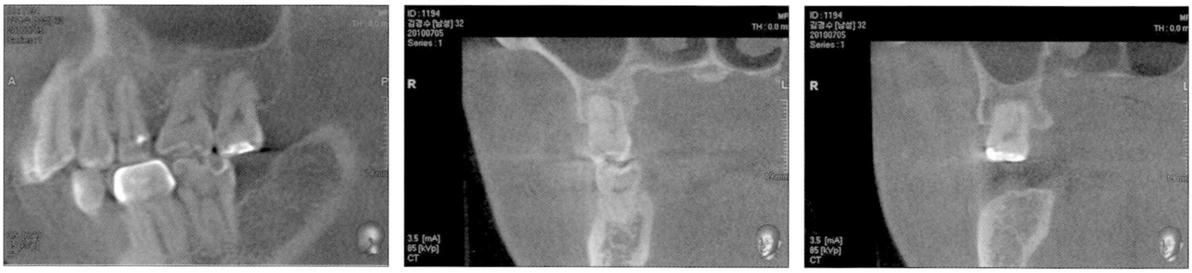

Fig. 9-13 윗 사랑니를 이동시킨 CT 사진
윗 어금니의 잇몸 뼈가 약간은 내려간 소견이 있으나 세심한 치솔질과 정기적인 치과 check를 하면 수명을 연장시킬 수 있을 것으로 사료된다.

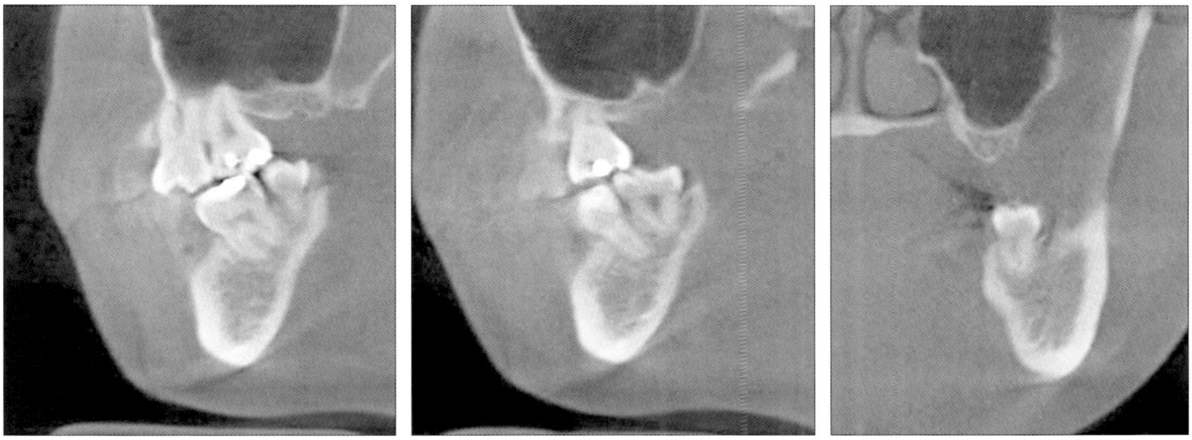

Fig. 9-14 아래 매복 사랑니를 당겨내었던 증례이다. 제2대구치 및 사랑니를 잇몸 뼈가 정상적으로 둘러싸고 있음을 보여준다.

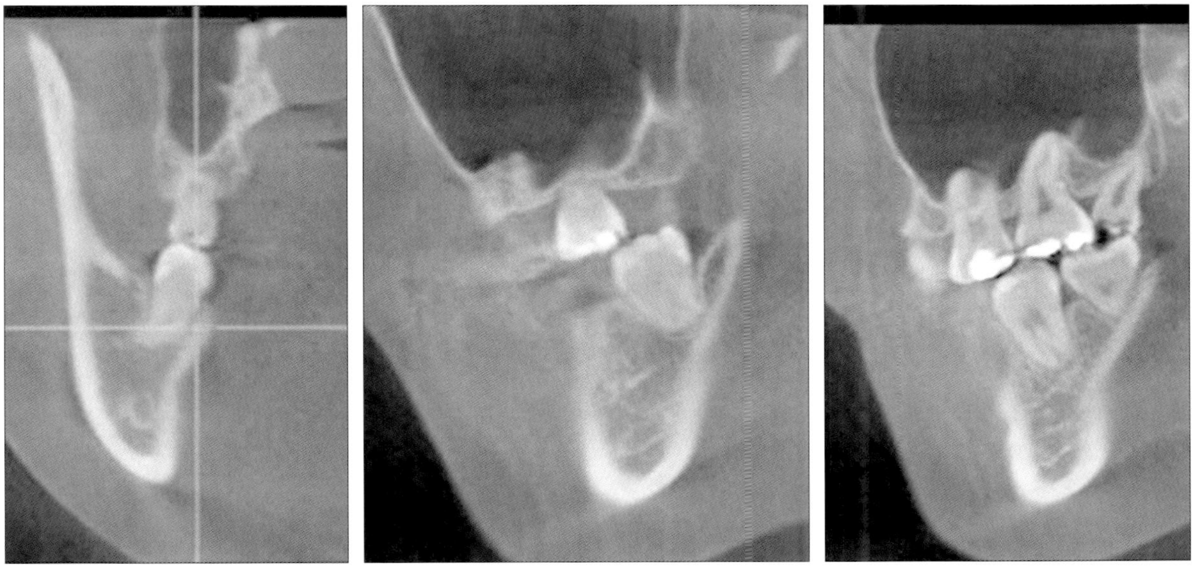

Fig. 9-15 역시 아래 매복 사랑니를 당겨왔던 다른 증례로 여러 각도에서 보아도 잇몸 뼈가 잘 형성되어 있음을 보여준다.

Chapter 10

장 단점

1. 장점
2. 단점

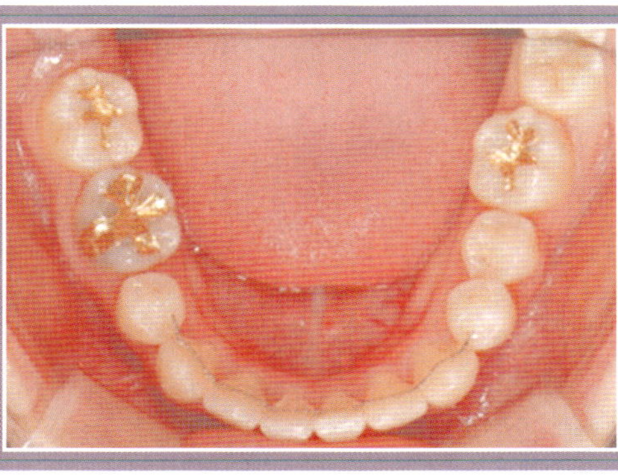

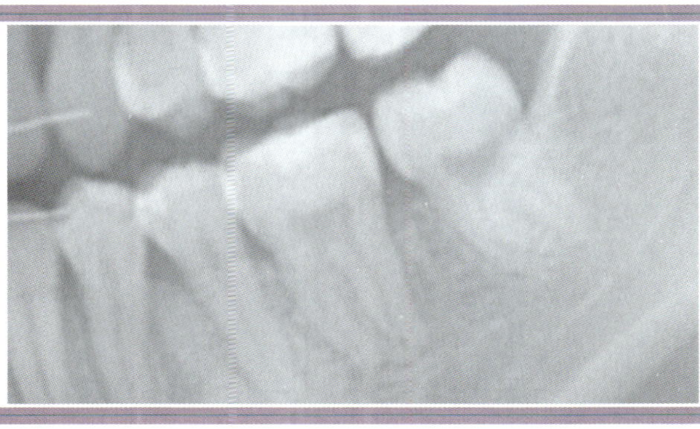

Chapter 10

장 단점

1. 장 점

1) 교정으로 구치부 결손 공간을 메우면 bridge, implant를 하지 않아도 되게 된다. 사랑니로 결손부를 대치하게 되면 자연치아 고유의 치주조직이 보존되어 감각 (proprioception) 도 유지할 수 있어 인공적인 물질을 사용하는 다른 치료보다 좋다.
2) 결손부위를 메우면서 동시에 다른 부위의 교정적 문제들이 동시에 해결된다. 많은 경우 교정 때문에 건강한 소구치를 발치할 것을 하지 않아도 된다. 아래 사진의 증례는 하악 crowding으로 작은 어금니를 발치해야 했는데 그럴 필요가 없어졌다.
3) 교정은 통증이 많은 치료가 아니다. 단지 screw 식립할 때만 약간의 통증이 있으나 그다지 심하지 않고 붓기도 없으며 일상 생활이 가능하다.
4) 성공율이 매우 높다. 물론 환자의 상태에 따라, 술자의 technique에 따라 그 성공율은 다르겠지만 필자의 경우 약 70 증례가 끝난 지금 모두 성공하였다. 1 증례에서만 약한 치근흡수가 발생하였으나 이것은 다른 전체 치아에도 발생하였기 때문에 전신적인 문제로 보여진다. 원래 교정 치료 자체도 약간의 부작용이 있기는 하지만 그 비율은 그리 높지 않으며 이 치료라고 해서 특별히 부작용이 높을 것은 없다.

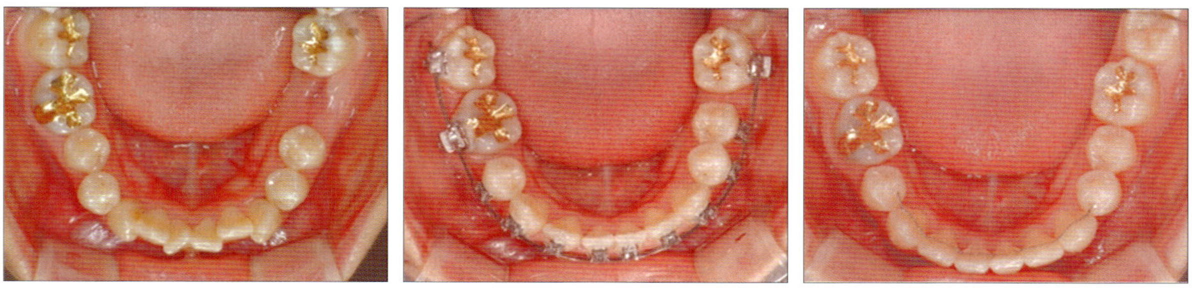

Fig. 10-1 자연치아는 건강하기만 하면 그 어느 것보다도 좋은 기능을 가지며 안전하다.

5) 환자가 원래 교정을 할 생각이 있었다면 치아 결손부를 동시에 메울 수 있으므로 그것 때문에 추가적으로 더 시간이 걸리는 것은 그리 많지 않을 것이다.

6) 특히 사랑니를 당겨와서 사용하게 되면 사랑니와 관련된 여러 가지 문제들이 많이 해결된다.

(1) 사랑니의 최대의 문제점인 염증도 윗 사진처럼 사랑니를 완전히 맹출시켜 버리면 잇몸이 덮이지 않아 염증이 현저히 줄어들게 된다.

(2) 사랑니는 앞 어금니 뒤쪽에 충치를 잘 발생시키는데 이것도 즐일 수 있다.

(3) 만일 아래 사진과 같은 사랑니를 발치한다고 생각해 보시라 상당히 깊게 매복되어있으므로 수술이 필요할 것이다. 잇몸도 절개해야 하고 뼈도 갈아내고 봉합도 필요하다. 부기와 통증이 심할 것이고 어떨 땐 밑에 지나가는 신경이 손상되는 경우도 있다.

7) 설혹 만에 하나 치료가 잘 안되더라도 처음에 어차피 임플란트를 해야 할 상황이었다.

어떤 의미에서 보면 이렇게 사랑니를 당겨와서 결손부위를 메우는 고정을 “Orthodontic Transplantation” 이라고 명명해도 좋지 않을까?

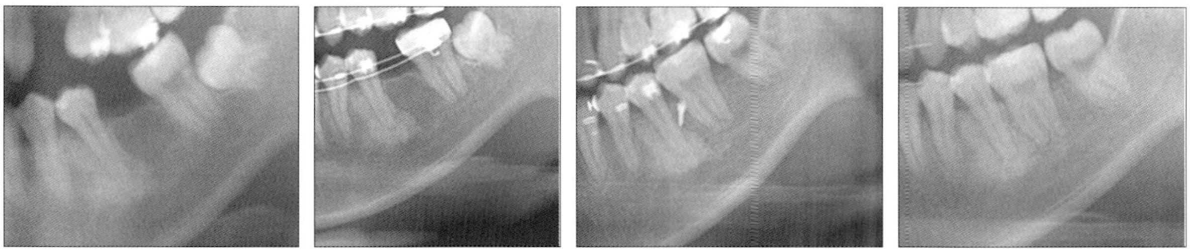

Fig. 10-2 사랑니가 묻혀있지 않고 완전히 맹출하면 여러 가지 문제점들이 해결되는 장점이 있다. 교정 치료이므로 수술이 필요하지 않다.

2. 단점

세상의 이치가 그러하듯이 모든 치료에는 좋은 점과 나쁜 점이라는 양면이 있다. 득과 실을 계산하여 득이 많은 쪽으로 결론을 내리면 된다.

어금니 결손을 사랑니를 이용한 교정으로 대치하는 치료는 implant나 bridge에 비해 시간이 오래 걸리며 비용이 더 들어간다 (물론 임플란트가 여러 개라면 얘기가 틀려진다). 아무리 좋은 치료도 시간적으로 여유가 없는 분에게는 실이 많을 수 있는 치료이다.

6번 결손 공간을 교정으로 수복하는 것은 아무래도 소구치보다 6번 치아가 크고 난이도가 높은 경우가 꽤 있기 때문에 일반 교정보다 시간이 약간은 더 걸리게 되는 경우가 많다. 그러나 지속적인 technique의 연마와 면밀한 치료 계획으로 추가로 걸리는 시간을 많이 줄일 수 있다고 생각된다.

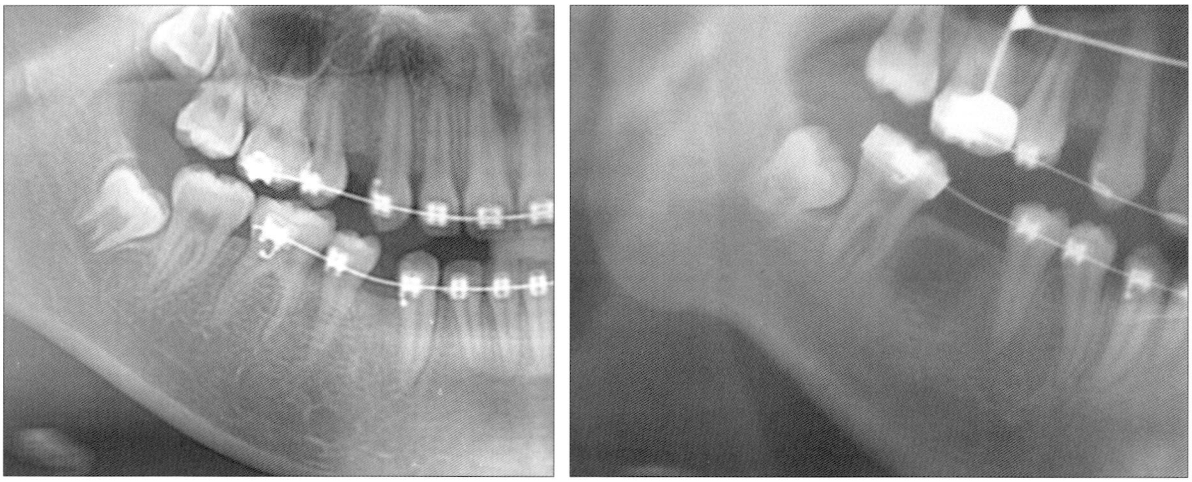

Fig. 10-3 A; 일반 작은 어금니 발치 공간 B; 어금니 결손시 사랑니 이용 교정의 공간

Chapter 11

다른 치료 방법과의 비교 및 치료의 우선순위

1. Bridge
2. Implant
3. 사랑니의 자가이식(Autotransplantation)
4. 치료의 우선 순위

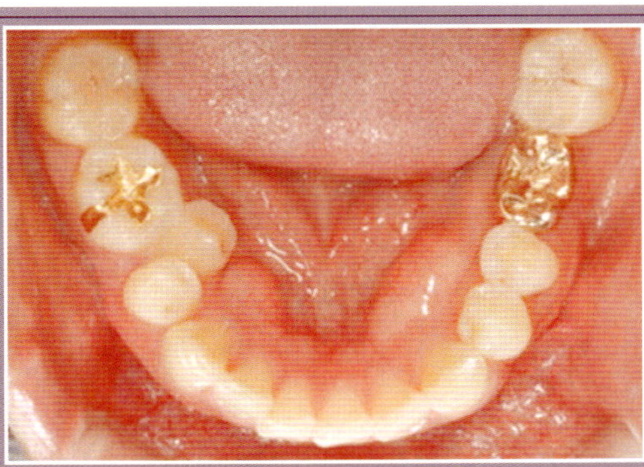

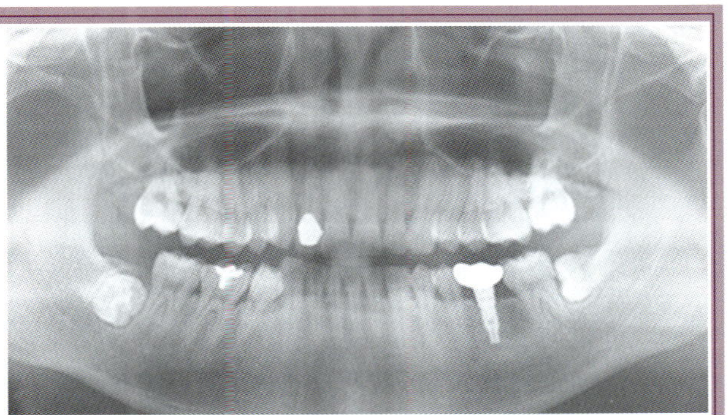

Chapter 11

다른 치료 방법과의 비교 및 치료의 우선순위

1. Bridge

치아가 결손되었을 때 전통적으로 행해왔던 방법은 인접치아를 삭제하고 그 부위를 gold, metal, porcelain등으로 수복하면서 결손부위에 인공치아 (pontic) 을 만드는 것이다. 이 방법은 첫날 치아를 삭제 (prep) 하고 impression을 뜬 다음 1주 정도 후에 기공물을 setting하는 과정으로 전체적으로 걸리는 시간이 그리 오래 걸리지 않는 장점이 있다.

그러나 인접치아를 삭제해야 한다는 최대의 단점이 있고 평균 수명은 7~10년 정도로 보고되고 있다.

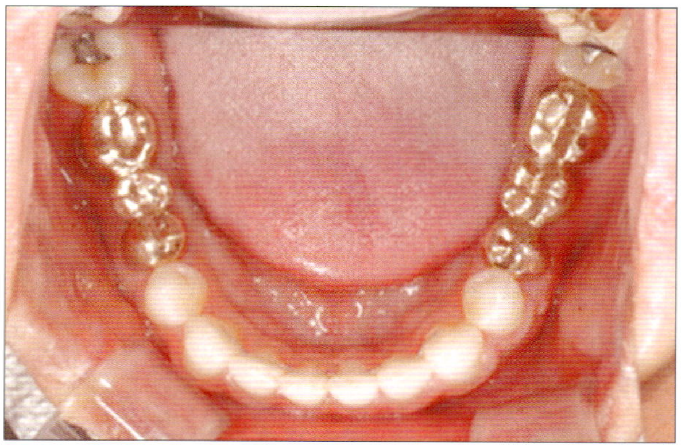

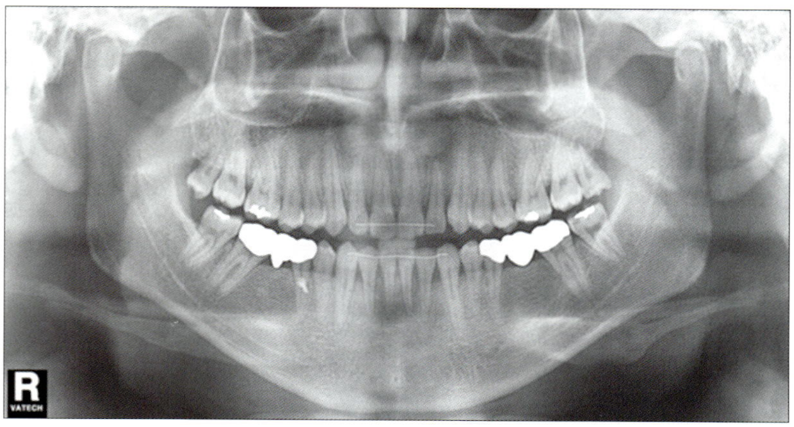

Fig. 11-1 아래 양측 큰 어금니가 결손되어있다. 이것을 수복하기 위해 양쪽 치아를 삭제하고 금으로 치아를 해 넣었다 (Bridge). 1개 치아가 결손되었는데 3개 치아의 보철이 필요하게 된다.

2. 임플란트 (Implant)

임플란트는 인접치아를 삭제하지 않는 큰 장점이 있다. 그러나 periodontium이 없는 관계로 proprioception이 없어 sensation이 없고 교합시 탄력이 부족하다. 또한 식립 시의 surgical trauma는 피할 수가 없다.

임플란트는 뼈와 osseointegration을 이루기 때문에 움직이지 않는다. 아니 움직이면 안된다. 이것은 교정 쪽에서는 반대의 역할을 하게 되어 힘을 주었을 때 반응하지 않게 된다. 교정이라는 것은 여러 치아가 조화롭게 움직여야 교합을 맞출 수 있는데 임플란트가 가운데 있으면 교정이 매우 힘들어진다. 그래서 임플란트와 교정을 동시에 할 경우엔 반드시 교정적 문제를 우선적으로 평가하고 나중에 임플란트를 식립하는 것이 원칙이다.

시간적인 면에선 교정에 비해 짧게 걸린다.

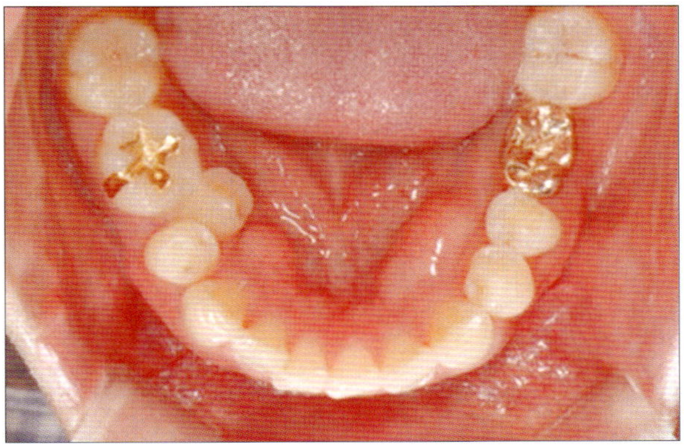

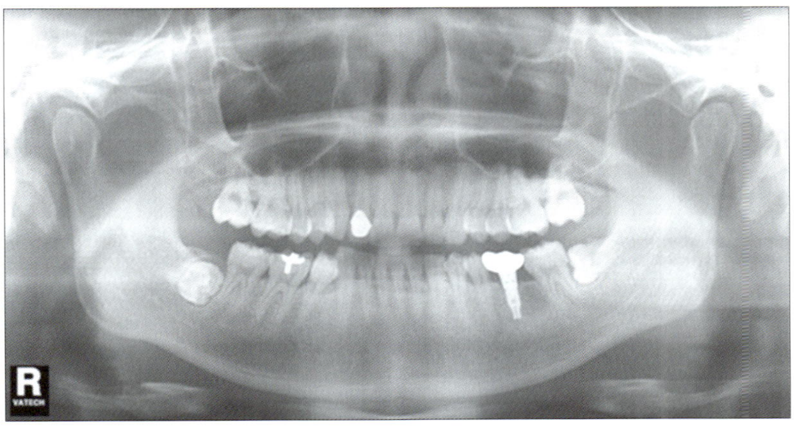

Fig. 11-2 아래 좌측 어금니가 결손된 것은 Fig. 11-1와 동일하나 인접 치아를 삭제하지 않는다. 이것은 임플란트가 갖는 큰 장점이다.

3. 자가 치아 이식 (Autotransplantation)

최근 6번 결손시에 사랑니를 Autotransplantation하는 방법이 많이 거론된다. 이 방법은 implant와는 달리 성공만 하면 periodontium도 생기고 자기 자신의 치아를 사용한다는 면에서 매우 매력적이다.

그러나 역시 이식할 때의 Surgical trauma는 피할 수가 없고 root resorption, ankylosis, infection 등의 부작용이 따르는 경우가 적지 않다.

Ankylosis 등이 일어나지 않는 autotransplantation의 완전한 성공 비율은 보고마다 틀리다.

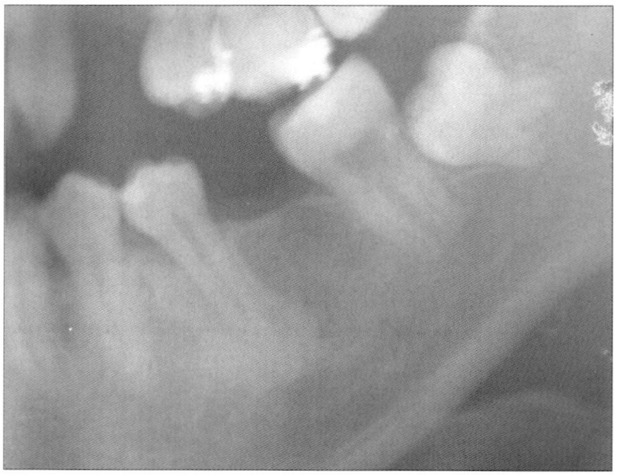

Fig. 11-3 사랑니를 발치하여 결손된 부위에 옮겨 심는 자가 치아 이식 (Autotransplantation) 도 하나의 방법이될 수 있다.

4. 치료의 우선 순위

일반적으로 치아가 결손된 경우 보철, Implant 등을 시행하게 되며 그것은 너무나도 당연한 치료이다. 그러나 지금까지 살펴본 바와 같이 교정으로 해결되는 경우도 많이 있으며 긴 치료 기간에도 불구하고 교정을 원하는 환자도 많이 있을 것이다. 그런데 다른 치료를 먼저 해 버리면 이후의 교정은 어렵고 복잡해진다. 먼저 교정으로 가능한가를 한번 검사해 보는 것이 좋을 것이다.

치아 결손이 있는 환자들을 임상에서 더 많이 접하시는 선생님들은 아마 교정을 전문으로 하시는 선생님보다는 보철, 보존, 치주, 구강외과 등을 포함한 교정 외의 진료를 많이 하시는 선생님들이 아닐까 생각된다. 또한 환자도 여러 가지 치료방법이 있는 가운데 이렇게 교정으로 수복하는 방법도 있다는 것을 알고 선택할 수 있는 기회는 가지는 것이 바람직하다고 생각된다.

치아 결손을 수복하는 여러 가지 치료 방법 가운데 교정도 한가지 훌륭한 option이 될 수 있다는 것을 말하고 싶고 이러한 교정적 evaluation은 다른 치료가 행해지기 전에 우선적으로 행해졌으면 하는 바램이다.

· 만일 implant를 먼저하고 교정을 나중에 하면 ?

29세 남자 환자로 2년 전에 #36 부위에 implant를 식립하였다. 치아 상태가 좋지 않았거나 결손이 있었으므로 implant 시술은 당연한 치료였을 것이다. 그러나 최근 anterior protrusion을 치료할 목적으로 교정을 원하게 되었다.

앞니를 넣을 공간을 만들기 위해선 발치를 하던지 혹은 전체 치열을 뒤로 이동시켜야 하는데 임플란트는 움직이지 않는다. 작은 어금니를 발치해야 한는데 이 발치 공간은 앞쪽의 치아가 뒤로 가고 뒤쪽의 치아가 앞으로 오는 것에 의해 메워진다. 그런데 뒤쪽 치아 (임플란트) 는 앞으로 가지 않기 때문에 결국 많은 공간이 임플란트 앞쪽에 남게 될 것이며 그 공간은 임플란트 상부구조를 다시 제작함으로써 해결할 수 밖에 없다. Implant에 가해지는 교합력을 생각해 보면 상부구조를 연장하여 재제작하는 것이 결코 좋은 것은 아닐 것이며 그에 따른 추가 비용도 피할 수 없다.

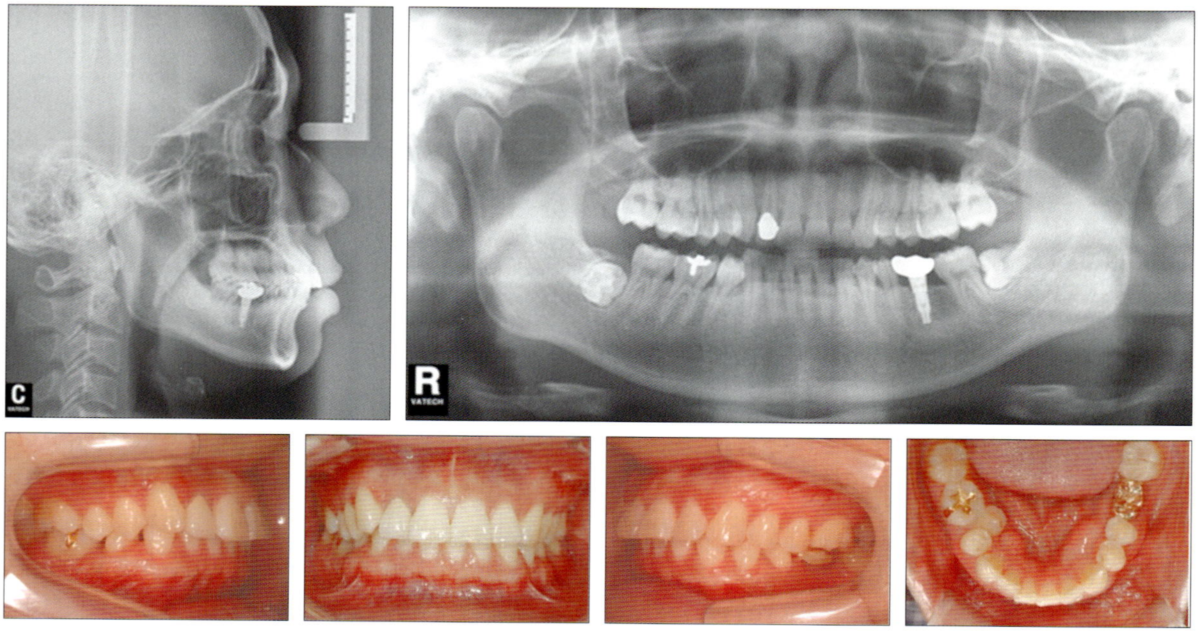

Fig. 11-4 임플란트는 뼈와 유착되어야 사용이 가능하다. 이 점은 치아가 움직여야 하는 교정에서는 오히려 단점으로 작용한다.

이 환자는 이러한 상황을 모두 설명하였음에도 불구하고 교정을 원하였다. 발치하고 약간의 시간이 흐른 아래 사진을 보면 다른 부위는 공간 폐쇄가 진행되고 있으나 implant 앞쪽은 아주 많은 공간이 남아있는 것을 볼 수 있다.

Bridge 시술의 경우도 마찬가지이다. Bridge를 한 상태에서 교정하게 되면 힘들여 제작한 보철물을 제거해야 하고 삭제하지 않아도 될 치아를 삭제한 결과가 될 수도 있을 것이다.

물론 모든 경우가 교정으로 해결되는 것은 아니고 또한 모든 환자가 교정을 원하지는 않겠지만 치아 결손 시 교정적 evaluation을 우선적으로 한번 짚고 넘어가면 어떨까?

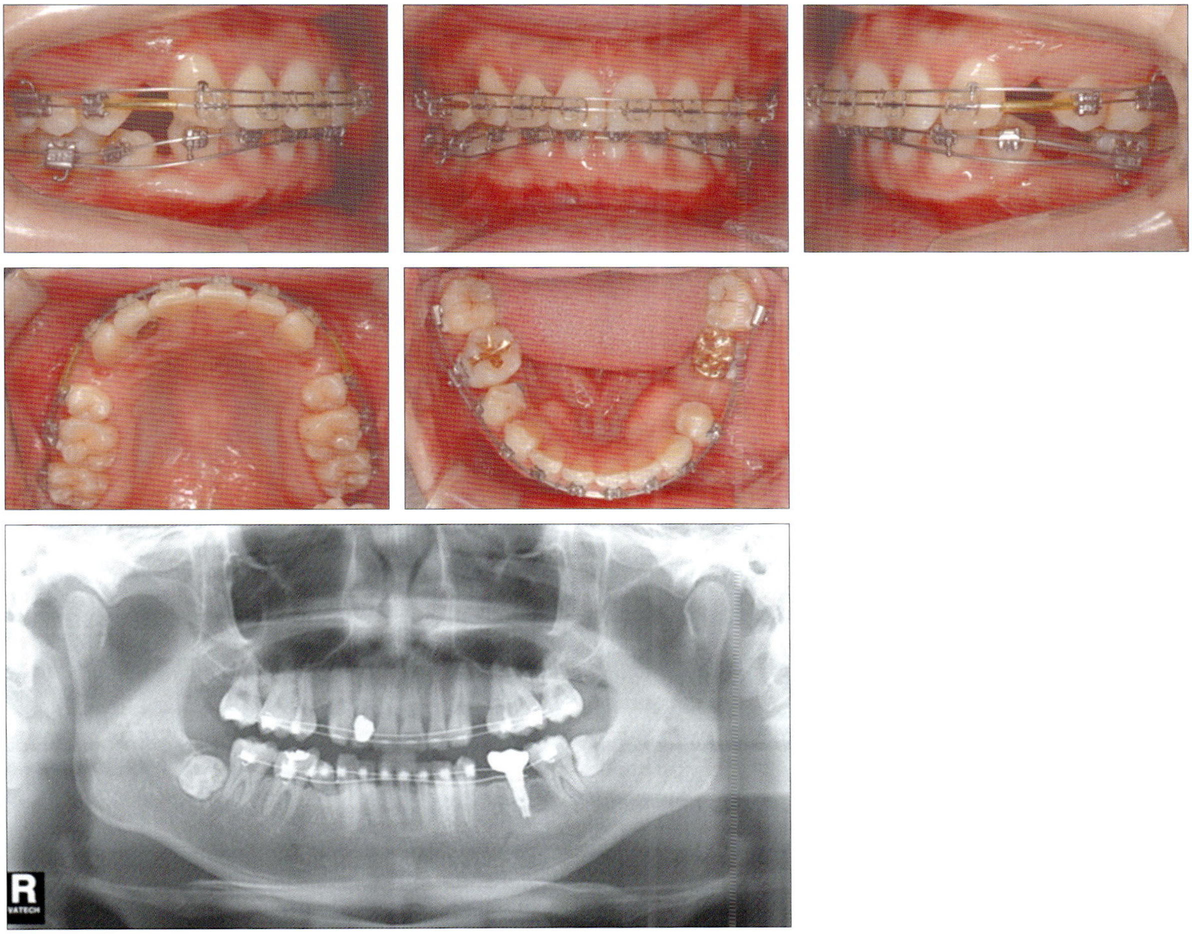

Fig. 11-5 교정 진행 중의 모습. #35 발치 공간이 아직 많이 남아있다.

Chapter 12

사랑니에 관하여

1. 상악 매복 8번의 교정적 유도 및 발육
2. 하악 8번에 대하여
   1) 하악 8번의 발육과 맹출 경로
   2) 하악 8번의 매복과 space problem
   3) 하악 7번 발치 후 8번 맹출의 성공율
   4) 하악 6번 결손을 교정으로 폐쇄한 후 8번의 맹출
   5) 증례 1~9
   6) Development of form
   7) 8번 맹출에 걸리는 시간 문제
   8) 수평 매복된 사랑니를 세우는 mechanics
3. 매복 8번이 야기시키는 문제들
   1) Infection
   2) 7번의 Distal caries
   3) 7번의 periodontal defect
   4) 매복 8번 발치의 어려움
   5) 교정으로 8번을 당기는 치료의 의의
4. 고찰

Chapter 12

사랑니에 관하여

1. 상악 매복 8번의 교정적 유도 및 발육

상악 6번 결손 시 8번을 당기는 교정은 sinus 문제를 제외하고는 거의 큰 문제가 없는 것 같다 (sinus와 치아 이동에 관한 문제에 관하여는 추후 기회가 있을 때 언급할 예정이다). 물론 X-ray 상에서 매복된 8번의 크기와 형태를 미리 판단하고 난 후의 얘기이다. 이것은 기존 교정에서 전치부의 crowding 및 protrusion을 해결하기 위해 상악 7번을 발치하는 술식이 많이 사용되어 왔던 근거일 것이기도 하다.

8번이 잘 발육해 오는데 관여하는 요인들로는 다음을 생각해 볼 수 있다.

1) 공간의 확보; 7번을 앞으로 당겨 사랑니가 나올 수 있는 공간을 확보해 주는 것이 필요하다. 성인인 경우에도 공간만 확보해 주면 저절로 올라오는 경우가 많다.
2) Age 및 developmental stage of root
3) Morphology of tooth germ

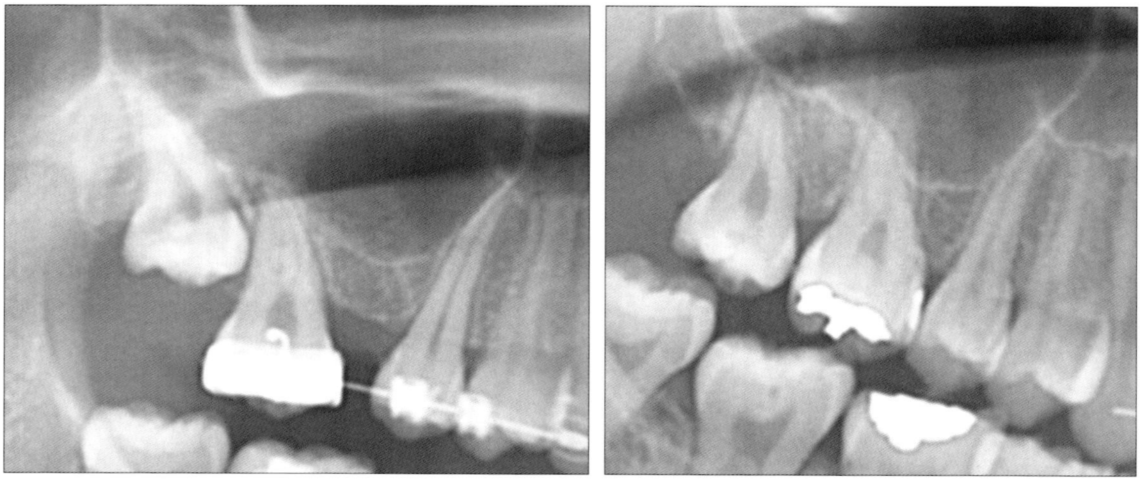

A B

Fig. 12-1 A; 치료 전 B; 치료 후

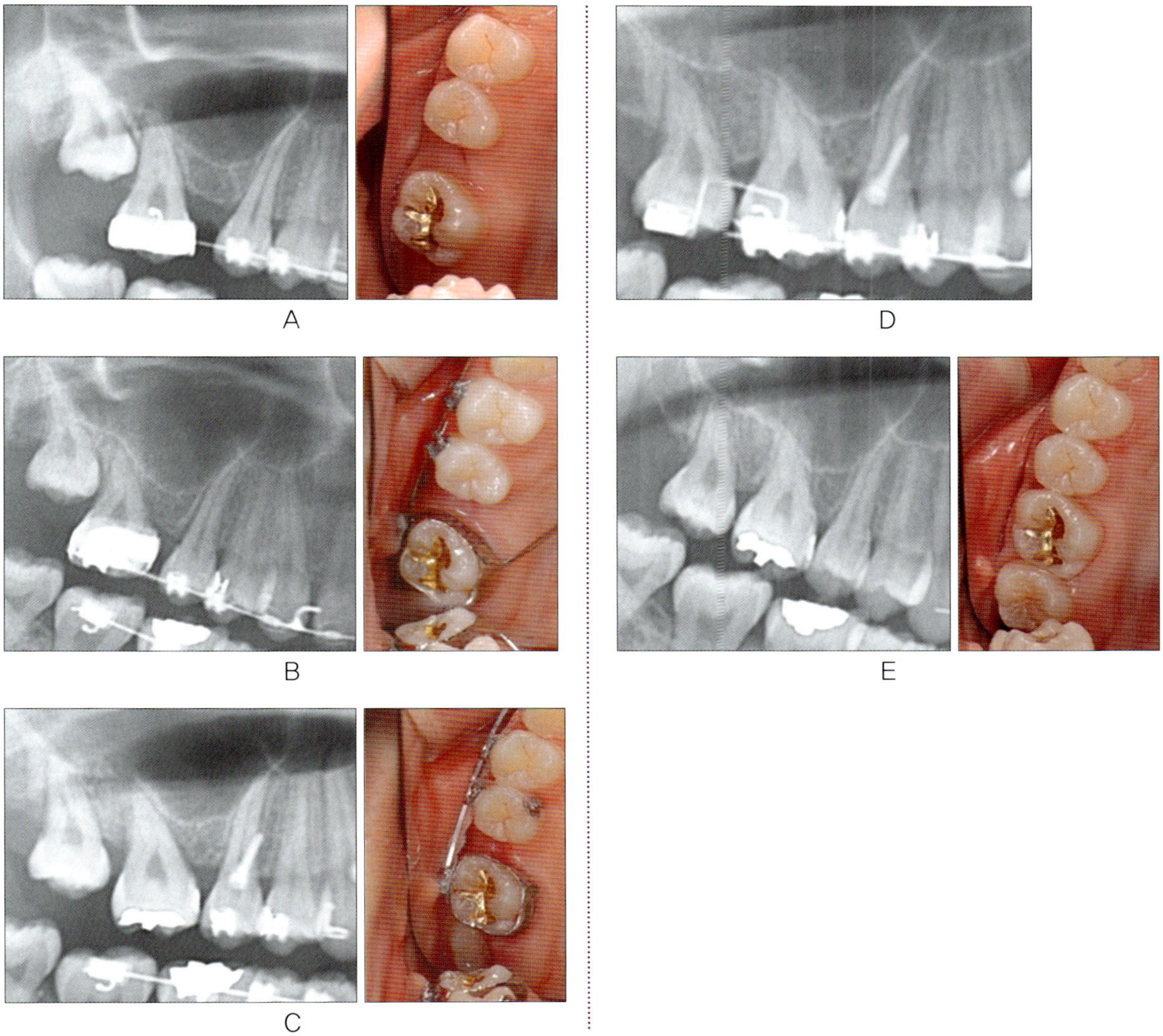

Fig. 12-2 A; 치료 전 B, C, D; 치료 중 E; 치료 후
20세 10개월의 여자 환자로 7번을 순수하게 근심이동 시켰던 증례이다 (Fig. 3-20에 소개한 증례). 7번이 근심이동 함에 따라 매복되어 있던 8번이 저절로 내려왔다. 8번이 구강 내로 맹출하여 장치를 부착할 수 있게 되면 그때부터 조절에 들어간다.

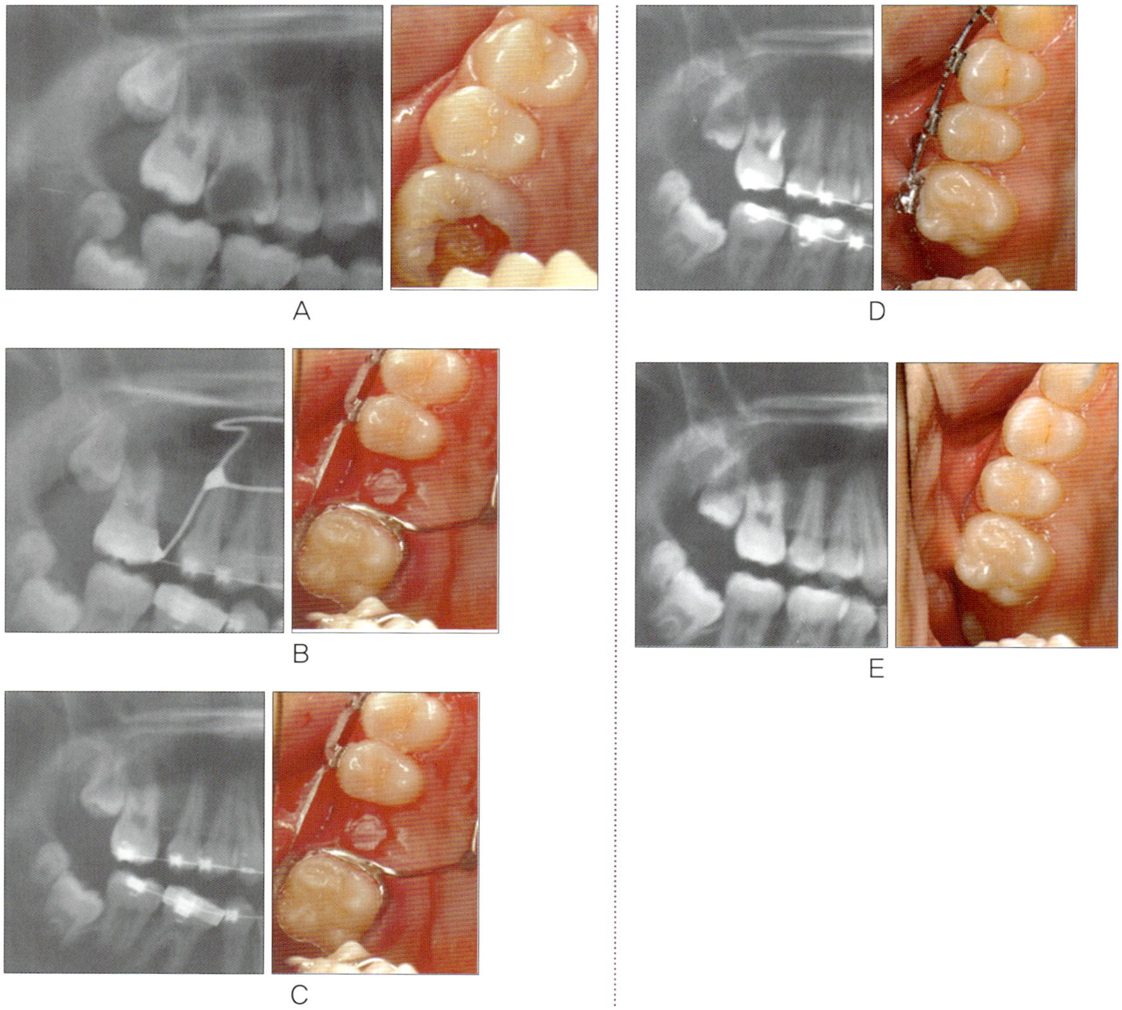

Fig. 12-3 A; 치료 전 B, C, D; 치료 중 E; 치료 후
15세 7개월의 여자 환자로 #16번의 우식이 심하여 발치하였다. 전치부에 crowding 및 protrusion이 있어 소구치부도 후방으로 이동하였으나 7번의 근심 이동에 의해 공간이 확보되어 사랑니가 내려오기 시작하였다.
치료 종료 시점에서는 구강 내 맹출이 시작 되고있다. 경과를 관찰하다가 필요시 약간의 조절만 하면 될 상황이다.

2. 하악 8번에 대하여

하악 사랑니는 상악에 비해 약간 복잡하며 기존에 상당히 많은 연구가 있었다. 특히 Magaret Richardson 이란 분은 8번에 관한 연구로 유명하다. 이들 연구는 주로 전치부 crowding & protrusion을 해소하기 위해 7번을 발치하고 전방 치열을 후방으로 당겨오고 나머지 공간으로 미발육된 8번을 유도해 내는 교정 술식에 관한 것이다. 이것은 8번이 맹출할 공간을 확보한다는 면에서 본 책에서 소개하는 6번 결손 시 7번을 당겨오고 그 공간으로 사랑니를 유도하는 것과 비슷한 점이 있으므로 이들 과거의 연구를 살펴보는 것은 의미가 있다.

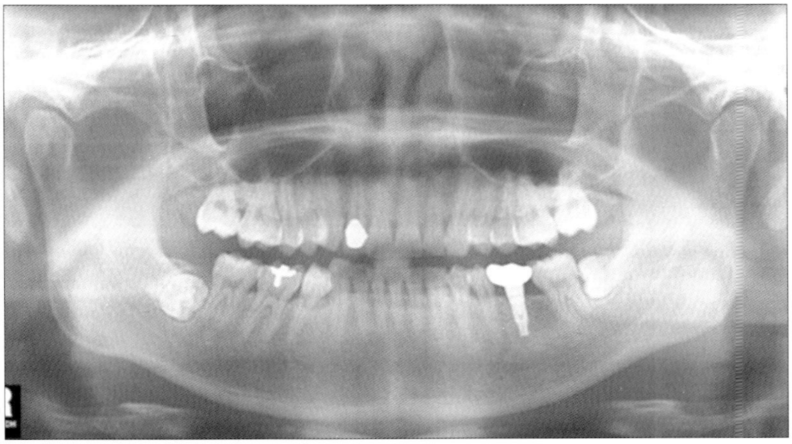

Fig. 12-4 하악 양측 8번이 수평 매복되어 있다.

1) 하악 8번의 발육과 맹출 경로

하악 8번의 Enamel formation은 12~18세, Root formation은 18~25세 정도로 알려져 있으나 변이가 매우 많은 편이다. 설사 형성이 잘 되더라도 정상적으로 발육되지 않는 경우도 많아 전체의 10%에서는 아예 형성이 되지 않거나 발육이 안 된다고도 하고 매복되는 경우도 많은데 매복의 빈도는 17%, 50%, 55%, 67% 이상 등등… 으로 매우 다양하게 보고되고 있다.

매복은 어떤 장애물 때문에 정상 맹출이 방해 받고있는 상태라고 얘기할 수 있는데 그 장애물로써는 다른 치아, bone, fibrous tissue등의 mechanical block이 중요하다고 할 수 있다. 특히 하악 8번의 매복은 후방의 ascending ramus와 전방의 7번 치아에 막혀 공간이 부족한 것이 매복의 주원인이라고 할 수 있을 것이다.

Richardson의 연구에 의하면 8번은 석회화시 교합면이 전방, 설측 경사 되어있던 것이 하악골의 길이가 증가하고 anterior border of ramus가 흡수됨에 따라 점차로 직립하여 교합면과 Mandibular Plane이 이루는 각도는 10세에는 41˚에서 15세에는 30˚로 감소하는데 10%에서는 오히려 각도가 증가하여 매복된다고 하였다. 즉 잘 맹출하기 위해선 공간이 필요하고 각도가 줄어들어야 한다는 것이다. 반면 상악 8번은 하후방, 협측으로 맹출되는데 그러면서 crossbite가 되는 것은 연조직 pressure에 의해 개선된다고 하였다.

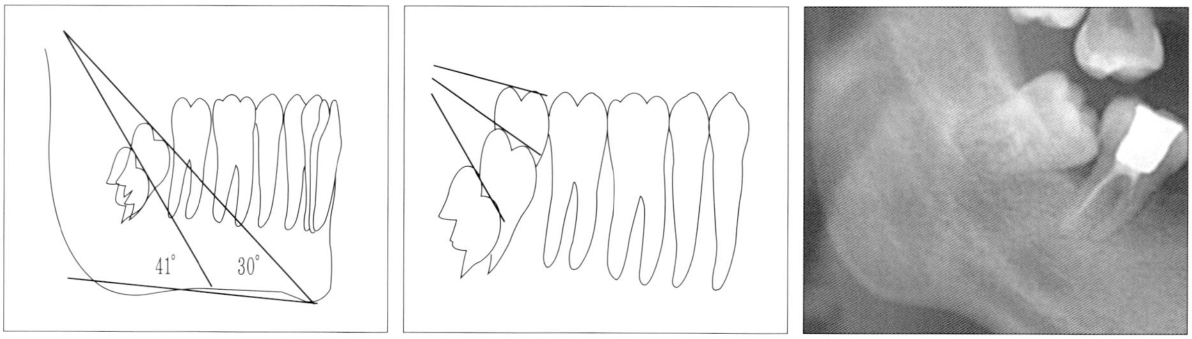

Fig. 12-5 하악 8번은 처음엔 근심 경사 되어있다가 점차 바로서면서 맹출하게 된다. 경사 각도가 줄어들면 매복되게 된다.

2) 하악 8번의 매복과 space problem

다른 특별한 이유가 없다면 8번의 매복은 주로 맹출 공간의 확보와 관련된다.

(1) 성장기 어린이의 혼합 치열기에는 후방치아 (7번 및 8번) 가 맹출할 공간이 부족하다. 하악골의 길이가 성장하면서 동시에 하악지 전연은 (anterior border of ramus) 흡수가 일어나 공간이 부여됨으로써 후방치아가 맹출할 공간이 확보되는데 7번 원심에서부터 하악지 전연까지의 최종적인 거리가 길게 형성되면 공간이 충분하게 되어 8번이 매복할 가능성은 감소하고 맹출할 가능성은 증가하게 된다 (Bjork).

(2) 교정 학자 Begg는 호주의 원주민들을 대상으로 한 연구에 있어 원주민들은 hard food 저작에 의해 치아들의 인접면이 교모가 일어나 구치들이 근심이동 하여 하악 8번의 매복이 일어나지 않는다고 하였고 이러한 arch length의 감소는 결국 late lower anterior crowding의 감소와도 연관된다고 하였다. 반면 현대인들은 정제된 음식 섭취로 이러한 근심이동이 일어나지 않아 결국 공간 확보의 부족으로 하악 8번의 매복 가능성도 증가하게 된다 (Fig. 12-6).

(3) 교정을 할 때 구치를 원심이동 시키는 경우가 종종 있다. headgear를 사용한다던지 혹은 screw로 en mass distalization을 하는 것들이 그에 해당한다. 이들은 8번이 나올 공간을 부족하게 만들어 posterior crowding을 야기하고 결국은 8번의 매복을 증가시키게 된다.

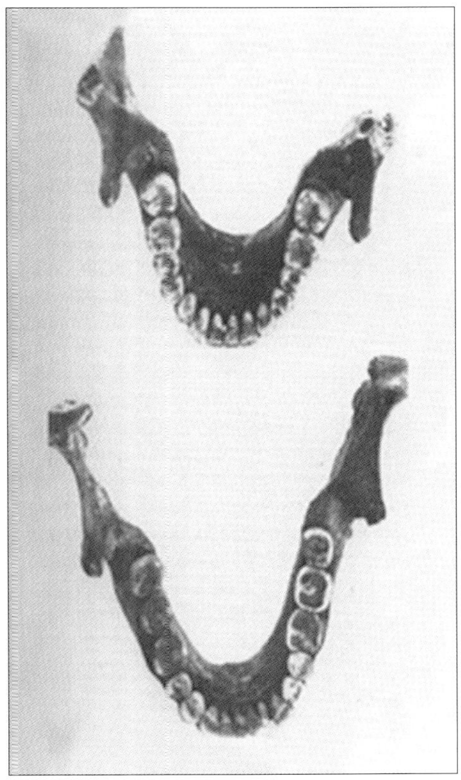

Fig. 12-6 호주 원주민들은 거친 음식 저작으로 attrition이 발생하여 proximal wear가 일어나 arch length가 감소하는데 그 양은 1cm 이상이나 된다고 하였다 (Begg PR; AJO 40; 298~312, 1954).

(4) 반면 8번이 나올 자리를 근심 쪽에서 마련해 주는 것은 당연히 8번의 매복을 감소시킨다. Richardson, Fanning, Huggins등은 "소구치, 대구치 발치로 공간 부여시 8번 맹출이 가속된다"라고 말한바 있다.

① 소구치 발치; 교정에서 crowding or protrusion이 있는 경우 소구치를 발치하는 경우가 있다. 이럴 때 발치 공간 모두로 전방 치아가 이동하는 것이 아니고 일부는 후방 치아가 전방으로 이동하게 되는데 6, 7번의 근심이동 량이 많을수록 많은 공간이 확보되어 8번의 맹출 가능성은 증가하게 된다 (Fig. 12-7).

② 7번 발치; 교정 목적으로 7번을 발치 한다는 것은 전방 치아의 후방 이동량이 그다지 많지 않을 때 주로 시행하였기 때문에 8번 맹출에는 충분한 공간 확보가 이루어진다고 볼 수 있다.

③ 6번 발치; 이것에 관해서는 연구가 거의 이루어져 있지 않다. 왜냐하면 전 후방 치아의 이동량을 조절하는데 있어 screw의 사용이 절대적인데 screw가 본격적으로 사용된 것은 거의 10년 남짓밖에 되지 않기 때문이다. 그러나 위의 7번 발치의 경우와 비슷하게 6번을 발치한 후 7번이 근심 이동하면 많은 공간이 확보될 수 있기 때문에 8번이 매복되지 않고 올라올 가능성에 대해서는 비교적 쉽게 이해가 갈 수 있다. 다만 성인의 경우 혹은 root가 형성된 후에도 이렇게 공간이 확보 되었을 때 8번이 맹출해 올 것인가 하는 부분에 있어선 연구가 더 필요하다고 하겠다.

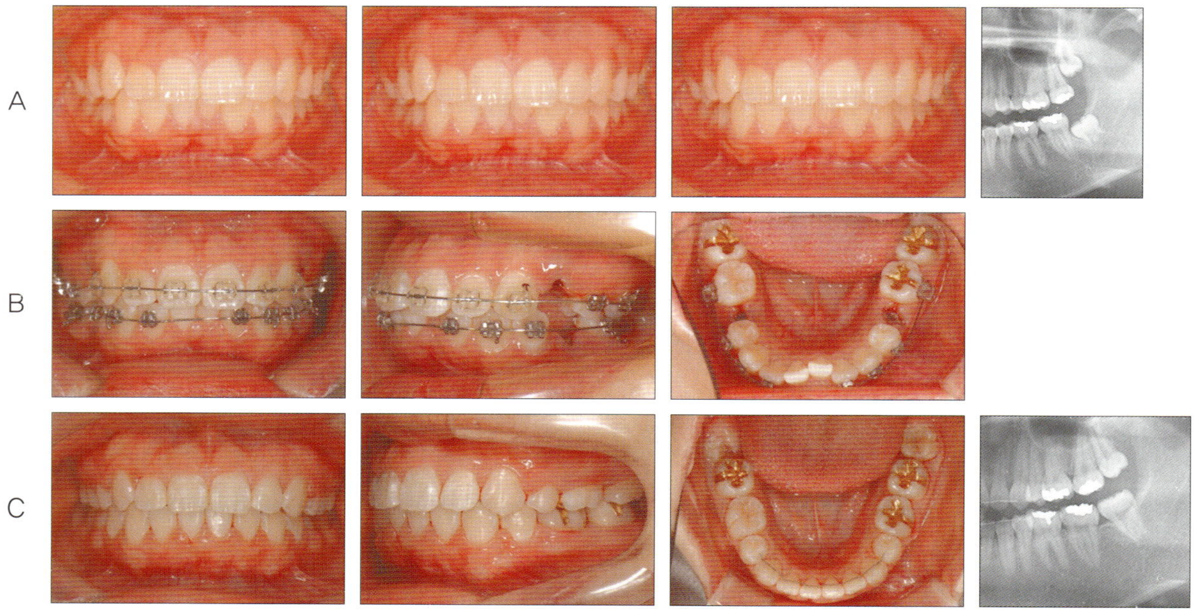

Fig. 12-7 A; 치료 전, B; 치료 중, C; 치료 후
소구치를 4개 발치하고 protrusion 을 해결한 증례.
매복되어 있던 8번 특히 #38번이 완전히 맹출한 모습을 볼 수있다. 소구치를 발치하게 되면 정도의 차이는 있으나 6번, 7번이 근심으로 이동하여 맹출 공간이 확보되는 경우가 많다.

3) 하악 7번 발치 후 8번 맹출의 성공율

7번을 발치하고 난 후 8번이 잘 맹출해 올까? 우선 상악의 경우는 그 성공율이 훨씬 높다는 데에는 이견이 없다. 하악의 경우는 그 보고가 매우 다양한 편이다 (35~99%). 물론 초기에 X-ray 상에서 8번이 작다던지 크다던지 혹은 형태가 비정상인 경우에는 건전한 7번을 발치하고 8번을 유도하는 것은 피해야 할 일이다.

Richardson & Richardson은 14세 환자 63명을 대상으로 7번 발치 후의 8번 맹출에 관한 연구에서 정상 크기의 8번은 대부분 잘 맹출하였고 원래 8번이 다양하게 경사져 있어도 잘 나왔으며 미발육 8번과 7번 사이에 공간이 있어도 점차로 폐쇄되었다고 했다. 결국 성공율에 관해선 Richardson & Richardson은 96%의 성공율을 보였고 8번의 최종 위치는 평균적으로 50~80%가 만족할 만한 위치를 갖는다고 했다. 그러나 7번을 발치한 후 8번이 최종적으로 맹출해오는 데까지는 상당한 시간이 걸릴 수 있다고 했다.

반면 8번이 66% 에서만 good position을 갖는다는 보고도 있다 (5.4%는 맹출을 하지 않았고 19%에서는 proximal contact이 부족했다. tipping, rotation 면에선 90%에서 양호한 소견을 보였다; Cristina et al., AJODO 2006). 또 96%에서 성공적으로 맹출했다는 보고도 있다 (Sharon OG et al. AJODO 2010).

기타 이들에 관한 논문은 상당히 많고 결과도 다양하다. 특히 어디까지를 성공으로 보느냐 하는 기준에 관하여도 잘 검토해 볼 필요가 있다.

4) 하악 6번 결손을 교정으로 폐쇄한 후 8번의 맹출

관련 요인은 다음과 같은 것을 들 수 있다.

(1) 공간의 확보; 7번을 앞으로 당겨 사랑니가 나올 수 있는 공간을 확보해 주는 것이 가장 우선적으로 해야 할 일이다.

(2) Age 및 developmental stage of root

(3) Morphology of tooth germ; 나중에 구강 내로 나왔을 때 과연 제대로 된 형태를 갖출 수 있는가를 미리 예측할 수 있을까? 아무래도 매복된 상태에서 좋은 모양이 좋기는 하겠지만 정확히 예측하기는 그리 쉽지만은 않다.

이들은 앞서 기술한 7번 발치 후 8번 유도의 factor와 비슷하지만 반면 약간의 차이점도 존재한다.

7번을 전방으로 당기는 작업이 우선적으로 이루어지므로 transceptal fiber에 의해 8번이 저절로 어느 정도 전방으로 당겨와지게 된다.

여러 경우가 이미 성인이 되었고 root development가 많이 완성된 상태인데 이들이 과연 잘 발육해 올까 하는 것도 관심거리가 될 수 있다.

이런 점들에 관점을 기울여 가면서 다음 증례들을 음미해 보도록 하겠다. 증례는 나이순으로 나열하였다.

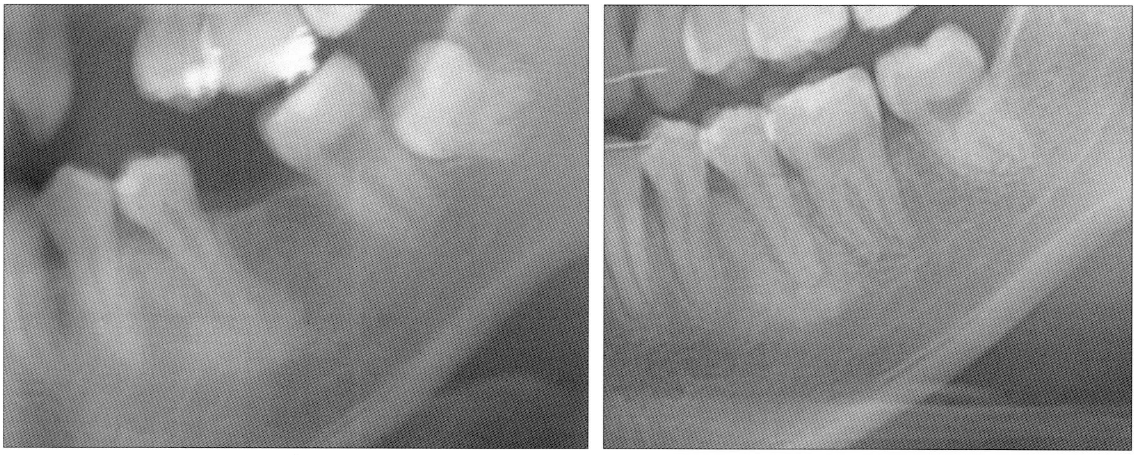

A B

Fig. 12-8 A; 치료 전 B; 치료 후

5) 증례 1~9

증례-1

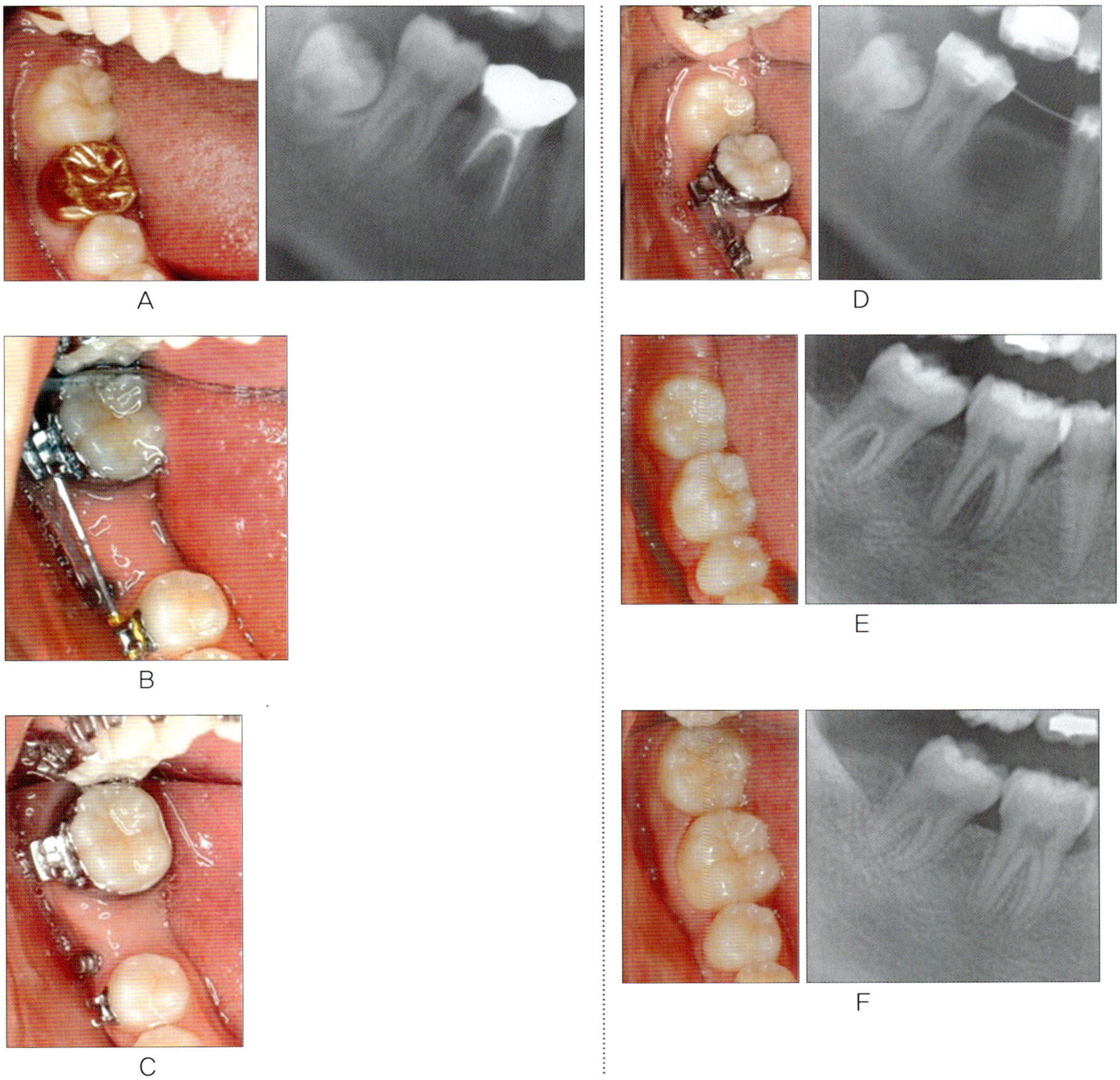

Fig. 12-9 A; 치료 전 B, C, D; 치료 중 E; 치료 종료 F; 1년 9개월 후
15세 1개월의 남자 환자로 사랑니의 뿌리가 아직 발육이 안되어있고 구강 내에서는 완전히 매복된 상태였다. 앞 어금니를 당겨 공간을 확보하니 뿌리가 발육하기 시작하면서 구강 내로 올라왔고 교정 후에는 거의 정상적인 뿌리를 갖게 되었다. 치아 형태는 그다지 완전하지는 않으나 사용하는 데는 문제 없다. 1년 9개월 후 공간은 재발되지 않았다.

증례-2

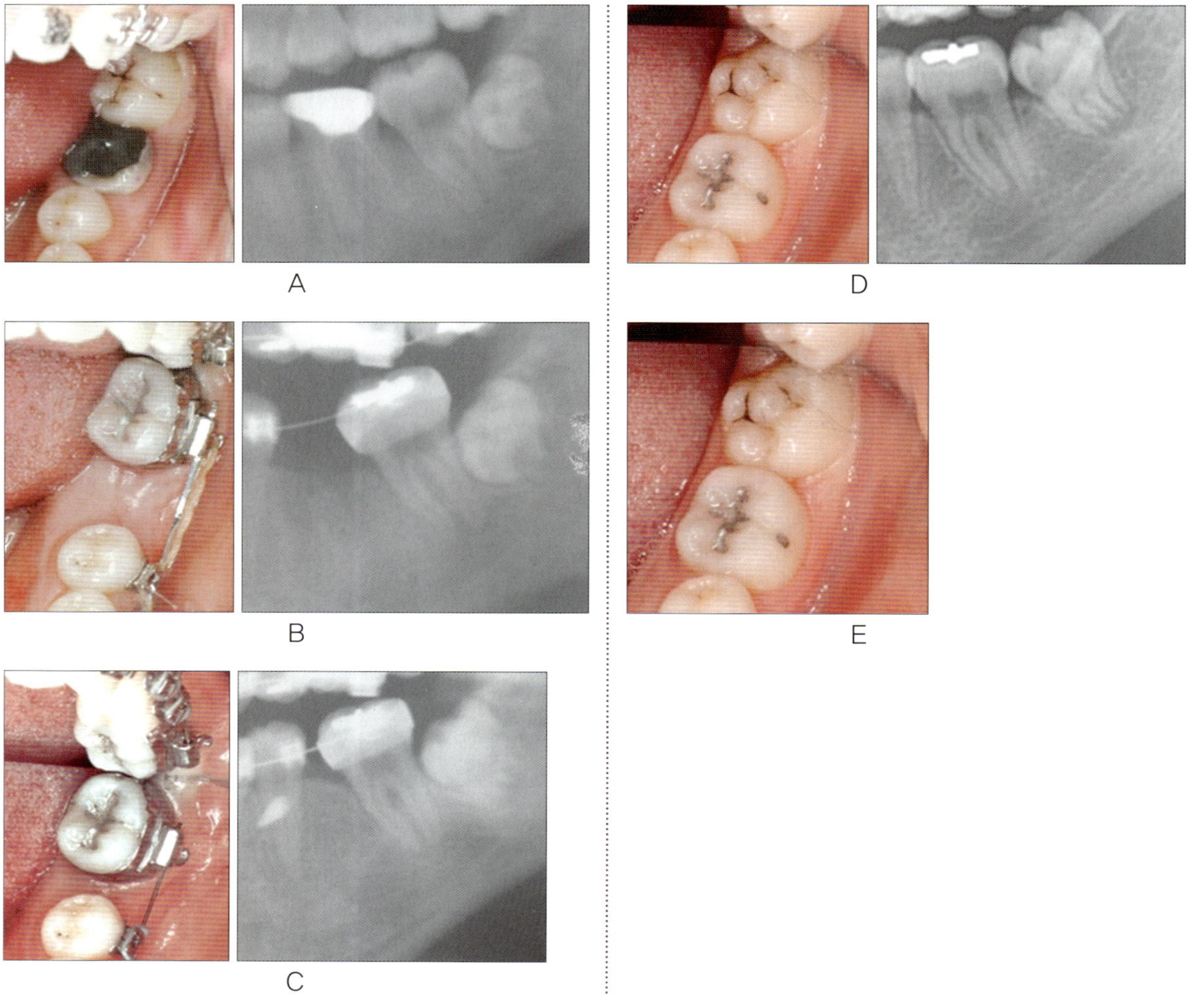

Fig. 12-10 A; 치료 전 B, C; 치료 중 D; 치료 종료 E; 3년 후
16세 1개월의 여자 환자로 처음에 사랑니는 완전히 발육 초보단계였다. 교정이 진행되면서 뿌리가 발육하기 시작하였고 구강 내로 올라왔으며 교정 후에는 거의 정상적인 뿌리를 갖게 되었다. 맹출 후의 치아 형태는 별로 좋다고 볼 수는 없었고 약간의 충치가 있었으나 간단한 충치치료로 상당기간 사용하는 데는 전혀 문제 없을 것이다. 3년 후에도 안정된 모습이다.

증례-3

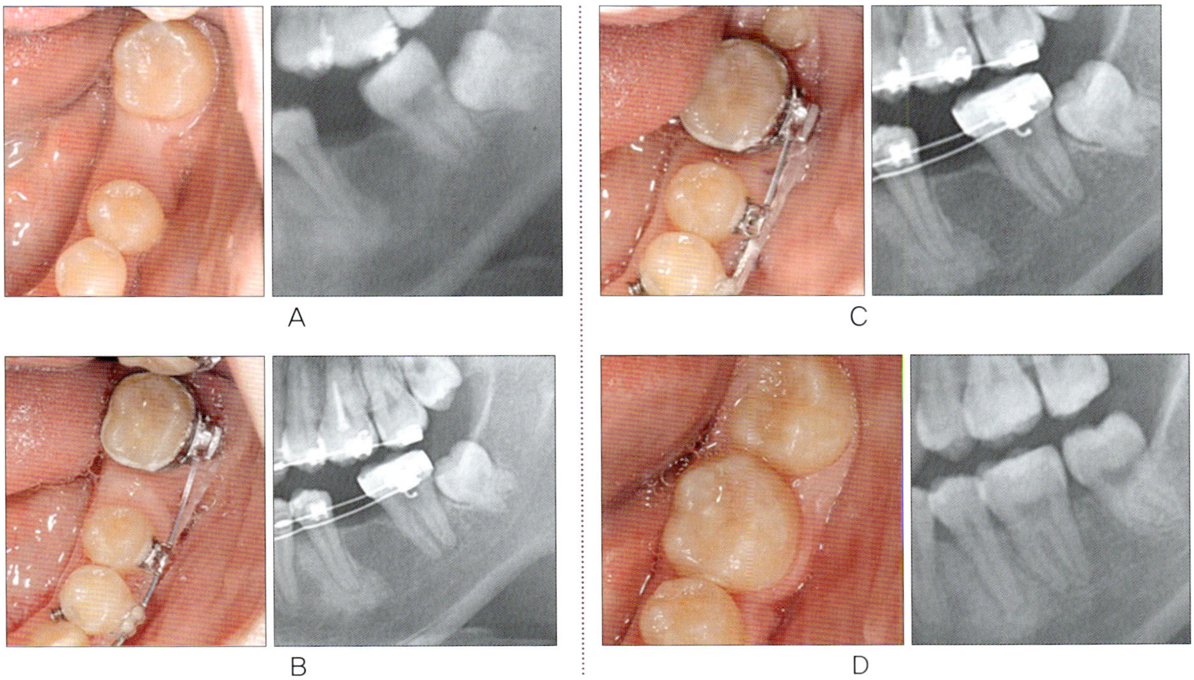

Fig. 12-11 A; 치료 전 B, C; 치료 중 D; 치료 종료
성장이 끝난 성인 24세 여자 환자로 교정에 의해 사랑니가 잘 발육되어 훌륭한 어금니 역할을 하게 되었다. 처음에는 성인의 경우에도 잘 발육해 줄까 하는 의문이 있었다.

증례-4

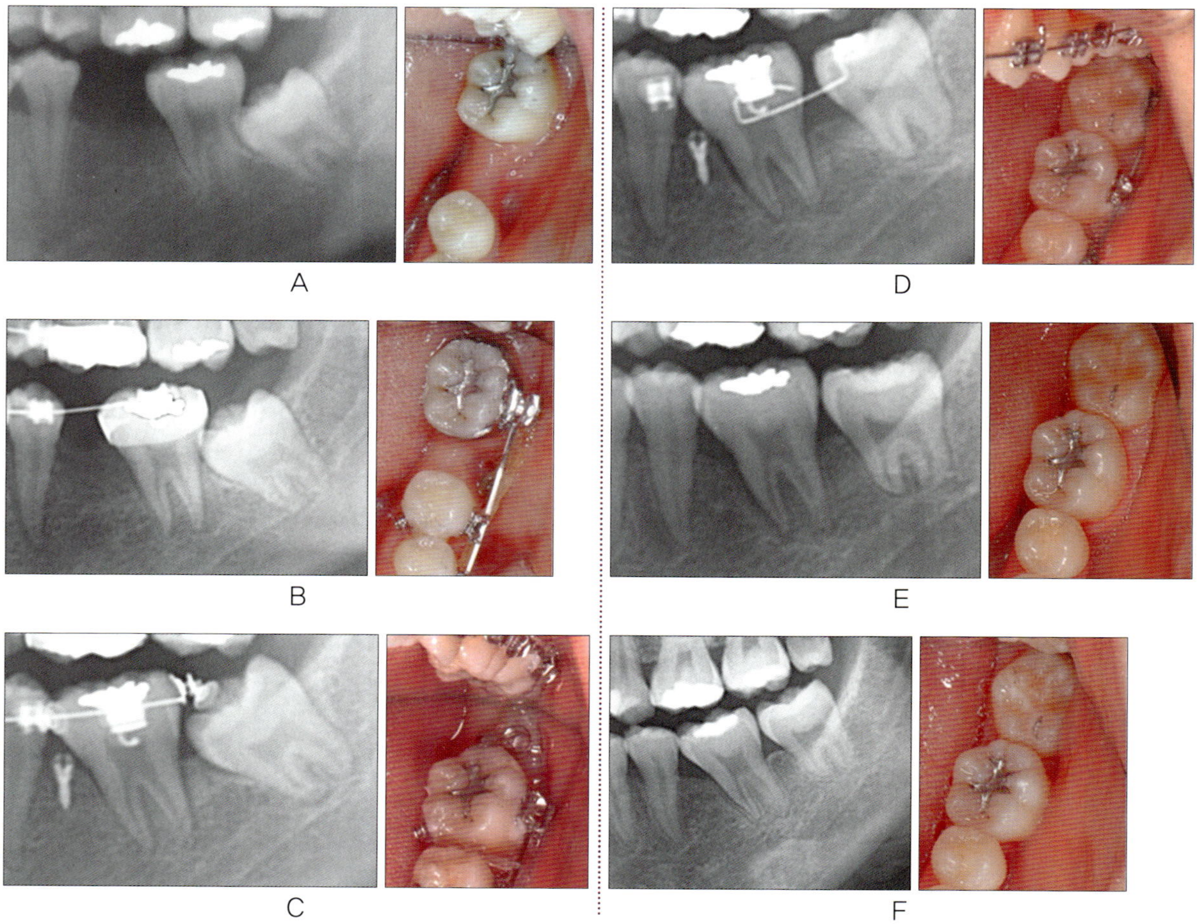

Fig. 12-12 A; 치료 전 B, C, D; 치료 중 E; 치료 종료 F; 1년 8개월 후
역시 성인 여자 (25세 10개월) 의 경우로 처음엔 사랑니가 뼈에 깊게 묻혀 있었다. 완전한 성인의 경우에도 사랑니가 잘 발육해주어 구강 내로 모습을 드러내었고 이후 교정 장치를 부착하고 조절하여 형태가 불완전하기는 하지만 훌륭하게 쓸 수 있는 어금니가 되었다. 1년 8개월 후에도 잘 사용하고 있다.

증례-5

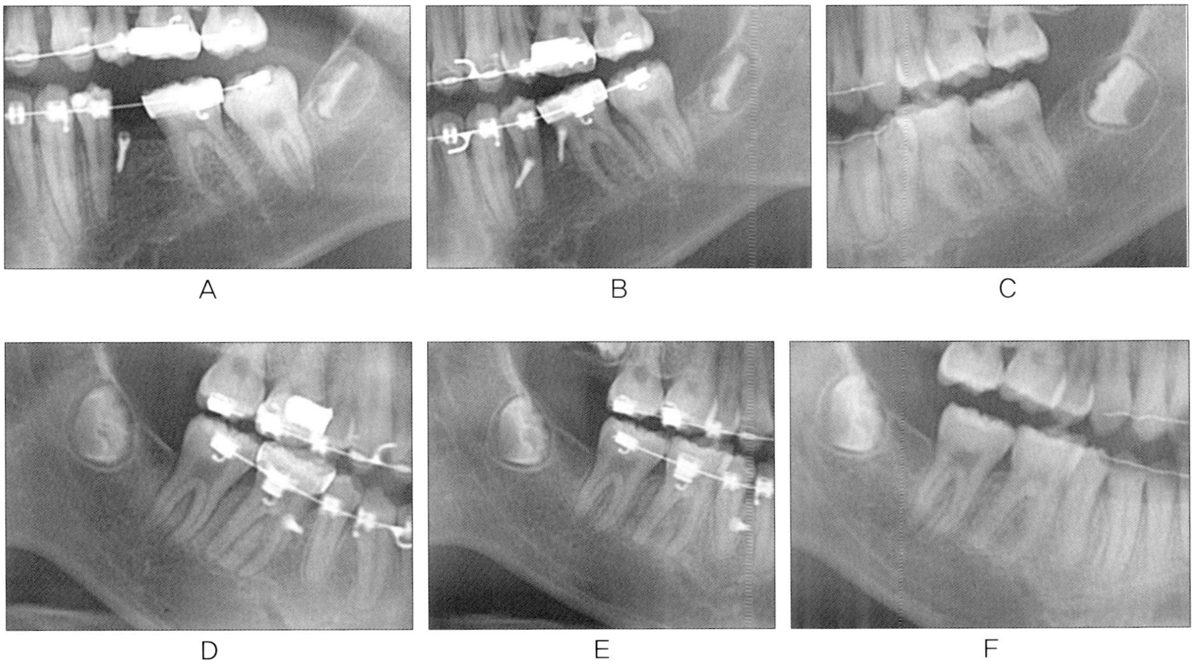

Fig. 12-13 A, D; 치료 전 B, E; 치료 중 C, F; 치료 종료
이 증례는 하악 양측 5번 결손, E번 잔존 증례로 6번 결손은 아닌 경우였다. 16세 2개월의 남자환자로 6번 및 7번 치아를 전방으로 당겼는데 안에 묻혀있는 사랑니가 따라오지 않았다. 이런 경우에는 사랑니가 올라오는 것을 더 지켜보다가 이후의 치료를 결정하는 것이 좋은데 설혹 사랑니가 잘 발육하지 않더라도 그 자리에 임플란트를 심을 필요는 없다. 왜냐하면 6, 7번 2개가 잘 기능을 하고 있고 대합치와 잘 교합되고 있기 때문이다. 사랑니가 맹출하는데 얼마나 걸릴까 하는 의문이 있다.

증례-6

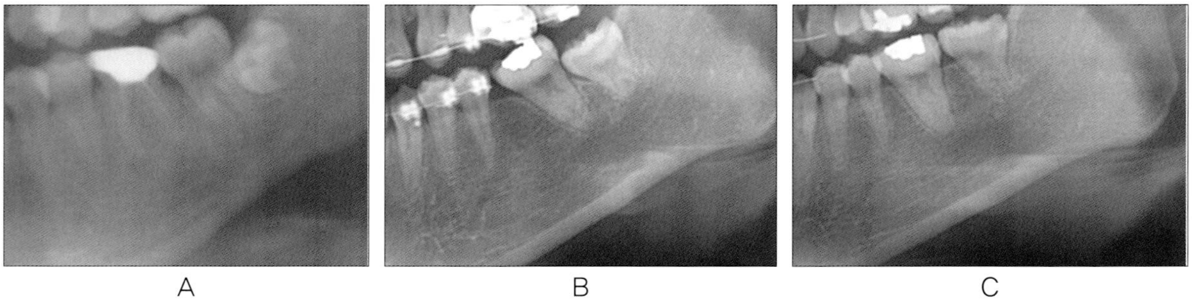

Fig. 12-14 A; 치료 전 B; 치료 중 C; 치료 종료
17세 3개월의 여자 환자로 초기에 형태가 별로 좋아 보이지 않았는데 아주 정상적으로 발육했다.

증례-7

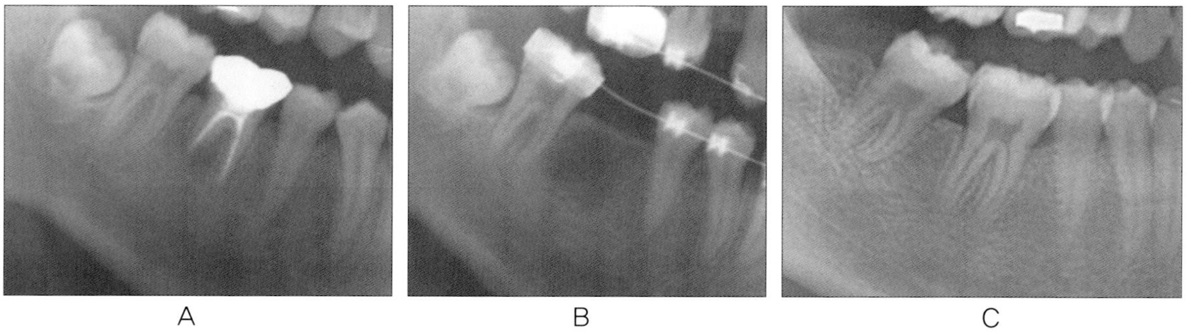

Fig. 12-15 A; 치료 전 B; 치료 중 C; 치료 종료
초진시엔 crown만 형성되어있는 단계였으나 역시 아주 잘 발육했다.

증례-8

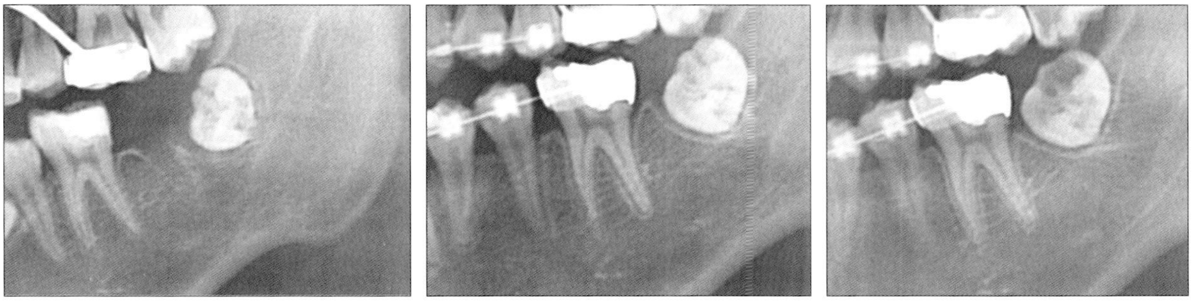

A B C

Fig. 12-16 A; 치료 전 B; 치료 중 C; 치료 종료
17세 1개월의 남자 환자로 사랑니가 맹출한 후에도 형태가 매우 좋지 않았다. 그러나 무조건 발치하지 말고 최대한 사용하다가 문제가 발생하면 그때 발치하고 임플란트를 하는 것이 최선이다.

증례-9

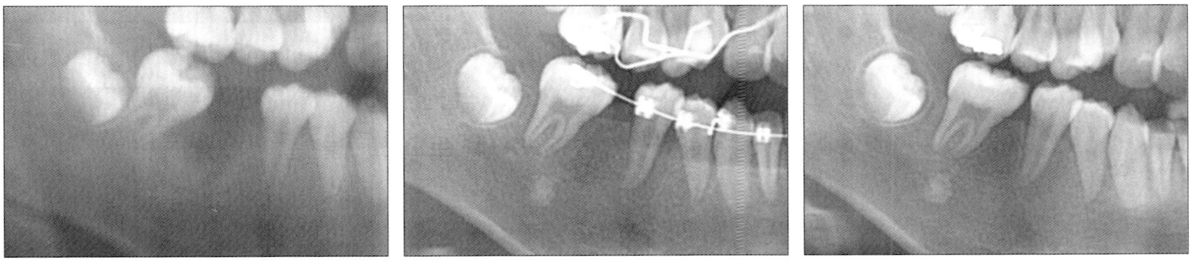

A B C

Fig. 12-17 A; 치료 전 B; 치료 중 C; 치료 종료
이 여자환자는 (10세9개월) 앞의 증례처럼 (Fig. 9-14) 아직 나이가 어린 탓인지 사랑니가 앞으로 당겨와 주지 않았다. 세월이 흘러 더 맹출할 때 저절로 잘 나올 것인지 아니면 교정장치를 한번 더 부착하여 당겨주어야 할 것인지는 나중에 결정하면 된다.

6) Development of form

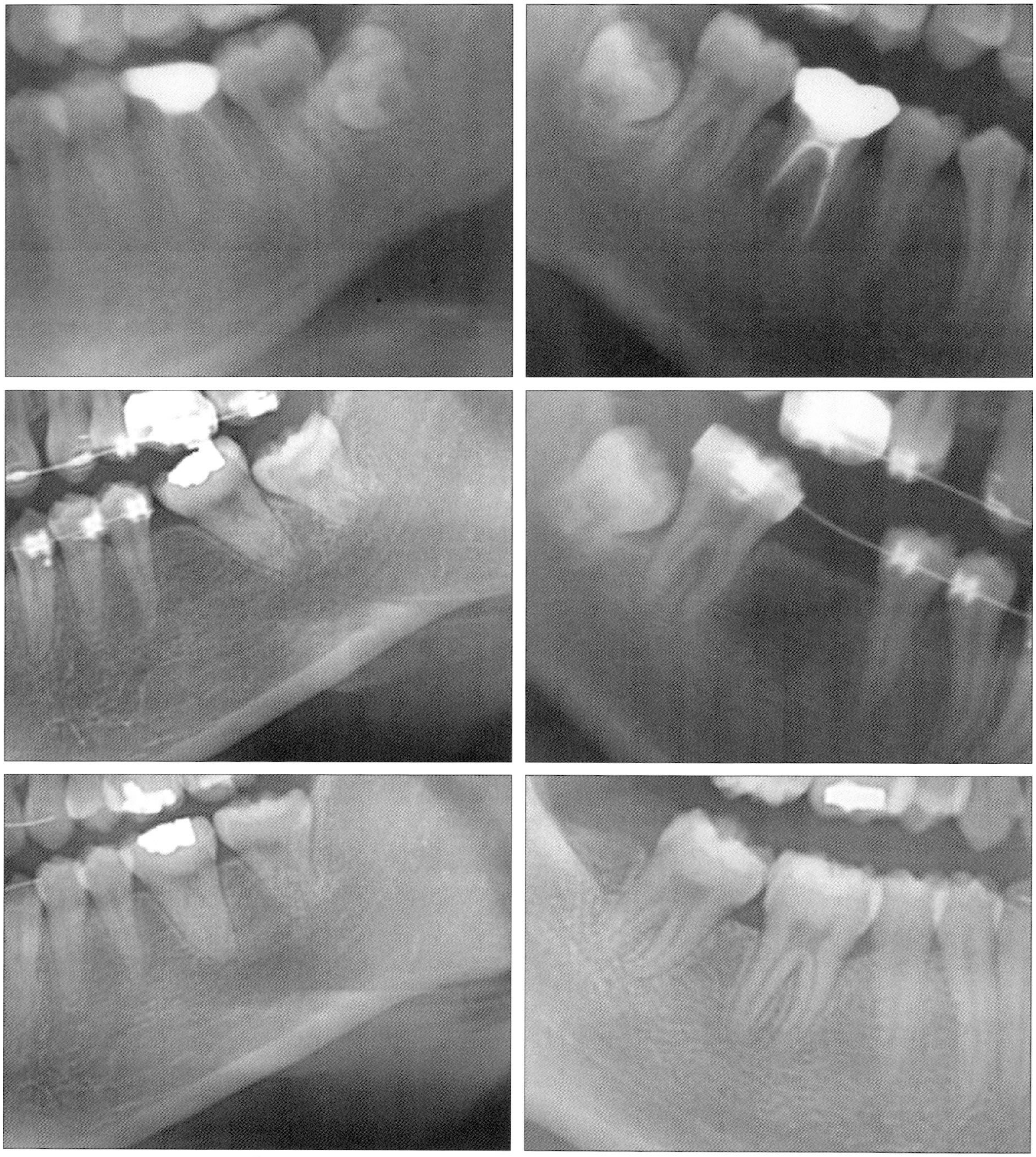

A B

Fig. 12-18 A; 17세 3개월의 여자 환자, B; 15세1개월의 남자 환자의 사진이다. A를 보면 초기에 형태가 별로 좋아 보이지 않는데 아주 정상으로 발육했고 B는 아직 crown만 형성되어있는 단계로 역시 아주 잘 발육했다.

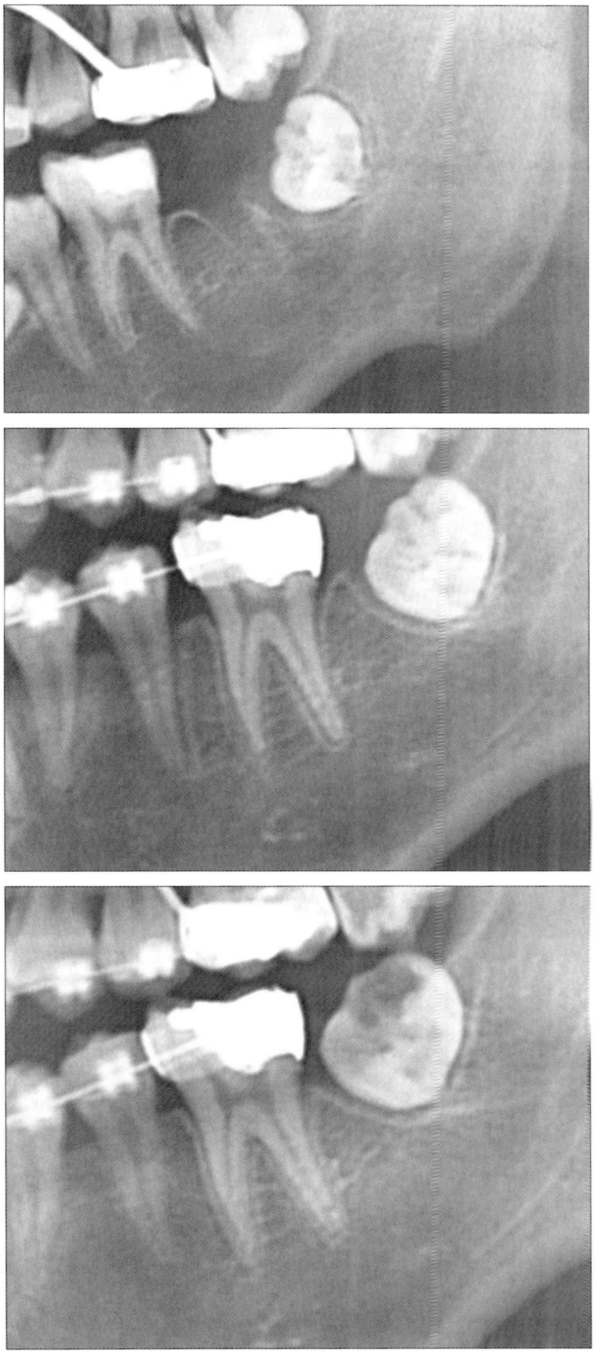

Fig. 12-19 (Fig. 12-16의 증례) 17세 1개월의 남자 환자로 초진 시 Crown은 어느 정도 모양을 갖춘 것처럼 보이나 root는 불완전해보인다. 실제로 맹출해 보니 crown, root 모두 불완전한 발육을 보였다. 발육 초기 단계에서 X-ray로 맹출후의 형태를 예측하는 것은 쉽지 않다.

7) 8번 맹출에 걸리는 시간 문제

7번을 발치하고 8번을 유도하는 경우라면 7번을 언제 발치하는 것이 좋을까? 12~14세가 적기라는 얘기도 있으나 아직 잘 모르는 부분이 많다.

어쨌든 8번이 발육 초기단계라면 맹출해 나오는 데에 소요되는 시간은 상당히 많이 걸릴 것 같다. 또 8번의 발육 초기에 발치하면 맹출해 오는데 시간이 더 걸린다는 의견도 있다.

이와 관련되는 요인으로는 나이, 8번의 root development 단계, 맹출 정도 등과 관련이 있는 것 같다. 참고로 8번의 root development를 분류하는데 가장 많이 사용되는 Nolla developmental stage를 소개한다.

Nolla developmental stage

1. presence of follicle
2. initial calcification
3. 1/3 of crown formed
4. 2/3 of crown formed
5. crown almost formed
6. crown fully formed
7. 1/3 of root formed
8. 2/3 of root formed
9. root almost formed
10. closed apex

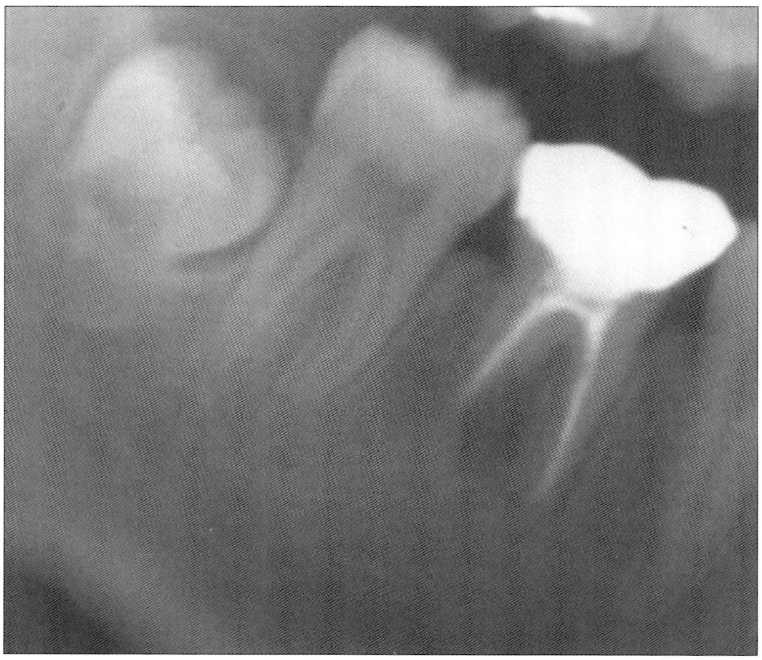

Fig. 12-20 crown만 형성되어 있고 root는 아직 형성되지 않았다.

8) 수평 매복된 사랑니를 세우는 mechanics

완전히 수평 매복된 사랑니도 조절이 될까?

우선 공간을 확보하는 것이 중요하다. 7번을 당겨 공간이 확보되면 저절로 치관이 구강내로 나오게 된다. 그 다음부터 장치를 부착하여 조절하면 가능하다.

사진은 완전 수평 매복된 사랑니가 거의 자리를 잡는 모습으로 아직 치료가 끝나지 않은 상태이지만 이 정도 되면 이후의 조절은 그리 어렵지 않을 것으로 생각된다.

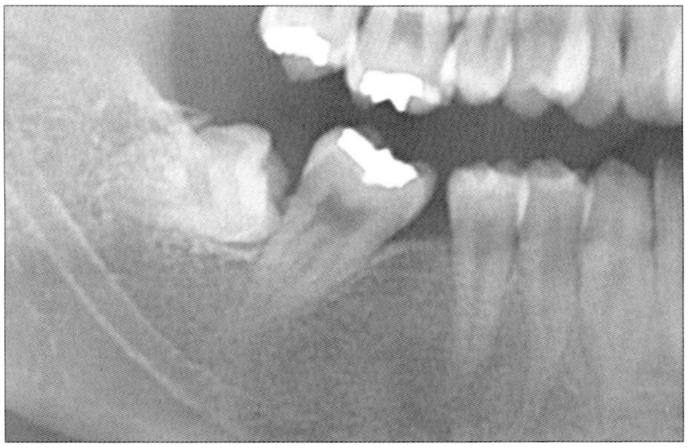

A

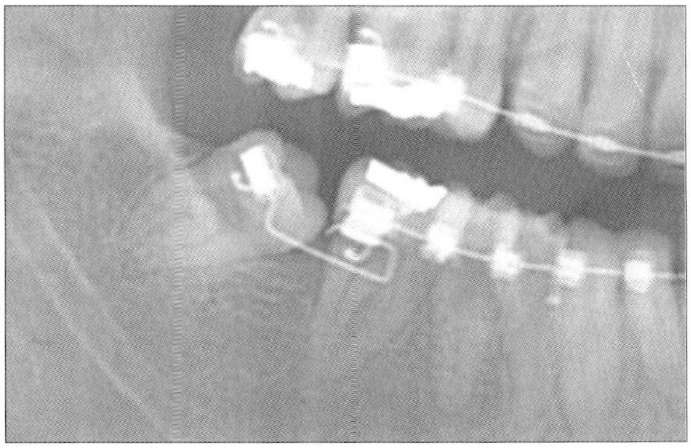

D

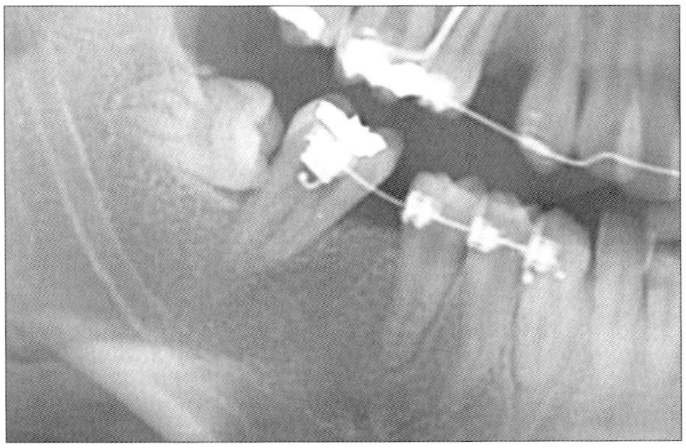

B

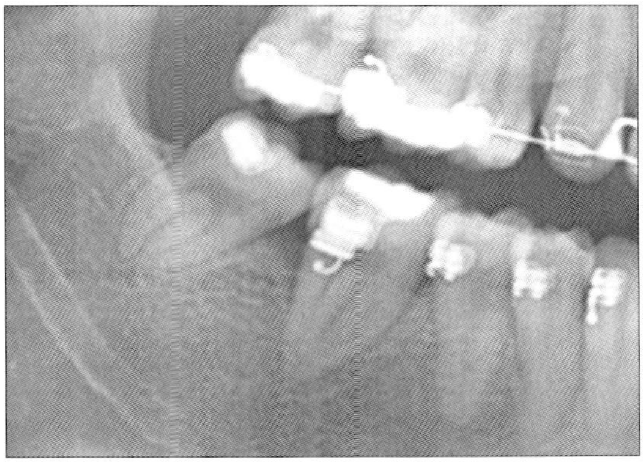

E

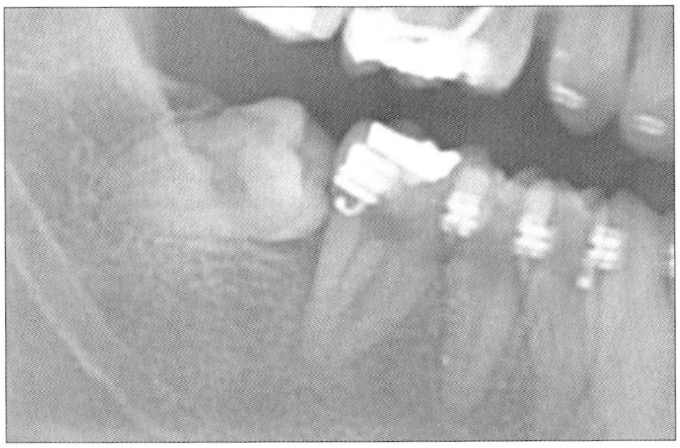

C

Fig. 12-21 거의 완전 수평 머복이다. E는 아직 치료 중인 상태이나 이 정도면 이후의 조절은 그리 어렵지 않을 것으로 생각된다.

3. 매복 8번이 야기시키는 문제들

1) Infection

8번은 치솔이 잘 닿지 않아 plaque가 많이 낀다. 그리고 잇몸이 덮고 있어 더욱 그러하기도 하다. 사랑니가 나오면 자꾸 붓고 아파지는 이유이다.

사랑니 염증은 번지는 경우도 있다. 그대로 방치하면 얼굴과 목까지 부어 입원하는 경우도 있다. 사랑니의 염증은 방치되면 안되고 빨리 처치해야 한다.

염증이 있을 땐 사랑니를 발치할 수 없다. 염증에 자극을 주어 더 번질 수 있기 때문이다. 염증을 먼저 가라앉히고 그 후에 사랑니를 뽑아야 한다.

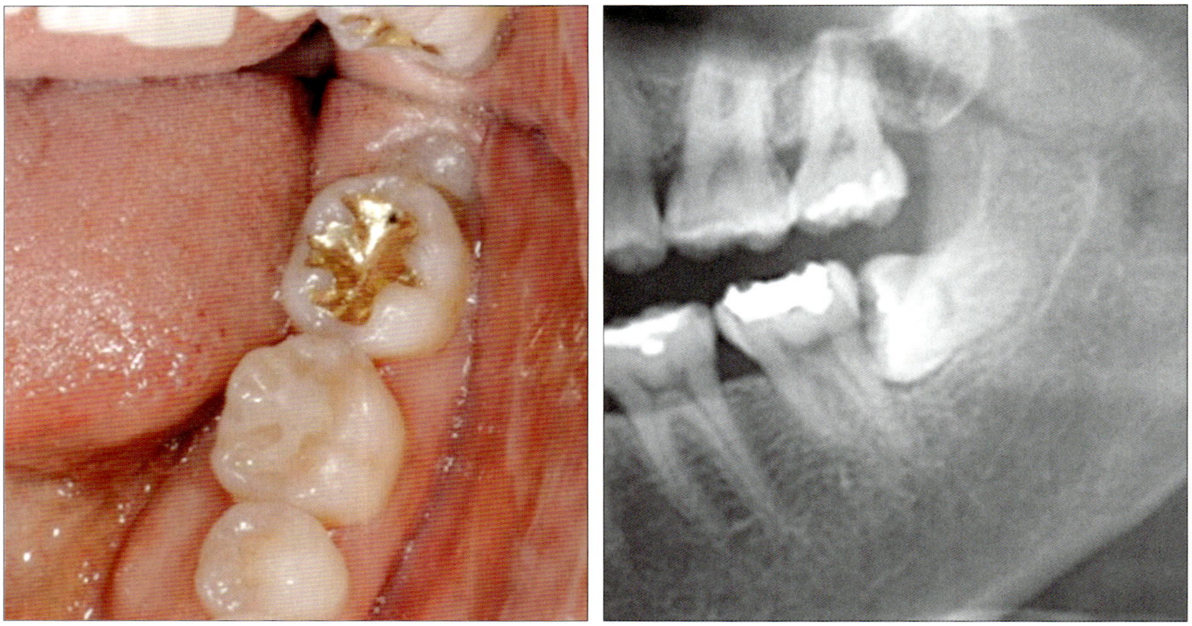

Fig. 12-22 잇몸에 부분적으로 덮여 플라그가 침착되기 쉽다. 이로 인해 염증이 잘 발생하게 된다.

2) 7번의 Distal caries

사랑니가 인접치의 뒷 부분에 걸려 있으면 그 사이에 plaque가 끼어 앞니 뒷 부분에 충치를 유발시킬 수 있다 (Fig. 9-5 A). 이 경우 앞니의 교합면 (Fig. 9-5 B) 은 충치가 발생하지 않기 때문에 X-ray 촬영을 하지 않고서는 알 수가 없다. 충치 초기에는 증상이 없다가 심하게 되어 신경까지 들어가면 통증이 발생하는데 그 통증의 원인 치아는 사랑니가 아닌 앞쪽 어금니이다.

치료는 앞 쪽 어금니를 치료하고 아울러 사랑니를 발치하는 복잡한 치료가 될 수 밖에 없다. 결국은 2개 치아가 모두 손상되는 결과를 초래한다.

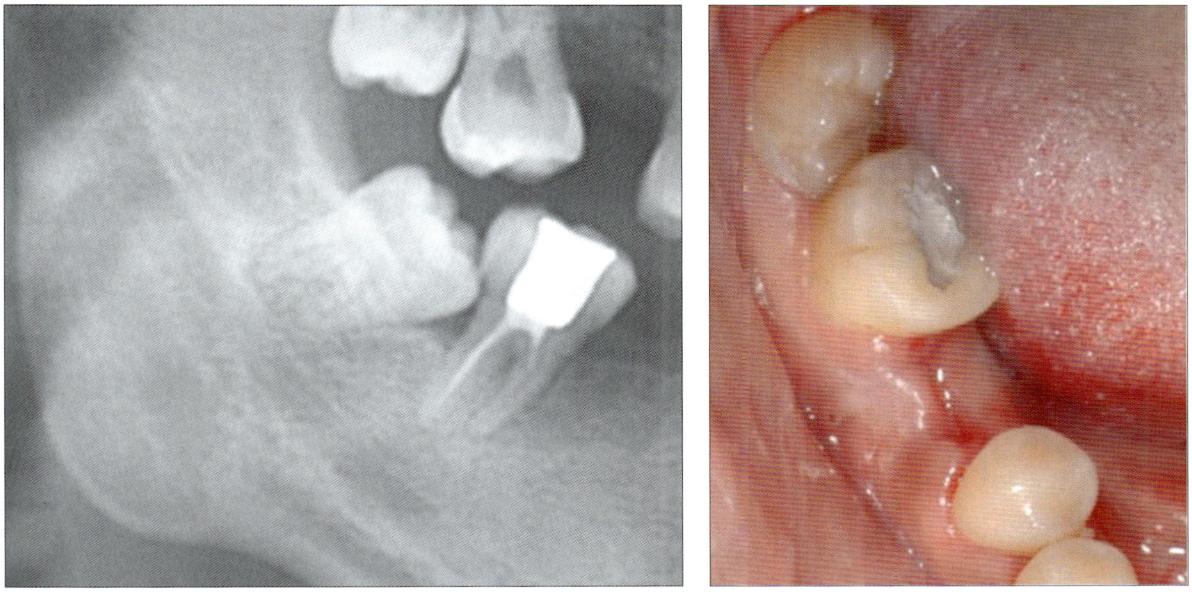

Fig. 12-23 사랑니가 인접 어금니 뒷 부분에 충치를 야기했다. 이 경우 실제로 통증이 있는 치아는 그 앞 어금니이지만 원인은 사랑니라고 볼 수 있다.

3) 7번의 periodontal defect

사랑니가 매복된 경우 그 앞의 7번 distal alveolar bone을 손상시키는 것을 종종 보게된다. 사랑니를 발치하게 되면 7번은 distal bone이 없어 노출되고 시린 증상이 나타날 것이며 어떤 경우는 mobility도 증가하게 된다. 결국 2개의 치아가 모두 손상되는 결과를 초래하게 된다 (Fig. 9-6 C).

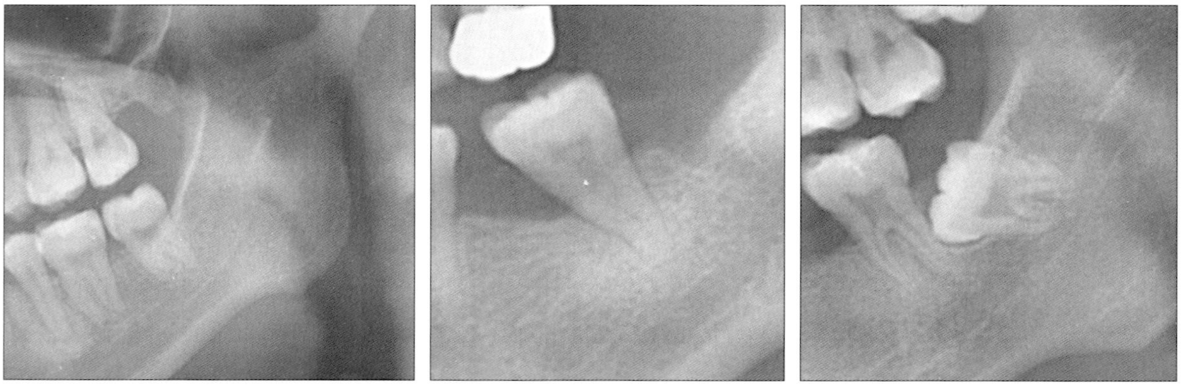

A B C

Fig. 12-24 A; 사랑니를 당겨와서 건강한 구조를 만들었다. B; 만성 치주염의 한 예 C; 7번 distal bone level이 많이 내려가 있다. 사랑니를 발치하면 이 치아는 뒷 부분이 노출되어 시린 증상이 나타날 것이고 alveolar bone은 손상되어 있을 것이다.

4) 매복 8번 발치의 어려움

매복 사랑니 발치는 매우 힘들고 부기 및 통증도 심하다. 특히 밑의 하치조 신경과 근접된 경우 아무리 숙련된 의사라 하더라도 건드릴 가능성은 충분히 있다. 그러면 입술에 감각 이상이 오기도 한다. 환자도 힘들고 의사도 힘들다 (Fig. 9-7 A). 최근 논란이 되고 있는 의사에게 모든 책임을 묻는 경향은 사랑니 발치를 더욱 힘들게 하고 있는 요인이 된다.

이 환자는 사랑니를 이용한 어금니 결손의 교정치료로 임플란트를 안해도 될 뿐 아니라 사랑니를 뽑지 않아도 되게 되었다 (Fig. 9-7 B).

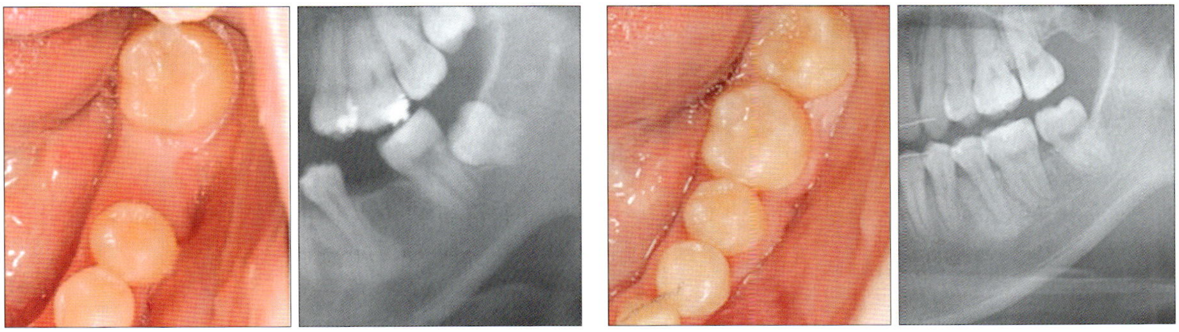

A B

Fig. 12-25 A; 초진; 이 상태에서 사랑니를 발치한다면 잇몸을 절개해야 할 뿐 아니라 뼈도 절개해야 한다. 신경손상의 우려도 있다. B; 교정 종료; 사랑니를 발치할 필요가 없어졌다.

5) 교정으로 8번을 당기는 치료의 의의

6번 결손 공간으로 사랑니를 당길 수만 있다면 얻을 수 있는 이득은 너무나도 많다.

(1) 8번이 나올 공간을 부여해 주어 잘 맹출하게 되면 잇몸에 덮이지 않으므로 염증이 생길 확률이 현저히 줄어든다.

(2) 사용하지 못하던 8번이 교합면까지 올라와 기능을 하게 되므로 버릴 치아를 그대로 사용하게 된다.

(3) 8번을 당기는 교정 치료는 그다지 아플 게 없다. 그냥 교정을 하면 되는 것이다. 수술을 하는 것도 아니다. 어차피 다른 곳 (crowding or protrusion) 을 교정하고 있는 동안에 같이 하면 된다. 다만 어금니 결손 공간은 길기 때문에 시간이 조금 더 걸릴 뿐이다.

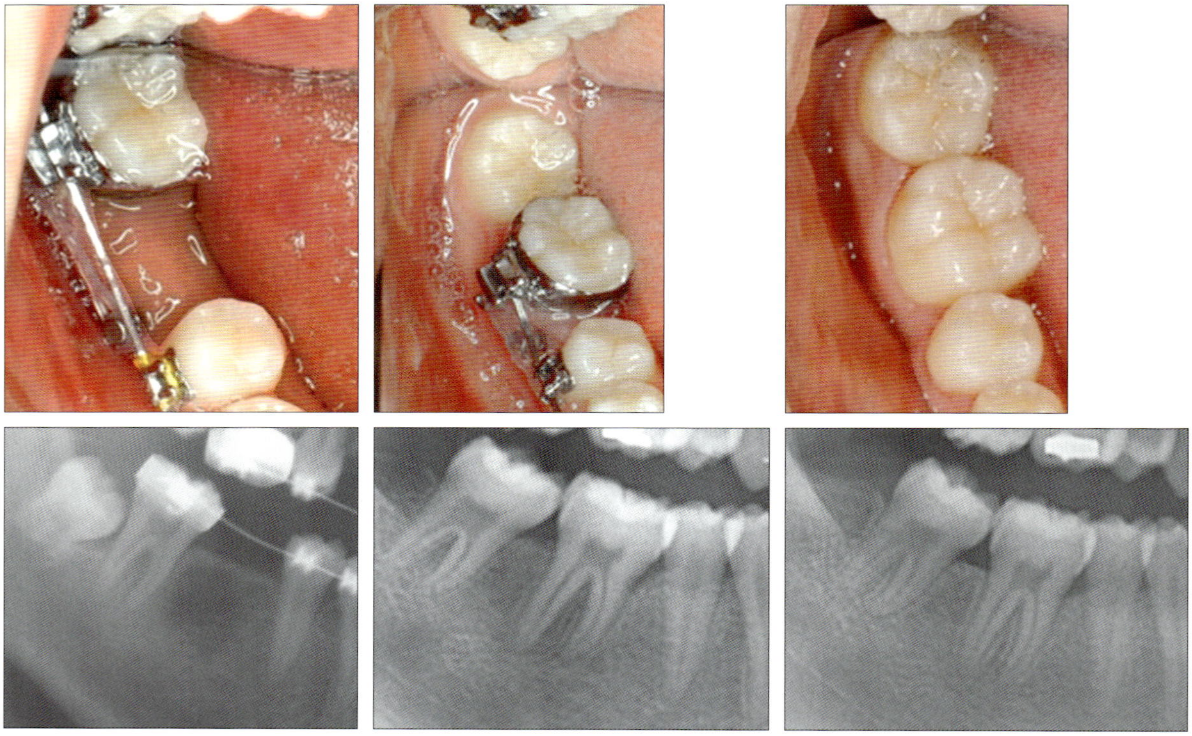

A B C

Fig. 12-26 A; 치료 전 B; 치료 중 C; 치료 후
어금니 결손 공간으로 사랑니를 대치하였다. 그냥 당겨오는 것 만으로는 의미가 없고 치료 후에 건전한 잇몸 뼈와 치주조직을 가져야 한다.

앞서 얘기한 것처럼 매복된 사랑니를 (A) 발치하는 것은 매우 힘들고 아프다. 신경을 건드릴 수도 있다.

어금니 결손 교정으로 매복된 사랑니를 당겨 구강 내로 올라오게 하니 (C) 발치 할 일이 없어졌다. 설사 발치를 하더라도 이제는 훨씬 수월해졌다.

어금니 뒤로 사랑니가 걸려 있으면 (A) 앞 치아에 distal caries가 발생할 수 있다고 했다. 역시 나오게 하니까 (C) 그럴 일도 없어졌다.

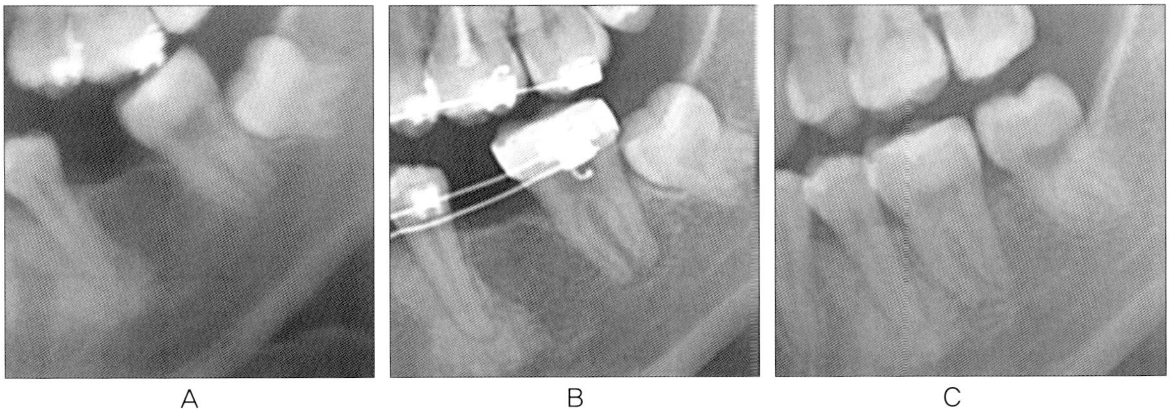

Fig. 12-27 A; 치료 전 B; 치료 중 C; 치료 후
A; 초진 시엔 뿌리 끝에 신경이 지나가고 있다. 이 상태에서 발치를 한다면 신경을 건드릴 확률은 당연히 존재한다.
B; 사랑니가 올라오고 있다. C; 사랑니가 더욱 올라와 완전한 기능을 하므로 당연히 발치할 필요가 없어졌다.

4. 고찰

성인인 경우에도 7번을 앞으로 당겨 나올 수 있는 공간만 확보해 주면 8번이 저절로 올라오는 경우가 많았다. 처음에 root 형성이 약간 부족해 보여도 새롭게 root를 형성하면서 올라오는 경우도 있었다. 이 점에 관하여는 조금 더 정리된 연구를 계획하고 있다.

기존의 7번 발치는 crowding, protrusion을 해결하기 위해 건전한 7번을 발치하여 그 공간으로 전방 치아를 후방이동 시키는 것이다. 그러나 많은 임상의들은 7번의 대부분이 정상적인 형태를 가지며 잘 맹출 해 있다는 사실에 동의할 것이다. 그러한 점에서 "이렇게 건강한 7번을 발치하는 것이 옳은 일인가? 장차 나와줄 8번이 이 정도로 건강할 수 있을까?"하는 반대의 의견도 많다. 8번은 다른 치아보다도 malformation, uneruption의 가능성이 높다는 것은 앞서의 연구와 증례에서도 살펴볼 수 있다.

반면 본 책의 주 내용인 6번 결손시 사랑니를 유도하는 교정은 7번을 발치하고 사랑니를 유도하는 기존의 교정과는 다르다. 이 경우는 6번이 충치 등의 피치 못할 이유로 이미 결손되어 있거나 손상이 심해 수명이 오래가지 않을 것으로 예상될 때 하는 교정이다. 어차피 발치하고 임플란트를 해야하는 상황이다. 설혹 8번이 조금 부족하게 나온다고 해도 사용하는데 큰 문제는 없는 경우가 많고 설혹 만에 하나 맹출이 실패한다고 해도 그 자리에 임플란트를 심으면 된다. 6번에 심을 것이 7번 자리로 위치만 바뀔 뿐이다. 그에 들어가는 추가적인 시간과 부작용도 많지 않다. 어차피 다른 곳의 교정치료를 하는 동안에 이루어지는 작업이기 때문이다. 반면 성공했을 때의 환자에게 돌아가는 이득은 너무도 많고 그 성공 확률은 대단히 높다고 할 수 있다.

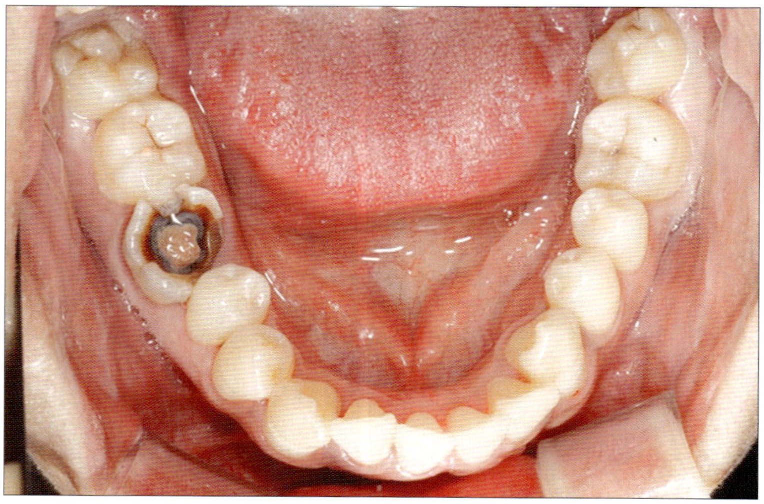

Fig. 12-28 사랑니가 비 정상적인 형태로 나온 일례.
사랑니는 기형이 나타나는 빈도가 매우 높다. 이 환자는 양측 8번의 형태가 그다지 좋지 않다. 만일 crowding or protrusion을 해결할 목적으로 건강한 7번을 발치하고 이 사랑니를 대치한다고 했을 때 7번과 8번의 가치가 같다고 보기는 어렵다. 발육이 덜 된 단계에서 X-ray로 이 정도까지를 예측하는 것은 힘들다.
그러나 만일 #46 과 같이 이미 손상 되어있는 6번을 발치하고 그 자리로 사랑니를 대치한다고 하는 것은 위에 기술한 7번을 대치하는 것과는 다르다.
6번을 발치하고 임플란트를 할 것인가 아니면 6번을 발치한 공간으로 사랑니를 당겨올 것인가의 두 가지의 선택지가 있을 수 있을 것이다.

Chapter 13

연관 논문, 강연 및 출판물

Chapter 13

연관 논문, 강연 및 출판물

1. 연관논물

1. Stepovich MI. A clinical study on closing edentulous spaces in the mandible. Angle Orthod 1979;49:227–33.
2. Robert WE, Marshall KJ, Mozsary PG. Rigid endosseous implant utilized as anchorage to protract molars and close an atrophic extraction site. Angle Orthod 1990;60:135–52.
3. Robert WE, Nelson.C.L., Goodacre.C.J. Rigid implant anchorage to close a mandibular first molar extraction site. J Clin Orthod 1994;28:693–704.
4. SH Kyung, JH Choi, YC Park. Miniscrew anchorage to protract lower second molars into first molar extraction sites. J Clin Orthod 2003;37:575–9.
5. Nararaj K, Upadhyay M, Yadav S. Titanum screw anchorage for protraction of mandibular second molars into first molar extraction site. Am J Orthod Dentofacial Orthop 2008;134:583–91.
6. Kravitz ND, Jolley T. Mandibular molar protraction with temporary anchorage devices. J Clin Orthod 2008;42:351–5.
7. Melsen B, Fiorelli G. Upper molar intrusion. J Clin Orthod 1996;30:91–6.
8. Jung MH, Kim TW. Biomechanical considerations in treatment with miniscrew anchorage. Part 1 The sagittal plane. J Clin Orthod 2008;42: 79–83.
9. Sugawara J, Baik UB, Umemori M, Takahashi I, Nagasaka H, Kawamura H, Mitani H. Treatment and posttreatment dentoalveolar changes following intrusion of mandibular molars with application of a skeletal anchorage system (SAS) for open bite correction. Int J Adult Orthodon Orthognath Surg 2002;17:243–53.
10. Ostler MS, Kokich VG. Alveolar ridge changes in patients congenitally missing mandibular second premolars. J Prosthet Dent 1994;71:144–9.
11. Bernd Zimmer. Wisdom tooth eruption secondary to localized lower molar mesialization in patients with aplastic lower second premolars. J Orofac Orthop 2006;67:37–47.
12. Yavuz I, Baydas B, Ikbal A, Dagsuyu IM, Ceylan I. Effect of early loss of permanent first molars on the development of third molars. Am J Orthod Dentofacial Orthop 2006;130:634–8.
13. Takahashi H. Stability of orthodontically rotated teeth in dogs: the effect of mechanical retention and gingival fiber transection. Jpn J Orthod Soc 1976;35:1–18.

14. Kawarada T. Experimental study on the effect of the mechanical retention of the tooth in dogs. Jpn J Orthod Soc 1978;37:8-36.

15. Ohtani N. A study of the relapse movement of the intruded teeth and the effect of mechanical retention and gingival transection. Jpn J Orthod Soc 1980;39:390-406.

16. Bailey LJ, Philips C, Proffit WR, Turvey TA. Stability following superior repositioning of the maxilla by Le Fort I osteotomy: five-year follow up. Int J Adult Orthodon Orthognath Surg 1994;9(3):163-73.

17. Proffit WR, Bailey LJ, Philips C. Turvey TA. Long-term stability of surgical open-bite correction by Le Fort I osteotomy. Angle Orthod 2000 Apr;70(2):112-7.

18. Herrera H, Leonardo MR, de Paula e Silva FW, da Sila LA. Treatment of external inflammatory root resorption after autogenous tooth transplantation; case report. Oral Surg Oral Pathol Oral Radiol Endod 2006;102:51-4.

19. Reich PP. Autogenous transplantation of maxillary and mandibular molars. J Oral Maxillofac Surg 2008;66:2314-7.

20. Mejare B, Wannfors K, Jansson L. A prospective study on transplantation of third molars with complete root formation. Oral Surg Oral Med Oral Pathol Oral Radiol Endod 2004;97:231-8.

21. Richardson ME. Lower arch crowding in the young adult. Am J Orthod Dentofac Orthop 1992; 101: 132-7.

22. Richardson ME. The role of the third molar in the cause of late lower arch crowding: a review. Am J Orthod Dentofac Orthop 1989; 95: 79-83.

23. Orton HS, Jones SP. Correction of mesially impacted lower second and third molars.J Clin Orthod 1987; 21: 176-81.

24. Slodov I, Behrents RG, Dobrowski DP. Clinical experience with third molar orthodontics. Am J Orthod Dentofac Orthop 1989; 96: 453-61.

25. Liddle DW. Second molar extraction in orthodontic treatment. Am J Orthod 1977; 72: 599-616.

26. Sharon Orton-Gibbs et al. Eruption of third permanent molars after the extraction of second permanent molars. Part 1: Assessment of third molar position and size. Am J Orthod Dentofac Orthop 2001;119:226-38.

27. Sharon Orton-gibbs et al. Eruption of third permanent molars after the extraction of second permanent molars. Part 2: Functional occlusion and periodontal status. Am J Orthod Dentofac Orthop 2001;119:239-44.

28. S Jain, A. Valiathan. Influence of First Premolar Extraction on Mandibular Third Molar Angulation. Angle Orthod. 2009;79;1143-1148.

29. Cristina De-la-Rosa-Gay et al. Predictive model of third molar eruption after second molar extraction. Am J Orthod Dentofac Orthop 2000;137:346-53.

30. JA. Staggers, N. Germane, W.Fortson. A comparison of the effects of first premolar extractions on third molar angulation. Angle Orthod. 1991;62:2;135-38.

31. Cristina De-la-Rosa-Gay et al. Spontaneous third molar eruption after second molar extraction in orthodontic patients. Am J Orthod Dentofac Orthop 2006;129:337-44.

32. Pogrel MA. The surgical uprighting of mandibular second molars. Am J Orthod Dentofac Orthop 1995; 108: 180-3.

33. Quinn GW. Extraction of four second molars. Angle Orthod 1985; 55: 58-69.

34. Richardson ME. The effect of lower second molar extraction on late lower arch crowding. Angle Orthod 1983; 53: 25-8.

35. Richardson ME, Mills K. Late lower arch crowding: The effect of second molar extraction. Am J Orthod Dentofac Orthop 1990; 98: 242-6.

36. Rindler A. Effects on lower third molars after extraction of second molars. Angle Orthod 1977; 47: 55-8.

37. Cavanaugh JT. Third molar changes following second extractions. Angle Orthod 1985; 55: 70-6.

38. Dacre JT. The criteria for lower second molar extract. Angle Orthod 1987; 14: 1-9.

39. Gooris CGM, Artun J, Joondeph DR. Eruption of m molars after second molar extractions Am J Orthod Dentofac Orthop 1990; 98: 161-7.

40. Richardson ME, Richardson A. Lower third molar de subsequent to second molar extraction. Am J Orthod Orthop 1993; 104: 566-74.

41. Basdra KE, Stellzing A, Komposch G. Extraction of max molars in the treatment of Class II malocclusion. Angle Orthod. 1996; 66: 287-92.

42. Abe K, Suzuki A, Takahama Y. Prediction of coronal size of third molars by factor and multiple regression analyses. Am J Orthod Dentofac Orthop 1996; 109: 79-85.

43. Hom BM, Turley PK. The effect of space closure of the mandibular first molar area in adults. Am J Orthod 1984;Jun; 85(6):457-69.

2. 강연 및 출판물

1. 2010. 8. 12. 이화여대 임상치의학 대학원 치과학 교실 교정과 구강외과 합동conference 강연
2. 2010. 9. 16. 미국 Saint Louis 치과대학 치과 교정학 교실 특강
3. 2010. 9. 28. 미국 UCLA (Univ. of California Los Angeles) 치과대학 치과 교정학 교실 특강
4. 2010. 10. 21. 가톨릭 의대 서울 성모병원 임상치의학 대학원 치과학 교실 교정과 대학원 강의
5. 2010. 10. 28. 이화여대 임상치의학 대학원 치과학 교실 교정과 구강외과 합동conference 2차 강연
6. 치과신문 2010. 1~5월까지 최신 임상 칼럼 "자연치를 살리는 교정" 주 1회 총 14회 연재
7. AJODO (American Journal of Orthodontics and Dentofacial Orthopedics; 미국 교정 학회지) 2010. 6. 채택, 2011. 게재 예정
8. 2011 AAO (American association of orthodontists; 미국 교정 학회) (Chicago) Table clinic 연재 예정
9. 2011. "구치부 결손의 교정적 수복" 저서 출간
10. 2011. "Orthodontic Replacement of Missing Posterior Teeth" 영문판 출간 예정

저 자 약 력

백 운봉 DDS. MS. PhD.

· 서울대학교 치과대학 졸업
· 백병원 (상계) 치과 구강외과 인턴, 레지던트 수련
· 세림 간호병원 치과 구강외과 과장 역임
· 일본 東北大 (Tohoku Unv.) 치과대학 교정과 수련 및 박사학위 취득

· 현 스마일 위드 교정치과 원장 (서울 미아리)
· 현 대한 치과 교정학회 경영 연구 위원회 위원장
· 현 한국 임상 교정 치과학회 (KSO) 공보이사
· 현 한국, 일본, 미국 치과 교정학회 (KOS, JOS, AAO) 정회원
· 현 세계 교정연맹 (WFO) fellow
· 현 이화여대 의대, 가톨릭의대 서울 성모병원, 인제대 의대 백병원, 한림대 의대 성심병원 치과 교정과 외래교수

www.smilewith.co.kr
www.smilewithseminar.co.kr

구치부 결손의 교정적 수복
Orthodontic Replacement of Missing Posterior Teeth

인 쇄	2011년 1월 3일
발 행	2011년 1월 10일
저 자	백 운 봉
발 행 인	안 영 택
편 집	장 인 선
발 행 처	**명 문 출 판 사**
등 록	제 6-0212 호

서울특별시 동대문구 장안동 121-18호
TEL:02)2248-7586, FAX:02)2248-0598
http://www.teethbook.co.kr

ISBN 978-89-87037-87-5 **정가 : 90,000원**